認知症専門医のための
臨床神経病理学

監修：(公社)日本老年精神医学会

編責：入谷 修司
（桶狭間病院附属脳研究所）

株式会社 ワールドプランニング

刊行にあたって

　このたび，「老年精神医学雑誌」の基礎講座として2017年4月〜2018年6月にわたり連載した『老年精神科専門医のための臨床神経病理学』に加筆・修正を加えたものが，一冊の単行本として刊行されることになった．当初この基礎講座は，「老年精神医学雑誌」編集委員会で提案され，臨床で忙しい老年精神医学を専門とする先生方に臨床神経病理のエッセンスを伝えるシリーズとして連載し，最新の病理の知見を提供することで，脳病理の知識を整理していただき，かつ日々の臨床に生かしていただくことを目的に企画された．高齢期の精神神経症状は，多かれ少なかれ脳の器質的な要因が関与しており，神経画像技術が進歩した一方で，認知症疾患の確定診断のほとんどは剖検／病理でしか確認できず，そのため老年期を診る臨床医には臨床神経病理の知識の提供が必要であるという背景がある．しかしながら，現在の日本の医療では病理解剖の剖検率の減少といった問題があり，それは精神科領域でもしかりで，日々の臨床活動で，病理から臨床を振り返ることができなくなってきている．病理学は医学の礎であり，とくに認知症疾患の診断分類は，脳病理の長い歴史に基づいて成立している．その意味で，臨床で診断に苦慮した患者の脳病理を確認し，再度臨床を振り返ることは，非常に有益である．かつては精神科領域でも脳剖検が盛んになされていたが，現在，実際の臨床から脳病理を考察する経験はなくなってきている．そのような状況は，診断においては操作的診断と神経画像で事足りるという風潮にもなりかねない．臨床の現場では，日々診断に迷い，いつも治療に新たな課題を突き付けられ，困難な状況が生じており，そのうえ最善の診療を進めるためには幅広い知識や技能の日々の更新を求められる．医学部卒業後ほとんど顕微鏡を覗くチャンスがなかった臨床医の先生方，あるいはこれから老年精神医学をはじめ認知症専門医を目指す研修中の先生方が，本書によって臨床神経病理学を身近に感じていただき，そして目の前の患者の脳でどのようなことが起きているかを想起し，臨床の感覚を磨いていただければ幸甚である．

　かつて，東京大学の老年病学講座を開講した内科学の沖中重雄教授は，1963年の退官講義で，自らの臨床診断を病理診断と比較して，その誤診率を14.2％と発表した．この数

字が高いか低いかは別にして，自らの臨床診断を振り返る姿勢は，自らの臨床技倆を磨くこと，そしてその延長線上の医学の進歩に結びつくことを知らしめた講義であった．沖中教授は，臨床能力を高めるには，亡くなった患者の病理解剖を可能な限りさせていただき，学問的な追求をできる限り行うことが必要と考え，剖検率を高めるようにしたという．彼自身が教授職にあった 17 年間に主宰した教室での剖検率は 86.2％であったとされ，現在の各大学病院の剖検率の数％と比べれば格段の差である．治療の甲斐なく死亡した患者の遺族から病理同意が得られなかったときには，彼は受け持ち医に「臨床の熱心さが足りなかったのでは」と訊問したという．当時，沖中内科と呼ばれた講座からは優秀な指導医が何人も輩出された．沖中教授の師匠は呉建（神経生理学）であり，学問にはきわめて厳しい態度で指導したという．呉建は日本の精神医学の礎をつくった呉秀三の甥に当たるが，呉秀三もまた脳病理研究をドイツから日本へ輸入した第一人者である．呉秀三は，日本精神神経学会の機関誌「精神神経学雑誌」の創刊号（1902 年，当時は「神経学雑誌」）に，『謹啓』と題して，脳の解剖イラストとともに，研究のための脳組織の提供のお願いの広告を掲載している．

　半世紀以上前の沖中教授の時代と比較して，現在 CT や MRI などの神経画像技術の革新的進歩や分子生物学的進歩を背景にした各種診断的バイオマーカーの登場により臨床診断は精度を増した．それであっても，前述したように，実際の脳組織を観察することは，臨床医にとっては自らの診療行為を振り返り，結果として病気の理解と医療技倆の上達につながる．しかし，剖検は診療点数に含まれず経済的にはほとんど各病院の自己負担となるという問題を含め，昨今のさまざまな医療現場の変化から，とくに臨床の精神科医は脳病理解剖とは疎遠となり，臨床神経病理学に接する機会はほとんどないに等しくなった．そこで本書では，臨床神経病理学を取り上げ，とくに臨床と病理との架け橋となることを念頭において，老年精神科医が臨床で遭遇 / 経験する認知症疾患を中心とした主な疾患について，各分野のエキスパートの先生方に執筆をお願いした．その意味で，従来の神経病理の教科書にはないユニークな一冊となっていると自負するものである．

　沖中教授の最終講義は，「書かれた医学は過去の医学であり，目前に悩む患者のなかに明日の医学の教科書がある」と結んでいる．今回，エキスパートの先生方によって，目前に悩む患者の貴重な脳病理像を示していただき，まさに明日の医学の教科書に近づくことができたのではないかと思う．執筆をご快諾くださった先生方に，ここで改めて深謝する次第である．最後になるが，本書が，認知症専門医を目指す医師にとっても，経験の豊富な臨床医にとっても，臨床神経病理学の知識の習得と整理に役立ち，目の前の患者の理解と臨床に役立つ一助になれば，編集を担当した者として望外の喜びである．

　2019 年 3 月

名古屋大学大学院医学系研究科精神医療学寄附講座教授

入 谷 修 司

執筆者一覧

● 監修
　公益社団法人　日本老年精神医学会

● 編集責任
　入谷　修司　　桶狭間病院・藤田こころケアセンター附属脳研究所 / 藤田医科大学客員教授

● 執筆者一覧（五十音順）

新井　哲明	筑波大学医学医療系臨床医学域精神医学
池田　研二	香川大学医学部炎症病理学
石津　秀樹	慈圭病院精神科
入谷　修司	桶狭間病院・藤田こころケアセンター附属脳研究所 / 藤田医科大学客員教授
岩崎　靖	愛知医科大学加齢医科学研究所
打田　佑人	名古屋市立大学大学院医学研究科神経内科学
川勝　忍	福島県立医科大学会津医療センター精神医学講座
河上　緒	東京都健康長寿医療センター研究所高齢者ブレインバンク・神経病理部門
菅　博人	名古屋市立大学病院中央放射線部
黒田　重利	慈圭病院精神科
小林　良太	山形大学医学部精神医学講座
櫻井　圭太	帝京大学医学部放射線科学講座
竹之下慎太郎	岡山大学大学院医歯薬学総合研究科精神神経病態学
寺田　整司	岡山大学大学院医歯薬学総合研究科精神神経病態学
徳丸　阿耶	東京都健康長寿医療センター放射線診断科
鳥居　洋太	名古屋大学大学院医学系研究科精神医学分野
布村　明彦	東京慈恵会医科大学精神医学講座
林　博史	山形大学医学部精神医学講座
原口　俊	南岡山医療センター神経内科
東　晋二	東京医科大学茨城医療センターメンタルヘルス科
平野　光彬	名古屋大学大学院医学系研究科精神医学分野
藤城　弘樹	かわさき記念病院精神科，名古屋大学大学院医学系研究科精神医学分野
三木　知子	きのこエスポアール病院精神科，岡山大学大学院医歯薬学総合研究科精神神経病態学
山田　了士	岡山大学大学院医歯薬学総合研究科精神神経病態学
横田　修	きのこエスポアール病院精神科，岡山大学大学院医歯薬学総合研究科精神神経病態学
吉田　眞理	愛知医科大学加齢医科学研究所
渡辺　亮平	筑波大学医学医療系臨床医学域精神医学，東京都医学総合研究所認知症プロジェクト

目　　次

刊行にあたって………………………………………………………入谷修司…iii

執筆者一覧……………………………………………………………………… v

第Ⅰ部　臨床神経病理学と脳病理解剖の基本　　　　　　　　　　　1

第1章　臨床精神医学と臨床神経病理学………………………入谷修司…3

序言………………………………………………………………………3

Ⅰ．Mental illness as brain disease；精神医学の歴史から……………3

Ⅱ．精神科領域における臨床神経病理学の衰退………………………10

Ⅲ．精神医学の脳病理；ゲノム精神医学や脳神経画像との関係………11

Ⅳ．精神神経疾患の解明へ………………………………………………12

Ⅴ．精神医学とブレインバンク…………………………………………13

第2章　脳病理解剖
―― 脳のマクロ所見からわかること，
　　ミクロ所見からわかること………………………池田研二…15

はじめに………………………………………………………………15

Ⅰ．脳の見方；一般的事項………………………………………………15

Ⅱ．脳の萎縮……………………………………………………………17

　1．前頭葉の萎縮　　17

　2．海馬領域の萎縮　　18

　3．線条体の萎縮　　21

Ⅲ．神経変性疾患の組織変性とは………………………………………21

　1．神経細胞の萎縮・脱落　　22

　2．組織の粗鬆化・海綿状態　　23

　3．グリア細胞の反応　　23

Ⅳ．高齢者の大脳白質高信号とは………………………………………24

おわりに………………………………………………………………26

　●神経病理学の参考書籍………………………………………………26

viii

第Ⅱ部　老年期の精神科臨床で遭遇する疾患と臨床神経病理　29

第1章　アルツハイマー病 布村明彦…31
Ⅰ．アロイス・アルツハイマーとアルツハイマー病最初の報告例 31
Ⅱ．脳萎縮と神経細胞脱落 32
Ⅲ．2大病理 34
Ⅳ．神経病理学的診断基準 36
Ⅴ．2大病理以外の神経病理学的変化 36
Ⅵ．合併病理 37
Ⅶ．発生学的観点からみた AD 脆弱性 37

第2章　レビー小体病 藤城弘樹…41
はじめに 41
Ⅰ．レビー小体について 42
Ⅱ．パーキンソン病ブラークステージ 43
Ⅲ．レビー小体病におけるアルツハイマー病理と臨床経過 44
Ⅳ．DLB 診断基準の改訂について 46
Ⅴ．生前の生検による病理診断 47
おわりに 48

第3章　前頭側頭葉変性症（1）
ピック病から前頭側頭葉変性症への
歴史的変遷と臨床病理診断 川勝　忍・小林良太・林　博史…51
Ⅰ．前頭側頭葉変性症の歴史的変遷 51
Ⅱ．わが国における前頭側頭葉変性症の歴史 53
Ⅲ．前頭側頭葉変性症の典型例の病理所見について 56
おわりに 61

第4章　前頭側頭葉変性症（2）
前頭側頭型認知症と運動ニューロン障害の
臨床病理 渡辺亮平・東　晋二・新井哲明…65
はじめに 65
Ⅰ．前頭側頭型認知症と運動ニューロン障害の臨床的概念 65
Ⅱ．前頭側頭型認知症と運動ニューロン障害との臨床的関連 66
Ⅲ．プロテイノパチーとしての前頭側頭型認知症と運動ニューロン障害 66
Ⅳ．FTLD-MND 疾患群の病理生化学所見の特徴 67

おわりに………………………………………………………………………………69

第5章　タウオパチー（1）

進行性核上性麻痺と大脳皮質基底核変性症
── 精神科臨床に役立つ病理学的事項

………………………………横田　修・三木知子・竹之下慎太郎・寺田整司・原口　俊

石津秀樹・黒田重利・山田了士…73

はじめに………………………………………………………………………………73

Ⅰ．初期に報告された進行性核上性麻痺の臨床病理像………………………………73

Ⅱ．初期に報告された大脳皮質基底核変性症の臨床病理像…………………………74

Ⅲ．PSP と CBD の病理学的事項……………………………………………………75

　1．PSP の病理学的・生化学的特徴　75

　2．CBD の病理学的・生化学的特徴　78

　3．PSP 病理と CBD 病理の合併　79

　4．PSP，CBD と嗜銀顆粒病の関係　79

　5．PSP と CBD における TDP-43 陽性病変の合併　79

　6．PSP，CBD におけるレビー小体病合併　80

Ⅳ．PSP と CBD の臨床像スペクトラム………………………………………………80

Ⅴ．PSP と CBD における精神症状…………………………………………………83

Ⅵ．精神科における PSP 病理と CBD 病理の生前予測の重要性……………………85

第6章　タウオパチー（2）

嗜銀顆粒病・tangle-predominant dementia・DNTC

………………………………寺田整司・横田　修・三木知子・竹之下慎太郎・原口　俊

石津秀樹・黒田重利・山田了士…91

はじめに………………………………………………………………………………91

Ⅰ．嗜銀顆粒病…………………………………………………………………………91

　1．一般的な特徴　91

　2．老年期精神障害との関連　95

Ⅱ．tangle-predominant dementia…………………………………………………96

　1．一般的な特徴　96

　2．PART との関連　97

　3．老年期精神障害との関連　99

Ⅲ．石灰化を伴うびまん性神経原線維変化病………………………………………100

　1．概略と歴史的経緯　100

　2．病理学的特徴　101

x

　　3．頻度，臨床症候　102
　　4．検査所見　103
　おわりに・・103

第7章　ハンチントン病
　　── 運動症状・精神症状と神経病理
　　・・・・・・・・・・・・・・・・・・・・・・・・・・・・・・・・・・・・・・・平野光彬・藤城弘樹・入谷修司・・・109
　はじめに・・・109
　Ⅰ．ハンチントン病について・・109
　　1．歴史背景　109
　　2．遺伝子　110
　　3．臨床症状　110
　　　1）運動症状　*110*
　　　2）認知機能障害　*111*
　　　3）精神症状　*111*
　Ⅱ．症例呈示・・・111
　Ⅲ．神経病理事項・・・112
　　1．肉眼所見　112
　　2．組織所見　112
　おわりに・・116

第8章　アルコール性脳障害の背景病理・・・・・・・・・・・・・・・・・池田研二・・・119
　はじめに・・119
　Ⅰ．アルコール離脱せん妄で注意すべきこと・・・・・・・・・・・・・・・・・・・・・・・・・・・・・119
　Ⅱ．肝性脳症・・120
　Ⅲ．ペラグラ脳症・・122
　Ⅳ．ウェルニッケ・コルサコフ脳症・・・・・・・・・・・・・・・・・・・・・・・・・・・・・・・・・・・・・・123
　Ⅴ．一次性アルコール性認知症・・124
　Ⅵ．その他のアルコール関連脳障害・・・・・・・・・・・・・・・・・・・・・・・・・・・・・・・・・・・・・128
　　1．Marchiafava-Bignami 病　128
　　2．橋中心髄鞘崩壊症　128
　　3．小脳変性　128
　おわりに・・129

第9章　クロイツフェルト・ヤコブ病・・・・・・・・・・・・・・・・・・・・岩崎　靖・・・131
　はじめに・・131

Ⅰ．クロイツフェルト・ヤコブ病の分類と臨床症状·······················131

Ⅱ．孤発性クロイツフェルト・ヤコブ病の分類·······················133

Ⅲ．クロイツフェルト・ヤコブ病の剖検と標本作製·······················135

Ⅳ．クロイツフェルト・ヤコブ病の神経病理学的特徴·······················136

Ⅴ．クロイツフェルト・ヤコブ病の大脳皮質病変の進展と臨床症状との関連·········138

おわりに····························139

第10章　脳血管障害の病理
—— 臨床と画像との関連·······················吉田眞理···141

はじめに····························141

Ⅰ．血管性認知症の診断基準·······················142

Ⅱ．血管性認知症の疫学·······················142

Ⅲ．脳血管の病理学的変化·······················143

Ⅳ．動脈硬化性血管病変性認知症·······················144

Ⅴ．遺伝性脳小血管病·······················145

　　1．CADASIL　　145

　　2．CARASIL　　146

Ⅵ．脳アミロイド血管症·······················147

　　1．脳アミロイド血管症　　147

　　2．Aβ 型 CAA の疫学　　148

　　3．Aβ 型 CAA の診断基準　　149

　　4．CAA の病理　　149

　　5．Aβ 関連血管炎　　150

おわりに····························152

第Ⅲ部　認知症外来における神経病理学的アプローチ　　155

第1章　臨床精神医学と臨床神経病理の接点（1）
Prodromal DLB の多様性と脳病理·······················藤城弘樹・鳥居洋太・入谷修司···157

はじめに····························157

Ⅰ．Probable DLB と prodromal DLB の病理学的背景·······················157

Ⅱ．軽度認知障害発症型（DLB-MCI onset）·······················159

Ⅲ．せん妄発症型（DLB-delirium onset）·······················159

Ⅳ．精神症状発症型（DLB-psychiatric onset）·······················160

Ⅴ．脳内アミロイド沈着と認知機能低下·······················161

Ⅵ．パーキンソン症状について·······················161

xii

おわりに…………………………………………………………………………162

第2章 臨床精神医学と臨床神経病理の接点（2）
いわゆる老年期精神病の背景病理…………………………河上　緒…165

はじめに…………………………………………………………………………165

Ⅰ．器質的基盤をもつ老年期精神障害の特徴…………………………………165

Ⅱ．老年期精神障害をきたす認知症疾患………………………………………166

Ⅲ．老年期精神障害の病理学的検討……………………………………………166

Ⅳ．神経原線維変化型老年期認知症と老年期精神障害………………………167

おわりに…………………………………………………………………………169

第3章 神経画像はどこまで神経病理像を反映させうるか
── その可能性と限界………………………櫻井圭太・德丸阿耶・打田佑人・菅　博人…171

はじめに…………………………………………………………………………171

Ⅰ．総論…………………………………………………………………………171

　1．形態画像；病的変化を信号，吸収値変化として描出しうる画像検査　171

　2．機能画像；形態画像よりも鋭敏に病的変化をとらえうる画像検査　172

　3．画像解析法；視覚的評価を補完する診断補助手法　173

Ⅱ．各論…………………………………………………………………………175

　1．神経画像診断の可能性；病理診断に先んじる点　175

　　1）画像検査による動的変化の評価　*175*

　　2）画像検査による病的変化の強調　*176*

　　3）神経画像診断により確立した病態　*177*

　2．神経画像診断の限界；病理診断に劣る点　177

　　1）形態画像の限界　*177*

　　2）画像所見の非特異性　*178*

　　3）標準化の問題　*178*

おわりに…………………………………………………………………………179

索　引……………………………………………………………………………181

第 I 部
臨床神経病理学と脳病理解剖の基本

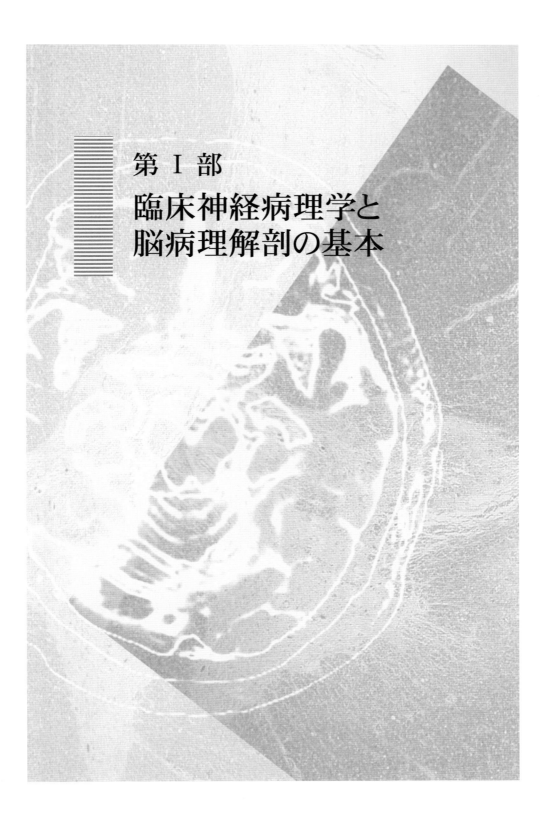

■ 第1章 ■
臨床精神医学と臨床神経病理学

序　言

　日常の忙しい臨床のなかで，精神科医が顕微鏡を覗く機会はほとんどなくなってきた．しかし，多くの医学分野がそうであるように，疾患病態とその臓器病理との関係は不可分であり，精神科においてもしかりである．とくに，老年期の臨床精神医学では，その病理病態の背景には必ずといってよいほど脳の老化現象の影響があるといえる．したがって，いかに脳神経画像技術が進歩したとしても，精神神経疾患において実際に脳組織を顕微鏡で調べ，脳病理を確認することは非常に重要なのである．臨床症状や脳画像検査で臨床診断し得たとしても，多くの認知症疾患の確定診断は脳の剖検病理検索のみによってなされうる．さらに，現在臨床で使われている疾病・疾患単位も，これまでの多くの病理診断の蓄積に基づいてカテゴライズされたものである．しかしながら，現在，精神科のみならず医学全体では，患者を看取ったあとに病理解剖がなされることは少なくなり，剖検率も低下している．つまり，精神科医が自ら治療してきた患者の確定診断をするために脳病理解剖を行うチャンスはきわめて少なくなっているのである．医師として臨床における診断や治療を振り返るうえでも，また，神経病理症例を蓄積して，医学全体として臨床技倆を向上させ臨床診断の精度を底上げするためにも，臨床神経病理の所見は重要である．

　このような背景のもと，本書が，最前線で働く老年期精神科医の日々の臨床に役立つ臨床神経病理のエッセンスを提供することができればと願うものである．巻頭となる本章では，脳と精神医学の歴史を振り返り，臨床神経病理学の重要性を再確認したい．

Ⅰ. Mental illness as brain disease
—— 精神医学の歴史から ——

　Psychiatry という言葉の語源は，psych（精神）+ iatry（医学）ないし psykhe（心）と

4　第Ⅰ部　臨床神経病理学と脳病理解剖の基本

iatreia（治療）とされているが，最初にこの言葉を使ったのはドイツの医学者ヨハン・ク
リスチャン・ライル（Johann Christian Reil, 1759〜1813）である．彼がその著書『精神
的治療法の促進に対する寄与』（1808年）で初めて "Psychiatrie" という語を使ったので
あるが，当時は，〈精神を癒やす〉のではなく〈精神で癒やす〉という意味であり，「精神
の病気だけでなく『すべての身体疾患にも適用すべき精神治療術』がPsychiatrieである」
という意味を有していた[9]．ライルはドイツの神経学や精神医学の創始者であり，「ドイ
ツのピネル」とも呼ばれている．一方で，彼は生理学や解剖学も修め，その名前は island
of Reil（島皮質）など脳の部位の名称にも使われている．当時は，ようやく精神医学が外
科や内科などの医学の一分野と認められたころであり，神経科や精神科はいまだ独立した
分野でない時代である．このような医学の黎明期において，精神医学が，脳科学を基盤に
しながらも，精神療法的な意味をもつ言葉として刻印されたことは特筆すべきことだと思
われる．

　さらに，当時のプロイセン王国の宰相であるカール・アウグスト・フォン・ハルデンベ
ルク（Karl August von Hardenberg, 1759〜1822）は，ナポレオン戦争で疲弊した国を建
て直し，自由主義的思想に基づいた政策を繰り広げたが，そのひとつが病院システムの構
築であった．彼は，"The state must concern itself with all institutions for those with dam-
aged minds, both for the betterment of the unfortunates and the advancement of science. In
this important and difficult field of medicine only understanding efforts will enable us to
carve out advances for the good of suffering mankind. Perfection can be achieved only in
such institutions."[15]と述べ，施設の充実が，damaged minds への克服につながりうること
を示した．一方，当時の日本においては，精神疾患患者の治療や処遇は加持祈祷の範疇を
越えず，座敷牢や非人溜預かりなどでしか対応できていなかったのが実情である．

　ヨーロッパにおいて，このような人道的な精神疾患への対応がなされた歴史的背景には，
「精神病は脳病である」（"Geisteskrankheiten sind Gehirnkrankheiten"）と唱えた，ドイツ
の精神医学者のヴィルヘルム・グリージンガー（Wilhelm Griesinger, 1817〜1868）の存在
がある．彼はその教科書『精神病の病理と治療』（Pathologie und Therapie der psychischen
Krankheiten）[5]の序のなかで，「精神病という現象は，どの臓器に属するものなのか？精
神疾患が存在するとき，どの臓器に常に病理変化を伴うべきか？この問いに対する解答が，
精神医学全体の前提となる．この問題の臓器が脳にほかならないことが，生理学および病
理学の諸事実によって示されれば，われわれは，精神疾患には常に脳病理を見いだすこと
が可能だろう」（"Welchem Organ gehört das Phänomen des Irreseins an? – Welches Organ
muss also überall und immer nothwendig erkrankt sein, wo Irresein vorhanden ist? – Die
Antwort auf diese Frage ist die erste Voraussetzung der ganzen Psychiatrie. Zeigen uns
physiologische und pathologische Thatsachen, dass dieses Organ nur das Gehirn sein kann,
so haben wir vor Allem in den psychischen Krankheiten jedesmal Erkrankungen des
Gehirns zu erkennen."）と述べた．また彼は，Einheitspsychose（単一精神病）という概

念を提唱し，さまざまな心身症状をみせる各種の精神疾患の本態はただ1つの精神病に還元できること，そして精神病の原因を解明して効果的に治療するためには「脳神経科学（脳病理学）の進歩」を待つしかないとした[5]．このような脳器官に精神疾患の病因を求める考え方は，エミール・クレペリン（Emil Kraepelin, 1856〜1926）などのドイツ精神医学の礎をつくった人たちに引き継がれた．いうまでもないが，クレペリンは精神疾患の疾患単位を提唱し，また多くの弟子たちを育てた．クレペリンは，当時 dementia praecox（早発性痴呆，現在の統合失調症）と呼ばれていた病態の原因は，「Partial <u>disorder or destruction of neuron</u> may be occurred in cerebral cortex of <u>Dementia Praecox</u>. Compensation of these deficit in some cases, but most cases display permanent symptoms ……」と考え，脳病としての mental illness の概念を推し進めた[11]．クレペリンは，グリージンガーの考えをさらに深め，より詳細な臨床的観察に基づき，のちに現在の「精神疾患の診断・統計マニュアル（DSM）」につながる疾病分類を作成した．それだけでなく，それらの症状は，脳のいずれかの部位の問題に還元できると考え（現在の責任病巣・脳局在論），アルツハイマーをはじめとする彼の弟子たちに脳病理によって解明することを求めた．

クレペリンが，傑出した精神科医であることには疑う余地はないが，クレペリンの師としてベルナールト・フォン・グッデン（Bernhard von Gudden, 1824〜1886）についてもふれておく必要がある．グッデンは脳生物学者で精神医学者であり，グッデン徴候（アルコール中毒による瞳孔反射の減速），グッデン交連（腹側視交叉上交連）にその名を残している．クレペリンはグッデンのもとで精神医学を学ぶが，目が悪かったので同様の顕微鏡での研究は敬遠したという．グッデンは，一方で，ヒト脳用のミクロトームを完成させた（図1-1-1）[7]．当時の脳の組織研究は，脳を固める（固定する），切る（顕微鏡用の薄い切片を作製する），染める（染色する）ということに，解剖学者や精神科医が膨大なエネルギーを費やしていた時代でもあった[8]．1800年代後半は，精神神経疾患の病態解明のために，脳という臓器の観察に悪戦苦闘していた時代といってもよいだろう．グッデンのミクロトームは脳全体を薄く切ることができるもので，死後脳研究がますます進んだ．ちなみにグッデンは，パラノイアに罹患していた当時のバイエルン国王・ルートヴィヒ2世（1845〜1886）の主治医となっていたが，同国王が幽閉されていた城の近くの湖で，王の遺体とともに溺死体として発見されるという数奇な最期を遂げている．

さて，クレペリンの弟子の第一人者は，アロイス・アルツハイマー（Alois Alzheimer, 1864〜1915）であることは，周知の事実である．しかし，アルツハイマーの業績はその名を冠した疾患だけではなく，彼は精神医学の広範な分野に精通しており，司法精神医学や，いまでいう戦争神経症（外傷性ヒステリー）などにおいて優れた仕事を残した．彼は，「アルツハイマー病」の最初の報告の症例となったアウグステ・D（Auguste D）をフランクフルトの精神病院で1901年に診察し，以後，克明に記録を残した（図1-1-2）[1]．アウグステ・Dは，1906年4月に死亡し，その脳はすでにフランクフルトを離れてミュンヘン

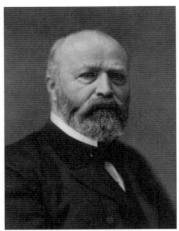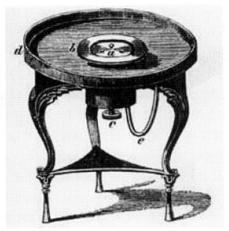

ベルナールト・フォン・グッデン　　グッデンが考案したミクロトーム．これによりヒト脳の大きな顕微鏡用薄切切片を作製できるようになった．

(出典：グッデンの写真；https://en.wikipedia.org/wiki/Bernhard_von_Gudden，ミクロトームの図版；Hippius H, Möller H-J, Neundörfer-Kohl G : The University Department of Psychiatry in Munich ; From Kraepelin and His Predecessors to Molecular Psychiatry. 32, Springer, Heidelberg, 2008)

図1-1-1　ベルナールト・フォン・グッデンが考案したミクロトーム

の研究所にいたアルツハイマーのもとに送られた．アルツハイマーはミュンヘンの研究室でイタリア人のペルシーニとともに彼女の脳を綿密に調べ，得られた所見を1906年にチュービンゲンで開催された南西ドイツ精神医学会において発表した．当初，アルツハイマーは，この症例について新しい疾患を発見したと考えていたが，学会での反応はほとんどなかった．この学会には，ビンスワンガーや，ユング，ガウプ，クルシュマンなどが参加していたという．当時の精神科医療の状況を考えれば，進行麻痺や早発性痴呆（統合失調症）の問題が大きく，また結核などの感染症で若くして死亡する人が多く平均寿命も短かった社会状況からすれば，やむを得なかったことかもしれない．

　その後1910年に，クレペリンは，自らの教科書のなかで，この疾患単位を「アルツハイマー病」と名づけた．ここで特筆すべきことは，アルツハイマーが，臨床で診た「気になる患者」をその後もずっと追い続け，しかも自らが転勤し異動しても後輩にその経過観察を託して，最後は脳標本まで作成・観察した学問的姿勢である．もう1つは，アウグステ・Dの初診時から，その経過に強い関心を向けた臨床的感覚の鋭さである．元来の精神医学的な卓越した素養や，またクレペリンの強い援護があったことはいうまでもないが，他のアルツハイマーの業績が示すように，なにより丁寧に患者を診ること，記録することが偉大な業績に結びついたといえるだろう．アルツハイマーの周囲には，顕微鏡標本のニッスル染色法やニッスル小体に名前を残す，親友のフランツ・ニッスル（Franz Nissl, 1860〜1919，のちにハイデルベルグ大学精神科教授）や，いまでいう人権に配慮した治療

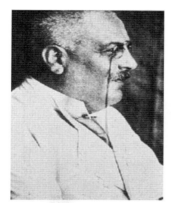
アロイス・アルツハイマー

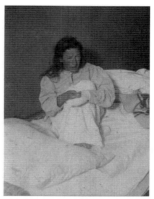
アウグステ・D：アルツハイマー病報告の最初の患者

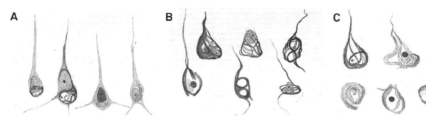

アルツハイマーが報告した，神経原線維の変化．A⇒Cになるにしたがって病理が進展していることを示している．
（出典：アルツハイマーの写真；Haymaker W, Bear KA（eds.）: The Founders of Neurology. 316, C.C. Thomas, Springfield, 1953. アウグステ・Dの写真；Maurer K, McKeith I, Cummings J, Ames D, et al.: Has the management of Alzheimer's disease changed over the past 100 years? *Lancet*, 368（9547）: 1619-1621, 2006. 神経原線維変化の図版 A〜C；Alzheimer A : Über eigenartige Krankheitsfälle des späteren Alters. *Zeitschrift für die Gesamte Neurologie und Psychiatrie*, 4 : 356-385, 1911）

図 1-1-2 アルツハイマー病の最初の報告例アウグステ・Dと，アルツハイマーが報告した神経原線維変化のスケッチ

を展開したエミール・シオリ（Emil Sioli, 1852〜1922, フランクフルトのInstitute for Mental Patients and Epileptics院長）などの優れた研究者や臨床医がおり，またアルツハイマーの研究室で学んだ者のなかには，レビー小体の発見者のフレデリック・ヘンリー・レビー（Frederic Henry Lewey〈Lewyと表記〉, 1885〜1950），クロイツフェルト・ヤコブ病に名を残すハンス・ゲルハルト・クロイツフェルト（Hans Gerhard Creutzfeldt, 1885〜1964），アルフォンス・マリア・ヤコブ（Alfons Maria Jakob, 1884〜1931），電気けいれん療法を開発したイタリアのウーゴ・ツェルレッティ（Ugo Cerletti, 1877〜1963）などが名を連ね，神経病理学は，当時の精神医学の中心であったことがわかる（図1-1-3）．

しかしその後，時代を牽引する指導者でもあったアルツハイマーは，50歳代前半の若さで早世し，精神科領域での神経病理学的な研究は徐々に衰退していった．その背景には，当時の神経病理学的手法の限界性もあった．すなわち，神経病理学的なアプローチは，認知症などの変性疾患においてはきわめて有効な手段であったが，いわゆる内因性の精神疾

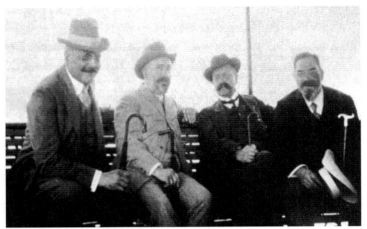

左から，アルツハイマー，クレペリン，ガウプ，ニッスル．彼らの師である
グッデンが溺死したシュタルンベルク湖にピクニックに行ったときの写真
（1908年）．
（Aloia D : The Legacy of Aloysius "Alois" Alzheimer. Books, Health, and History, The New York Academy of Medicine —— https://nyamcenterforhistory.org/tag/alois-alzheimer/）

図 1-1-3　ドイツの精神医学の礎をつくった人たち

患についてはそのアプローチでは疾患単位を裏づけることができないという批判が高まり始めたことなどである．もともとは神経病理学を志し，脳の神経活動としての心理活動の解明を目指したジークムント・フロイト（Sigmund Freud, 1956〜1939）によって展開した精神力動論が，やがてヨーロッパの精神医学界を席巻するようになっていった．クレペリンの弟子で，アルツハイマーの同僚のロベルト・ガウプ（Robert Gaupp, 1870〜1953）も，脳の局在論について限界性を見いだし，心因論的な考え方を展開していった．当時は，脳の病態解明のための科学的アプローチには神経病理学的方法しか存在せず，その限界性のゆえに，心因論や分析的な学問が育っていったともいえるだろう．

　当時クレペリン帝国とも呼ばれたドイツ精神医学を学び（1897〜1901年にヨーロッパ留学），それを日本に輸入した第一人者が呉秀三（1865〜1932）である．呉秀三によって，日本の近代精神医学・医療が創設され，1901年に日本神経学会（現・日本精神神経学会）を設立し，翌1902年に内科医の三浦謹之助（東京帝国大学第一内科）とともに「神経学雑誌」（1936年から「精神神経学雑誌」）を創刊した．呉秀三の業績としてはその足跡のなかで，脳病理に関連したものを含め，この雑誌において主に欧米の精神神経学の論文や知見を盛んに紹介し，日本の精神医学水準を世界レベルに近づける努力をしたことが挙げられるだろう．たとえば，「神経学雑誌」第1巻のなかで，「舞踏病の病理解剖」「梅毒と麻痺狂」「麻痺狂の病理解剖」などの記事が散見され，さらに第2巻では「グリージンガー氏傳」などの記事があり，当時の脳病理と精神科の潮流を感じることができる．そして，「神経学雑誌」第1巻第1号の巻頭語には，「……或いは精神病と云ひ，或いは神経病

第1章　臨床精神医学と臨床神経病理学　9

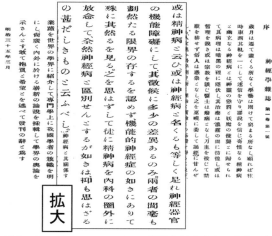

グリージンガーやクレペリンの影響を強く受けた内容である．

図1-1-4　「神経学雑誌」（現在の「精神神経学雑誌」）第1巻第1号の序（巻頭語）抜粋

と名くるも，等しく是れ神経器官の機能障碍にして，其の徴候に多少の差異あるのみ．両者の間毫も割然たる限界の存するを認めず，機能的神経症の如きにありて殊に其然るを見る．之を思はずして徒に精神病を内科の圏外に放念して，全然神経病と区別せんとするが如きは，抑も思はざるの甚だしきものと云ふべし．……」と述べている（図1-1-4）．精神病を脳（神経）の病気であることを強調し，グリージンガーやクレペリンの潮流を強く意識している内容となっている．さらに，呉自身も脳病理解剖の重要性を認識し，東京府巣鴨病院（のちの府立松沢病院，現・東京都立松沢病院，当時，東京帝国大学医学部精神医学教室がおかれていた）において剖検活動を開始し，またニッスル染色法を輸入したとされている．図1-1-5は，松沢病院に残されている解剖番号No.1の剖検記録である．この症例を剖検したのは，下田光造（1885～1978）である．剖検は1918（大正7）年に行われ，下田光造は，呉秀三の教室で現在の研修医に当たる状況にあったと思われる．下田はのちに，統合失調症の神経病理に限界を感じ，第11回日本医学会総会において「精神分裂病（今の統合失調症）が（脳）器質的疾患であるという解剖学的根拠をいまだつかみ得ない」と結論づけた[13]．一方で，下田は，そのような経緯があったからこそ，脳神経病理に思い残すことなく執着気質の研究に邁進することができたといわれている．ちょうど，ガウプがクレペリンの脳器質因の方法論に限界を感じたと同様のことが起きているのは興味深い．

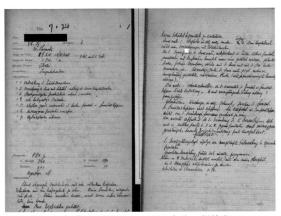

1918（大正7）年11月13日．下田光造　剖検者．
図 1-1-5　都立松沢病院に残る最初の剖検記録

Ⅱ．精神科領域における臨床神経病理学の衰退

　このような精神医学の潮流のなかで，統合失調症脳では有意な所見が見いだされることなく，「神経病理学者にとって統合失調症は墓場」（"Schizophrenia is a graveyard for neuropathologist."）といわれる時代が続き，1952年の第1回国際神経病理学会（ローマ）において，"There is no neuropathology of schizophrenia." という結論に異議が唱えられることはなかった．その後30年間は，統合失調症の脳病理検索は衰退していた．このようなこともあり，精神医学における最大の問題である，いわゆる内因性の精神疾患の解明において神経病理学的な手段は選ばれなくなった．一方では，器質的疾患や変性疾患の神経病理学的研究は進展し，その流れにより精神科と神経科（神経内科）がしだいにその専門性を強めることとなった．1960（昭和35）年に，日本精神神経学会では神経学部門が精神医学部門から独立して，日本神経学会が創立され，「精神神経学雑誌」は精神科の学会誌，そして新たな「臨床神経学」は神経内科の学会誌として独立していく．そして日本神経病理学会でも主に精神科からの報告は減少し，神経内科，神経科からの報告が増加することとなった．

　そのような状況ではあったが，精神科領域において神経病理学的研究は続けられていた．強い精神症状を示す一部の変性疾患などは，神経内科では臨床的に診るチャンスが少ないため，必然的に精神科からの報告が多くなる．一方で，神経内科が精神（神経）科から独立する以前は，多くの認知症・変性疾患の患者は精神科病院に入院していたという歴史的な背景も関係している．たとえば，レビー小体型認知症の最初の報告例は，精神科単科病院の患者で精神科医からの報告であった．一方，内因性精神疾患については，細々とではあるが継続的に研究は続けられた．たとえば，立津政順（1915～1999）が「分裂病（現在の統合失調症）の脳病理学的背景」について精力的に検討を進め，神経細胞突起の変化

（軸索や樹状突起，ことに apical dendrite の肥大と嗜銀性の増強，標本の地に対するそれらのコントラストの鮮鋭化），さらに神経細胞の胞体と核の異常な大きさと細胞周囲腔の狭小化などの所見を見いだして報告している[17]．1961 年の第 4 回国際神経病理学会（ミュンヘン）で，立津は自ら見いだした統合失調症の脳病理所見について講演し，聴衆から賞賛を浴びた．また，宮川太平は，統合失調症の死後脳で電子顕微鏡を用いた観察を行い，ミエリン形成に変異がある可能性を報告している[10]．これらの研究は現在でも，その価値は失っておらず，その後，神経画像研究やゲノム研究などこれらを支持する研究[6]や，再現された報告などもあることから，むしろ先駆的な研究であったといえる．

　その後，こうした研究がまったくなされなかったわけではないが，徒労に終わることが多く，研究報告もきわめて少なくなった．1980 年代になり，分子生物学の目覚ましい進歩によって，ゲノム精神医学が精神疾患の病因解明の研究手段として主流を占めるようになった．それに伴って，病態解明のための関心は，脳組織から分子精神医学へとシフトしていった．このような背景のもと，精神科病院で行われていた脳の剖検数も加速度的に減少していった．また，日本の医学全体として病理解剖の件数が減少したことも，このような傾向に拍車をかけることになった．

Ⅲ．精神医学の脳病理
—— ゲノム精神医学や脳神経画像との関係 ——

　ゲノム精神医学の進展，脳神経画像の研究の進歩によって，統合失調症の病因として神経発達障害仮説が提唱された．ゲノム研究で見いだされた，この疾患の多くのリスク遺伝子が神経の発達成熟過程の遊走や成熟を司っている機能をもっていることや，神経画像で，統合失調症発症後の脳容積の減少が再現性をもって示される報告がなされるようになった[14]．こういった研究報告に関しては，実際に脳の組織で生じている現象について再度検証する必要性が生じる．たとえ遺伝子（設計図）がわかったとしても，タンパク発現や脳の構成要素のシナプス構造などは，栄養，感染，環境などの修飾要因によって可変性や可塑性を示し，結果的には，組織を検証しないと明確にはならないことがよりはっきりしたからである（図 1-1-6）．また，神経画像で描出されていることは，あくまで影（ファントム）であるため，脳の容積減少の正体は，脳組織の観察を行うことなしには解明し得ないといえる．病態解明の歴史は脳から始まり，脳組織は，一度は研究の対象から離れかけたが，いまこそゲノム医学と神経画像を再度脳組織に収斂する時代に来ているといえよう．

　一方，アルツハイマー病（Alzheimer's disease；AD）などの変性疾患の病態解明は，ゲノム研究の進歩により責任遺伝子やリスク遺伝子が同定され，かつてアルツハイマーたちが報告したところの，顕微鏡で観察された「斑」や「糸くず」のタンパク質の成因が解明されるようになった．さらに，AD の最初の報告例となった，アウグステ・D の脳標本は長らく行方不明になっていたが，研究室の倉庫から近年発見された．その標本から，この女

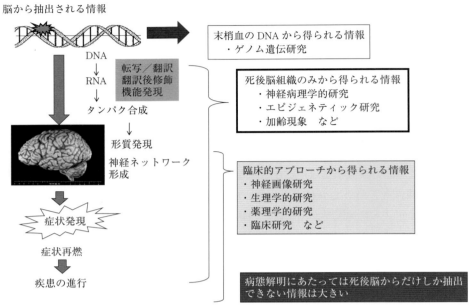

図 1-1-6　精神神経疾患病因・病態解明における死後脳組織からのアプローチの重要性

性が家族性 AD の原因遺伝子，プレセニリン-1 遺伝子（*PSEN1*）変異の保因者であることが判明した[12]．かつてアルツハイマーが，40 歳代後半に発症したこの症例に着目し，その経過を追わずにおれなかった臨床感覚は，現代を生きるわれわれにとっても驚嘆に値する．

Ⅳ．精神神経疾患の解明へ

　イギリスの神経学の父といわれる，「ジャクソンてんかん」に名を残すジョン・ヒューリングス・ジャクソン（John Hughlings Jackson，1835〜1911）は，「患者の問題を心の問題とすれば，われわれは，なす術がない」（"Our concern as medical men is with the body. If there be such a thing as disease of the mind, we can do nothing for it."）と述べた[16]．それから約 100 年経った 1999 年に，時のアメリカ大統領クリントン（Bill Clinton）は，ホワイトハウスの会議にてアメリカのメンタルヘルスについて，"Research in the last decade proves that mental illness are diagnosable disorder of the brain. Mental illness can be accurately diagnosed, successfully treated, just as physical illness." と述べ[3]，精神疾患が脳の病気であることを強調した．この背景には，mental illness について生物学的な理解が進むことで社会的なスティグマ（stigma）を払拭する狙いもあったといえよう．
　統合失調症をはじめとする，多くの臨床像を包含する mental illness の病態解明の歴史は，脳病理から出発し，そして科学の進歩とともに脳神経画像からのアプローチ，分子生物学からのアプローチ，モデル動物からの病態解明など，多方面からの知見が蓄積しつつ

ある．再度，脳組織の観察において確認し，次の展望につなげていく必要がある．そして，認知症をはじめとする老年期の精神疾患においても，脳病理の十分な理解なくしては，妥当な診断のもと適切な薬物・非薬物的なアプローチを行うことはできない．精神神経科学における，精神疾患病態解明と脳組織の長い歴史を意識することで，目の前の患者の病態理解を深めるだけでなく，より適切な治療につなげることができると考えられる．

V．精神医学とブレインバンク

　臨床に携わる精神科医が，脳組織や脳標本を顕微鏡で観察する機会はほとんどなくなっている．ましてや，医療機関とくに精神科病院において病理解剖が行われることはきわめてまれで，臨床で自らが診てきた患者の脳病理を見るのは不可能に近い．しかしながら，精神疾患の謎を解明するためには，その座としての脳研究は不可欠である．それは，神経病理学者や脳科学者のためだけでなく，臨床医から患者に起きている問題を発信し，そして臨床にフィードバックされるべきものである．臨床で統合失調症や気分障害と診断されたのち，脳病理で前頭側頭葉変性症などの変性を伴っている症例が数多く報告され，さらには，分子生物学的な研究により，共通のパスウェイをもっていることも示唆されている[4, 18]．

　さらなる精神疾患の克服に向けた脳科学の進展のためには，脳組織からの直接的情報をより探求する必要があり，それらをこれまでの歴史のうえに積み上げる必要がある．このことは，研究者だけでなく，臨床家にとっても必要な姿勢であろう．なぜならば，疾病克服のための研究的取組みは，最終的には臨床場面で展開されるべきものであり，トランスレーショナル・リサーチにおける「死の谷」といわれるところの研究と臨床のギャップを臨床側からも引き寄せる必要がある．そのためには，脳臓器の検索および，研究に提供する脳組織の集積が必要である．精神科領域での脳組織（病理解剖）の収集は，日本においては，病理解剖そのものの衰退とともにほとんどなされなくなっている．そして，従前から，日本の脳科学者は，欧米のブレインバンクに試料提供を頼ってきた．しかし近年，日本においても，精神神経科のブレインバンクの基盤づくりが始まっている．この活動の成功の可否には，医療に携わる関係者の，ブレインバンクの必要性に関する認識が不可欠である[2]．

　グリージンガーの時代からみれば，人類の歴史における脳の解明は，まだ緒に就いたばかりである．本書が，諸賢の脳臓器への認識をいま一度高めていただくとともに，少しでも臨床医の実臨床に役立ち，さらに老年精神医学の医療の底上げにつながっていくことを期待するものである．

文　献

1）Alzheimer A : Über eigenartige Krankheitsfälle des späteren Alters. *Zeitschrift für die Gesam-*

te Neurologie und Psychiatrie, **4** : 356-385（1911）.

2) Brain Bank（神経疾患ブレインバンク）ホームページ：http://www.brain-bank.org

3) Clinton WJ : Remarks at the White House Conference on Mental Health. The American Presidency Project, June 7, 1999. Available at : http://www.presidency.ucsb.edu/ws/?pid=57691

4) Galimberti D, Dell'Osso B, Altamura AC, Scarpini E : Psychiatric symptoms in frontotemporal dementia ; Epidemiology, phenotypes, and differential diagnosis. *Biol Psychiatry*, **78**（10）: 684-692（2015）.

5) Griesinger W : Die Pathologie und Therapie der psychischen Krankheiten, für Aerzte und Studierende. 1, Verlag von Adolph Krabbe, Stuttgart（1845）.

6) Harrison PJ : The neuropathology of schizophrenia ; A critical review of the data and their interpretation. *Brain*, **122**（Pt 4）: 593-624（1999）.

7) Hippius H, Möller H-J, Neundörfer-Kohl G : The University Department of Psychiatry in Munich ; From Kraepelin and His Predecessors to Molecular Psychiatry. 32, Springer, Heidelberg（2008）.

8) 萬年　甫：脳を固める・切る・染める：先人の知恵．メディカルレビュー社，東京（2011）.

9) Marneros A : Psychiatry's 200th birthday. *Br J Psychiatry*, **193**（1）: 1-3（2008）.

10) Miyakawa T, Sumiyoshi S, Deshimaru M, Suzuki T, et al.: Electron microscopic study on schizophrenia ; Mechanism of pathological changes. *Acta Neuropathol*, **20**（1）: 67-77（1972）.

11) Murray RM : Neurodevelopmental schizophrenia ; The rediscovery of dementia praecox. *Br J Psychiatry Suppl*,（25）: 6-12（1994）.

12) Müller U, Winter P, Graeber MB : A presenilin 1 mutation in the first case of Alzheimer's disease. *Lancet Neurol*, **12**（2）: 129-130（2013）.

13) 下田光造：精神分裂病の病理解剖（第 11 回日本医学会総会演説記録）．精神経誌，**46**（9）: 557-572（1942）.

14) Stachowiak MK, Kucinski A, Curl R, Syposs C, et al.: Schizophrenia ; A neurodevelopmental disorder－Integrative genomic hypothesis and therapeutic implications from a transgenic mouse model. *Schizophr Res*, **143**（2-3）: 367-376（2013）.

15) Szasz TS : The Manufacture of Madness ; A Comparative Study of the Inquisition and the Mental Health Movement. 15-16, Syracuse U.P., New York（1997）.

16) Szasz TS : Coercion as Cure ; A Critical History of Psychiatry. 117, Transaction Publishers, New Brunswick（NJ, USA）, London（2010）.

17) Tatetsu S : On histologie findings in schizophrenia and schizophrenic state. *In* Biological Mechanisms of Schizophrenia and Schizophrenia-like Psychoses, ed. by Mitsuda H, Fukuda T, 288-289, Igaku-Shoin, Tokyo（1974）.

18) Velakoulis D, Walterfang M, Mocellin R, Pantelis C, et al.: Frontotemporal dementia presenting as schizophrenia-like psychosis in young people ; Clinicopathological series and review of cases. *Br J Psychiatry*, **194**（4）: 298-305（2009）.

（入谷修司）

■ 第2章 ■

脳病理解剖
脳のマクロ所見からわかること，ミクロ所見からわかること

はじめに

　今日，神経画像の発達によって多くのことがわかるようになり，脳の剖検検索は以前ほど行われなくなってきている．しかしながら，実際に顕微鏡を覗くと，そこには画像のみではみえてこない膨大な情報がある．病理検索の意義は多々あるが，確定診断を下すことのほかに，画像に対応した病理像がわかり，臨床に対応した脳内の様子がある程度形あるものとしてイメージできることは日常の診療にも役立つと思われる．

　神経病理学全体については最後に挙げた教科書を読んでいただくとして，本章では，実際に脳を見る際の一般的な事項を最初に述べ，次いで，萎縮に焦点をあてて皮質萎縮と加齢性の白質病変の2つの項目について取り上げる．前者は生理的加齢から認知症全体の約70％を占めるアルツハイマー型認知症（Alzheimer-type dementia；ATD）ほかの変性性認知症疾患全般にかかわるし，後者はATDと並ぶ二大疾患である血管性認知症の大きな部分を占める．この2つの病理を示すことで，画像のみではみえてこない「脳を実際に見ること」の重要性を示したい．

Ⅰ．脳の見方
── 一般的事項 ──

　剖検時と脳をホルマリン固定して脳割するときにマクロ所見が得られるが，その際に病変の有無を確認する．そのためには形，分布，数，色，固さの変化に注意して検索する．

　形は，正常組織と比較して，萎縮しているか肥大しているか，元の組織形態が保たれているか，崩壊しているか，病変の境界は明瞭か不明瞭か等に注意する．分布は，脳では大きさと性質が同じであっても存在する部位によって臨床症状が異なるので重要である．また，解剖学的な系統性がみられるかどうかにも注意して病変の広がりを確認する．数は単

16 第Ⅰ部 臨床神経病理学と脳病理解剖の基本

表 1-2-1 主な神経変性疾患の原因タンパクと出現する異常構造物（封入体）

疾患名	原因タンパク	出現する異常構造物（封入体）
ATD	Aβ	SP, NFT, neuropil thread
DNTC	3リピートタウ, 4リピートタウ	NFT, neuropil thread
TPD	3リピートタウ, 4リピートタウ	NFT, neuropil thread
PSP（neuro-glial disease）	4リピートタウ	NFT, pretangle tuft-shaped astrocyte, thread, coiled body
CBD（neuro-glial disease）	4リピートタウ	NFT, pretangle astrocytic plaque, thread, coiled body
AGD（neuro-glial disease）	4リピートタウ	grain, pretangle coiled body
PiD	3リピートタウ	ピック球, coiled body
FTLD-TDP	TDP-43	
Type A		NCI, dystrophic neurite
Type B		NCI
Type C		dystrophic neurite
Type D		NII, dystrophic neurite
FTLD-FUS	FUS	
aFTLD-U		
BIBD		FUS-positive inclusion
NIFID		
PD	α-シヌクレイン	レビー小体, Lewy neurite
DLB	α-シヌクレイン	レビー小体, Lewy neurite
MSA（neuro-glial disease）	α-シヌクレイン	NCI, GCI
HD	ポリグルタミン	intranuclear inclusion

AGD；嗜銀顆粒病, ATD；アルツハイマー型認知症, Aβ；アミロイドβタンパク, BIBD；好塩基性封入体病, CBD；大脳皮質基底核変性症, DLB；レビー小体型認知症, DNTC；石灰化を伴うびまん性神経原線維変化病, FTLD；前頭側頭葉変性症, FTLD-FUS；frontotemporal lobar degeneration-fused in sarcoma, FTLD-TDP；frontotemporal lobar degeneration with TDP43-positive inclusions, aFTLD-U；atypical frontotemporal lobar degeneration with ubiquitinated inclusions, GCI；グリア細胞質内封入体, HD；ハンチントン病, MSA；多系統萎縮症, NCI；神経細胞質内封入体, NFT；神経原線維変化, NIFID；神経細胞性中間径フィラメント封入体病, NII；神経細胞核内封入体, PD；パーキンソン病, PiD；ピック病, PSP；進行性核上性麻痺, SP；老人斑, TDP-43；TAR DNA-binding protein of 43kDa, TPD；tangle-predominant dementia

一病巣か多発病巣か，色の変化は，しばしば病変の有無を知る有力な情報となるので着色や脱色に注意する．固さは組織が固くなっているか，脆いか等に注意する．

このような肉眼での観察である程度，病因が推定され，のちの検鏡での検索範囲が絞られる．検鏡は常に各年代の正常対照脳と比較しながら進め，最初に各症例の病因を確定する．

老年期の精神疾患の大きな部分を占める神経変性疾患を例にとると，表 1-2-1 に示すように，ほとんどの変性疾患にはそれぞれの原因タンパクに起因する異常構造物（封入体）が出現する．異常構造物にはピック病のピック球や大脳皮質基底核変性症の astrocytic plaque のように疾患特異性が高いものと，老人斑（senile plaque；SP）や神経原線維変化（neurofibrillary tangle；NFT）のように加齢性変化でもある場合に注意が必要であるが，疾患に特徴的な病理所見の存在は確定診断に有用である．ただし，それだけでは臨床を説明する十分な情報は得られない．

同一疾患であっても，個々の症例には臨床経過，進行速度，重症度，現れる症状の範囲

に違いがある．とくに脳は形態的，機能的に多様性に富む臓器であり，一様な6層構造に見える大脳皮質にあっても，ブロードマン（Brodmann）の脳地図で知られるように機能分化を反映した領域が区別される．病変の広がり，さらに，病変が一次性か，あるいはこれに基づいて形成された二次性か，各病変部位の所見の強弱はどうかをみることで臨床と病理が結びつき，それが診療にフィードバックされる．

このような脳の観察を通して，侵された脳領域を表現した共通の臨床症状が現れることや，同じ領域が侵される場合であっても形成される病変の強弱，形成速度に対応して，臨床症状の重症度や進行速度が左右されることが理解され，さらに，経験を積むことで同じ病因による疾患の全体像がみえてくる．このようなことを踏まえて，老年期精神疾患に重要な脳萎縮と組織変性について紹介する．

Ⅱ．脳の萎縮

成長過程を過ぎた脳が他臓器と異なる最大の点は神経細胞がほぼ再生しないことである．したがって，浮腫，腫瘍や仮性肥大などを除いて脳は生理的，病的を問わず萎縮へと向かう．萎縮は脳に起こる普遍的な事象である．萎縮には「生理的脳萎縮」と「病的脳萎縮」がある．画像からもわかるように，脳は加齢に伴って萎縮する．この生理的萎縮はどの領域にも起こるが一様ではなく，程度に個人差はあっても前頭葉，とくに背側部が最も萎縮しやすく，次いでシルビウス裂周囲領域の側頭葉，とくに海馬領域が萎縮しやすく，後頭葉は保たれる傾向がある．代表として前頭葉，海馬領域，線条体について加齢性の萎縮と，この領域に病的萎縮をきたす疾患を比較してみよう．

1．前頭葉の萎縮

若年者と比較すると高齢者の前頭葉では脳回が痩せ，脳溝が開いている．これは前頭側頭型認知症（frontotemporal dementia；FTD）のような変性疾患脳でも同じであるが，生理的萎縮とFTD（病的萎縮）では相違がある．肉眼的には生理的萎縮では脳表面が平滑であるのに対して，進行した変性疾患脳ではしばしは顆粒状であったり，やや褐色調を帯びていたりする．これを顕微鏡で観察すると，FTD脳には種々の程度に萎縮した神経細胞（神経細胞の単純萎縮）がみられる．同じ単純萎縮はATDなど他の変性疾患やアルコール症でも起こる普遍的なタイプの細胞死に至る細胞萎縮像（図1-2-1A，B）で，よく見ると加齢脳にもみられる．さらに加齢脳では，神経細胞自体が若年者と比べるといくらか小さくなっている．体細胞と同様に脳の細胞も老化に伴って細胞外液は変化しないが，細胞内の水分含量は減少し，コロイドがゲル化して縮んでいく傾向がある．シナプスも減少し，とくに前頭葉で有意に減少している．生理的脳萎縮で重要なことは，このような事象の総和としての萎縮はあっても皮質の層構造はよく保たれ，ニューロピル（neuropil，後述）も保たれており，全体のバランスがよいことである．

18　第Ⅰ部　臨床神経病理学と脳病理解剖の基本

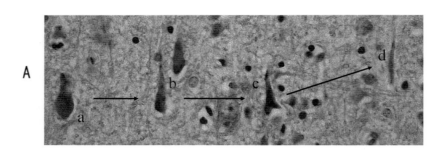

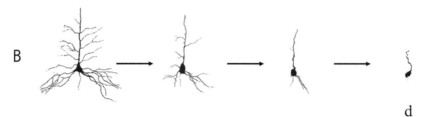

A：正常に見える細胞（a），いくらか萎縮して見える細胞（b）を経て単純萎縮を示す神経細胞（c）は形がいびつである．細胞萎縮は進行し（d），最終的に消失する．
B：Scheibelによるゴルジ染色で観察した神経細胞の単純萎縮過程．樹状突起から消失が始まる．

図1-2-1　神経細胞の単純萎縮

　これに対して，ごく初期のFTD脳で肉眼的には加齢脳と同程度の萎縮に見えても，FTD脳では皮質の上層（Ⅱ～Ⅲ層）に強調される神経細胞脱落が始まっており（図1-2-2A），この領域のニューロピルには変性像（後述）が観察され，層構造のバランスが崩れていることがわかる．このように同じ萎縮があっても，図1-2-3に示すように生理的萎縮と病的萎縮では相違があり，これが臨床に反映される[注1]．このような病的萎縮の特徴はATDであれ，レビー小体型認知症（dementia with Lewy bodies；DLB）であれ，変性疾患に共通する所見である．

2．海馬領域の萎縮

　高齢者の画像で下角の開大があることからもわかるように，海馬領域も生理的な加齢性萎縮がみられる領域である．おおまかに海馬領域は海馬体と海馬傍回で構成され（図1-2-4A），両者の間には記憶に重要な線維連絡サーキットがある．この領域の萎縮をみると，生理的萎縮では海馬体と海馬傍回は比率を保ち，バランスがよいのに対して，ATDでは海馬傍回から萎縮が始まるので初期には海馬体がいくらか大きく見える（図1-2-5A，B）．NFTの出現量と神経細胞脱落の間にはほぼ正の相関があるが，NFT形成は海馬傍回の経嗅内野に始まり，嗅内野→海馬台→海馬CA1→海馬CA3へと海馬傍回から海馬体に広がっていく（図1-2-4）ので，これがATD初期の海馬領域の萎縮のアンバランスを引き起こす．

第2章 脳病理解剖　19

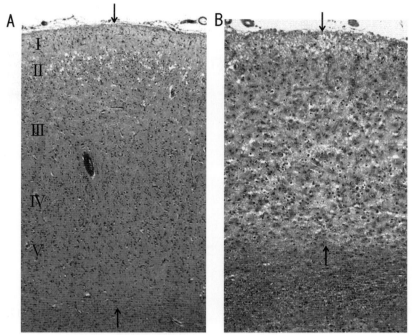

変性疾患の大脳皮質では神経細胞脱落はⅡ～Ⅲ層から始まり（A），進行すると皮質全体に広がる（B）（症例はピック病）．

図 1-2-2　神経細胞の病的萎縮（神経細胞脱落）

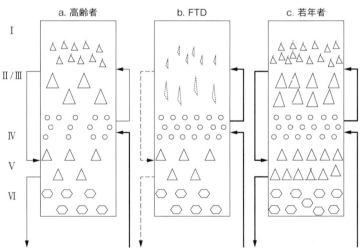

高齢者（a）では若年者（c）に比較して，全体に神経細胞の減少があるので入力や出力の量的低下が起こる．FTD（b）ではⅡ～Ⅲ層の神経細胞脱落があるので情報処理過程が高度に障害される．FTD；前頭側頭型認知症

図 1-2-3　生理的萎縮と病的萎縮の相違

20　第Ⅰ部　臨床神経病理学と脳病理解剖の基本

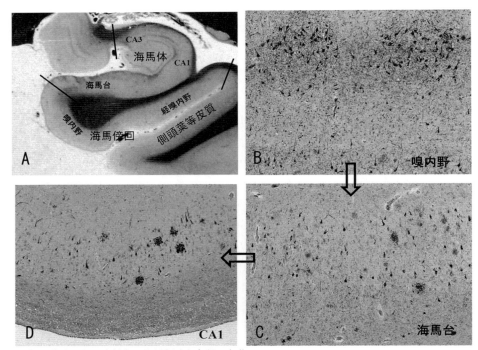

A：軽い萎縮がある高齢者の海馬領域と各部の名称．
B～D：初期のATDでみると，NFT形成は嗅内野（B）→海馬台（C）→CA1（D）の順に密度が減少しており，海馬傍回から海馬体へと萎縮が進行していくことがわかる．

図1-2-4　海馬領域とその萎縮（軽い萎縮がある高齢者と初期ATD例）

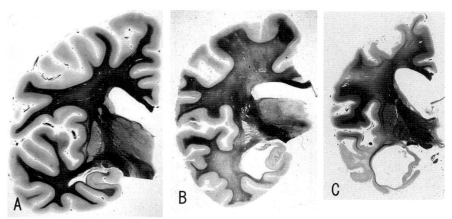

A：認知症のない高齢者脳の海馬を通る前額断面．いくらか側脳室下角が開いているが，海馬領域のバランスはよい．
B，C：SDAT脳（B），AD脳（C）ではともに下角が大きく拡大して海馬領域の強い萎縮があるが，等皮質はADで高度の萎縮があるのに対して，SDATでは軽度にとどまる．

図1-2-5　認知症のない高齢者とATD例における海馬領域の萎縮

第2章　脳病理解剖　21

　ATDで最初に侵される海馬傍回では，FTDの前頭葉でみたようにⅡ〜Ⅲ層の神経細胞脱落とNFT形成，ニューロピルの変性がみられる（図1-2-4B）．これに対して，生理的加齢脳でも嗅内野Ⅱ層に加齢性のNFT形成がみられ，神経細胞も減少するが，その程度は緩徐であり，なによりもニューロピルは保たれる．このような相違は生理的記憶障害とATDの病的記憶障害を考えるうえで示唆に富む[注2]．

　ところで，ATDは発症年齢により初老期発症のアルツハイマー病（Alzheimer's disease；AD）と老年期発症のアルツハイマー型老年期認知症（senile dementia of Alzheimer-type；SDAT）に分けられるが，病理診断基準は分布と程度に相違はあってもいずれも共通しており大脳皮質のSPとNFTの出現量によっている．ADもSDATもともに海馬領域の萎縮は高度に及び（図1-2-5B，C），これを反映して記憶障害は高度であるが，大脳等皮質の萎縮や組織の変性には相違がある．ADでは連合野，なかでも上位の皮質領域（一般に髄鞘化が遅い領域）に強い萎縮を示すが（図1-2-5C，後掲図1-2-6B），SDATではSPやNFTは分布していても等皮質の萎縮や変性は軽度にとどまる（図1-2-5B）．このような相違は臨床に反映しており，ADでは失行，失認などの巣症状が現れ，進行すると失外套状態に陥るのに対して，SDATでは記憶障害は強くても巣症状はADほど際立って現れず，失外套状態にまでは至らない．ただし，SDATでもその約10％にはADと似た高度の大脳皮質萎縮と臨床経過を示す症例が存在する．

3．線条体の萎縮

　加齢脳と病的脳のバランスの相違が上記の大脳皮質以外にも観察されることを，皮質下神経核の線条体を例にみてみよう．ハンチントン病に現れる多彩な症状からわかるように，線条体は運動，認知・精神機能にかかわっている．線条体には大細胞と小細胞があり，その比は報告者や領域により1：40〜175までと幅があるがほぼ一定している．ハンチントン病では大細胞は比較的に保たれるが小細胞が選択的に萎縮・脱落し，初期であってもすでに30〜40％減少している．高齢者脳でも線条体は萎縮し，尾状核が扁平化している像が画像でもしばしば観察される．しかしながら，生理的萎縮では神経細胞は減少しているがハンチントン病とは異なり，大細胞と小細胞は同じ割合で減少し，ニューロピルの変性像もみられない．ここでも加齢性萎縮ではバランスが保たれている．その結果，正常加齢ではハンチントン病のような舞踏病運動は現れないが，体の動きに円滑さを失っていくのであろう．

　このような変性疾患にみられるバランスの崩れは，多かれ少なかれ特定の神経系統や細胞種が侵されるという変性疾患の性質に帰せられ，これが臨床に反映される．

Ⅲ．神経変性疾患の組織変性とは

　これまでに「変性」という言葉が再三出てきたが，組織の変性には外傷，炎症や循環障

22　第Ⅰ部　臨床神経病理学と脳病理解剖の基本

害などの原因が明らかな外的要因に伴って二次的に起こる組織の変性と，変性疾患の際の組織の「一次変性」が区別される．いずれも組織の崩壊と反応・修復過程であり，最終的には萎縮に至るという意味において本質的な相違はない．二次的に起こる変性が通常は急速に起こり，組織の崩壊が著しく，清掃・修復にはしばしばマクロファージや結合織など中胚葉系の動員があるのに対して，一次変性は緩徐に進行し，清掃機転も目立たず，通常はグリア細胞の反応というかたちの外胚葉内での修復像を示す．そして，なにより二次的な変性の場合の細胞死の主体は壊死（necrosis）であるのに対して，変性疾患では「単純萎縮」という緩徐なタイプの細胞死が起こる．

　前節で大脳皮質，海馬領域と線条体を例に生理的萎縮と病的萎縮の相違について述べ，FTD，ATD，ハンチントン病を例に挙げたが，これらを含めて変性疾患には共通して組織の一次変性が起こる．組織変性像の理解は，病的萎縮・変性であることを弁別するのに有用であるし，その広がりを見ることで病理診断に資するし，さらに，その強弱から臨床像や経過を理解できる，という点において重要である．組織変性を構成する病理所見は，①神経細胞の萎縮・脱落（疾患によってはグリア細胞にも一次変性が起こる），②ニューロピルの粗鬆化・海綿状態，③グリア細胞の反応・増加の3過程である．この3過程の関係は，最初に神経突起（軸索，樹状突起）を含めた神経細胞の脱落が起こり，変性した組織は清掃され，組織が粗鬆となるとともに，グリア細胞が反応し，増加する．それぞれについて，以下に解説する．

1．神経細胞の萎縮・脱落

　変性疾患にみられる神経細胞死には形態的に異なる2つのタイプがあり，一つは疾患に特有な封入体が細胞内に蓄積して，その結果，細胞が崩壊するものであり，もう一つは前述の単純萎縮から細胞死に至る過程である（図1-2-1）．両者の関係は明らかではない．封入体による細胞死の例としてNFTが蓄積している神経細胞を電子顕微鏡で見てみると，NFT形成の初期段階では核や細胞小器官に変化はなく，細胞内に形成された異物として認識されていないように見える．NFTの増大に伴って核は圧排されて，細胞小器官も周辺に押しやられ，細胞はNFT全体の形態を表現したいびつな形を示し，最終的には細胞自体が崩壊するに至るように見える．これに対して，単純萎縮を示す神経細胞全体をゴルジ染色ほかで観察すると，脱落は樹状突起から始まり，細胞体が萎縮し暗調となり，核もしだいに小さく濃縮して細胞消失に至る（図1-2-1A，B）．このタイプの細胞死はネクローシスやアポトーシスとは異なる．変性組織ではこのような神経細胞の萎縮・脱落は一様には起こらず，健常に見える細胞と消失しかけた細胞が共存するというようにばらばらに起こる（図1-2-1A）．このことは，変性疾患の臨床経過が徐々に進行することをよく説明する．

　神経細胞の脱落は変性の一義的な所見であるが，ヒトの視覚はなくなったものを認識しにくいようで，高度の神経細胞脱落がある場合を除いて，その程度を把握することは困難である．さらに，組織の萎縮が強いと細胞密度が高くなるために，見かけ上，細胞数が増

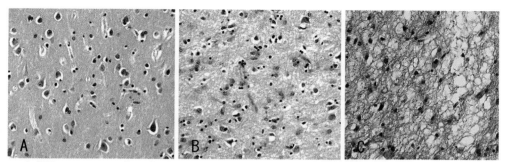

A:加齢脳ではニューロピルの粗鬆化はないが,よく見ると萎縮した神経細胞が存在する.
B:初老期発症の AD では神経細胞脱落,グリアの増加とニューロピルの強い粗鬆化が目立つ.
C:プリオン病のニューロピルの海綿状態はシナプス終末の膨化による（いずれも下側頭回）.

図 1-2-6　ニューロピルの粗鬆化と海綿状態

加して見える．したがって，変性の存在や程度を知る最もよい指標は，以下に述べる組織の粗鬆化・海綿状態の程度やグリア細胞の反応の様態を観察することである．

2．組織の粗鬆化・海綿状態

組織のなかで，細胞体や血管以外の領域はニューロピル（neuropil）と呼ばれる．光学顕微鏡で観察すると，一様に染色され，なにもないように見えるが，そこには神経突起（樹状突起，軸索，シナプス終末）やグリアの突起で隙間なく満たされている．上述のように神経突起から始まる細胞脱落によりニューロピルの粗鬆化（rarefaction, 図 1-2-6B）が起こり，組織は粗となり萎縮する．そして，変性の程度が強い[注3]ほど高度の粗鬆化として観察される．このような組織の粗鬆化は生理的加齢脳では起こらない（図 1-2-6A）．ニューロピルには似た所見として海綿状態（spongy state）があるが，海綿状態は細胞の構成要素の一部が膨化したものであり，代表的なものとして，プリオン病ではシナプス終末の膨化により高度の海綿状態がみられる（図 1-2-6C）．このほか，急性の虚血時のアストロサイトの膨化による海綿状態はよく観察される所見である．

3．グリア細胞の反応

脳梗塞の初期など急性の強い組織の傷害があると，アストロサイトの数が増加し（増殖），細胞体もエオジンに赤く染まって見える（肥大）．このようなアストロサイトは「肥胖アストロサイト」（hypertrophic astrocyte）と呼ばれる（図 1-2-7A）．肥大したアストロサイトは経過とともに核や細胞体は収縮し，四方に細い突起が延びる線維性アストロサイトとなり，最終的には核は消失して線維性グリオーシスとなる．一般に変性疾患ではアストロサイト増多はあるが，肥胖アストロサイトはみられず，最初から種々の程度の細胞体から突起を延ばした反応性の線維性アストロサイトが皮質の深層から皮髄境界に多く出現する（図 1-2-7B）．その程度も変性の強さに依存している．生理的加齢は非常にゆっく

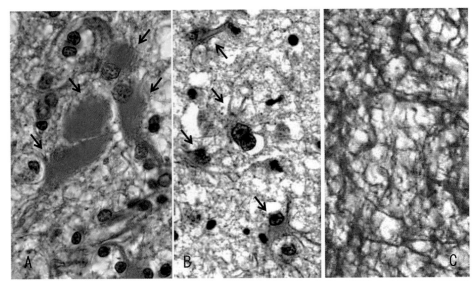

組織傷害が強い部位には肥胖アストロサイト（A 矢印）が出現するが，経過とともに突起を四方に伸ばした線維性アストロサイト（B 矢印）に変化し，最終的には線維性グリオーシス（C）となり組織は瘢痕化する．

図 1-2-7　アストロサイトの反応

りとした経過であるので，このような一連のグリア細胞の反応はみられず線維性グリオーシス（図 1-2-7C）が軟膜下，上衣下や下オリーブ核周囲ほかに認められるのみである．通常の染色では確認しがたいが清掃過程として活性化したミクログリアも同じく病変の強さと時期に相応して観察されるが，加齢脳では静止型ミクログリアが散在するのみである．このように病変形成の強度や経過にしたがって出現しているグリア細胞の様態が異なってくるので，変性過程の強さを知ることができる．

Ⅳ．高齢者の大脳白質高信号とは

　白質は画像では一様に見えるが，主に交連線維と連合線維からなり，線維束やその走行の方向性があるので一様ではない．スライスの切り方によって現れる像が異なって見えるので，基本的な線維路を理解しておく必要がある．

　皮質の萎縮と変性について一般的なことを紹介したが，加齢により白質も萎縮し，画像でも脳室拡大で知ることができる．その際に高齢者では MRI の T_2 強調画像や FLAIR 画像で高頻度に種々の程度に大脳白質の高信号（white matter hyperintensities；WMH）が観察される．白質病変をきたす疾患は多岐にわたるが，加齢に伴う WMH は点状，斑状やびまん性の所見を示し，うつ病，歩行障害，脳卒中や認知症の危険因子とされるが，その病理像は単一ではない．

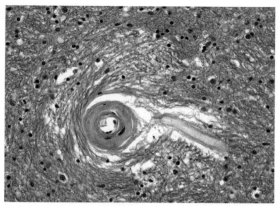

このような血管では内腔は狭小化し，血管反応性が低下するので虚血状態となり，血液脳関門が障害され，しばしば周囲性に髄鞘と軸索が減少，グリア細胞もいくらか減少している（ビンスワンガー型病変）．

図 1-2-8 中膜がヒアリン変性して肥厚した細動脈（細動脈硬化）

　WMH の病理で最もよく遭遇するのはビンスワンガー型病変である．これは成因の異なる 2 つの WMH で構成される．一つは深部白質の WMH で，主に高血圧の持続による穿通枝動脈の硬化，すなわち，動脈の中膜の筋細胞がヒアリン変性を起こすとともに，外膜も線維化し，肥厚して細・小動脈硬化病変（図 1-2-8）が形成される．その結果，動脈内腔は狭小化し，血管反応性が低下するために虚血状態を招来し，毛細血管を含めて血液脳関門が障害され，血管透過性が高まり，組織傷害性のある血漿成分が漏出し，周囲組織が侵される．このような画像上の点状～斑状高信号に相当する限局病巣内では髄鞘と軸索が減少し，グリア細胞も減少し，軽いながらビンスワンガー病と共通する所見が見られる（図 1-2-8）．深部白質のびまん性の WMH は広範な毛細血管の血液脳関門障害に基づくようである．

　ビンスワンガー型病変を構成するもう 1 つの成因は，画像において脳室周囲の cap や rim（lining）と称される脳室周囲高信号（periventricular hyperintensity；PVH）である．その形成過程は，白質が萎縮して側脳室が拡大した高齢者では慢性の脳水腫状態にあり，脳脊髄液のハンマー効果により上衣細胞に離開や破壊が起こり欠損する．その結果，髄液が脳室周囲組織に浸出し，髄鞘の希薄化，軸索の減少，グリア細胞の減少が起こる．ビンスワンガー型認知症では深部白質の WMH と PVH が癒合して，脱髄，軸索消失，オリゴデンドログリアとアストロサイトの減少が高度に及んだものである（図 1-2-9）．このような病巣ではアストロサイトの反応は弱く，線維性グリオーシスを示す．多数の高齢者脳を観察すると，ビンスワンガー型病変は無症状の生理的といってよい状態から認知症に至るまで連続性があり，加齢や高血圧の持続に伴う白質脳症であって特殊な病態ではない．

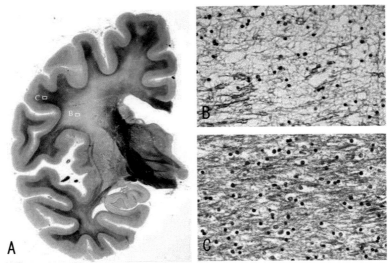

ビンスワンガー型認知症では白質がびまん性に淡明となり萎縮する（A）．深部白質のミエリンは断裂〜念珠状になって崩壊し，軸索も消失し，グリアも減少している（B）．これに対して，皮質下のU-線維は血管の側副枝が発達しているので虚血性変化を免れる（C）．

図 1-2-9　ビンスワンガー型認知症の病理所見

　ビンスワンガー型病変では，深部白質のWMHでも脳室周囲のPVHでも粗となった白質に組織液が貯留しており，これが画像上の高信号に対応すると考えられる．したがって，組織液が貯留して拡大した血管周囲腔（Wirchow-Robin腔）は点状WMHを示すし，ラクナ梗塞を含めて虚血傷害によりびまん性に組織が疎となる種々の段階の梗塞巣もWMHを示す．

おわりに

　萎縮に絞って老年期の認知症に占める割合の多い変性疾患と加齢性白質病変について，病理所見を見るポイントの解説を行った．神経病理学は扱う範囲が広く，認知症に関係の深い病因カテゴリーに限っても炎症，代謝，中毒，外傷など多岐にわたる．いずれもそれぞれの基本的な病理特徴を理解するとともに，変性疾患で述べたように病変の広がりと強さ，組織の反応はどうかなど，基本的な見方は同じである．その際に重要なことは，ある程度の神経解剖学的知識と脳の各領域の正常な組織像の知識である．最後に，引用文献の代わりに脳を見るにあたって指南となる書籍について，簡単な紹介を付して呈示する．

● 神経病理学の参考書籍

F. グレイ，U. ジロラーミ，J. ポワリエ（編，村山繁雄訳）：エスクロール基本神経病理学．

第4版, 西村書店, 東京 (2009). (初歩的な教科書であるが神経病理学全体を扱っており, 初学者向き〈B5判, 396頁〉)

新井信隆:神経病理インデックス. 医学書院, 東京 (2005). (初学者向きで総論, 各論ともに基礎知識に乏しくても読みやすい. 図版もわかりやすい〈B5判, 244頁〉)

平野朝雄, 冨安　斉:神経病理を学ぶ人のために. 第4版, 医学書院, 東京 (2003). (神経病理学の教科書で, 電子顕微鏡写真も駆使して病変の成り立ちの解説もある〈B5判, 576頁〉)

平野朝雄 (編):カラーアトラス神経病理. 第3版, 医学書院, 東京 (2006). (膨大な数のカラー写真とその解説が正常所見も含めて紹介され, わかりやすい〈A4判, 264頁〉)

水谷俊雄:臨床神経病理学;基礎と臨床. 西村書店, 東京 (2013). (老年精神医学に関係の深い老化の病理学が詳しい〈B5判, 396頁〉)

Love S, Perry A, Ironside J, Budka H : Greenfield's Neuropathology. 9th ed., CRC PRESS, Boca Raton, FL (2015). (豊富な写真と詳細な解説があり, さらに詳しく知りたいときの教科書〈2,456頁〉)

注1　このような構造変化がどのように臨床に反映されるかを皮質構造の単位である機能円柱 (functional column) で考えてみよう (図1-2-3). カラム内では, Ⅳ層に入力された情報はⅡ, Ⅲ層を経由してⅤ, Ⅵ層から出力される (information processing circuit). 図1-2-3b のように皮質の上層 (Ⅱ, Ⅲ層) に神経細胞脱落がある場合, 全体的に神経細胞減少のある高齢者脳 (図1-2-3a) よりも機能は大きく障害されるであろう. バランスよく萎縮した高齢者脳では, 若年者 (図1-2-3c) に比べて入力や出力の量的減少はあるものの機能自体は保たれていると考えられる. これは臨床的には「生理的萎縮」の認められる領域の量的機能低下として現れ, 高齢者の発動性の低下や, 思考は緩慢化しているがFTD症状は出現しないという状態をよく説明する.

注2　生理的記憶障害と病的記憶障害の臨床像は質的に異なるが, その病理学的基盤の相違については明確ではない. 感覚情報は嗅内野Ⅱ層に入力し, 線維連絡に沿って海馬全体を巡り, この間に加工処理されてエピソード記憶が増強されると考えられ, 病的記憶障害はこの回路の障害に帰せられる. 一方, 生理的記憶障害は70歳代ではほぼ100%の人が自覚するが, 海馬領域の神経細胞脱落は70歳代では約半数の人で軽微にとどまり, 生理的記憶障害の病理基盤とはなり得ない. ヒトでの病理報告はないが, ラットやアカゲザルの実験研究ではシナプス可塑性の低下 (加齢による機能の劣化) と加齢性記憶障害の関連が示されており, 高齢者でとくに目立つ「ど忘れ」はシナプスの発火パターンの再現機能低下 (＝想起障害) と考えられ, 病的記憶障害と生理的記憶障害の性質の違いは「病的脱落」と「機能劣化」に帰せられる. ところで, ヒトでは他種動物と異なり海馬領域では加齢性にNFT形成が起こり, 一定の割合でATDを含めた病的記憶障害に発展する準備状態の人たちが存在するので, 本来は異なるものであるが, 生理的記憶障害から病的記憶障害に移行するようにみえると考えられる.

注3　変性の程度が強いとは, 一つには同じ疾患, 同じ経過年数であっても病勢が強いということが考えられるが, 一般的には病変形成の速度が関係する. 病変形成の速度が速いほど, 組織の反応は強く, ダメージも大きいので強い変性が起こる. 本文中で述べたようにADでは連合野の強い変性があるが, これを反映してSDATに比べて一般に進行が速い.

(池田研二)

第Ⅱ部
老年期の精神科臨床で遭遇する疾患と臨床神経病理

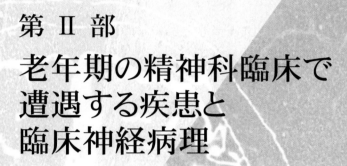

■ 第 1 章 ■

アルツハイマー病

I. アロイス・アルツハイマーとアルツハイマー病最初の報告例

　アルツハイマー病（Alzheimer's disease ; AD）は病理学的検討によって初めて確定診断が可能である．その歴史は，アロイス・アルツハイマー（Alois Alzheimer, 図 2-1-1）による第 1 例目の報告（1906 年 11 月 4 日，チュービンゲン，第 37 回南西ドイツ精神医学会[1]）から始まることは広く知られている．1910 年にエミール・クレペリン（Emil Kraepelin）によってその名を冠せられ，一つの疾患単位として「アルツハイマー病（AD）」と呼ばれることになる．AD の発見は「クレペリン－ニッスル－アルツハイマー」のドイツ精神医学の黄金時代[12]になされた輝かしい業績のひとつである．歴史的な事項は，本書第 I 部第 1 章「臨床精神医学と臨床神経病理学」（⇒ p. 3～14 参照）に入谷修司先生が述べておられ[13]，国内の成書[12]にも詳述されているが，アルツハイマーと親友フランツ・ニッスル（Franz Nissl, 図 2-1-1）について短く述べておきたい．ニッスル染色やニッスル小体に名を残すニッスルとアルツハイマーは，2 人がまだ 20 歳代にフランクフルトの市立精神病院で出会っている．後年医学者としてたぐいまれな業績を築く 2 人だが，ともに臨床精神科医としての立場を強く意識していた．天才肌のニッスルは総論的な課題に興味をもって動物実験に励んだのに対して，粘り強い忍耐力と誠実な実践を旨とするアルツハイマーは各論的課題に惹かれて患者脳の検鏡に没頭したという．2 人の切磋琢磨と理想的な友情は，52 歳でこの世を去ったアルツハイマーに対するニッスルの追悼文にも明らかである[12,32]．

　AD の最初の報告例となったアウグステ・データー（1906 年 4 月死亡時 55 歳，女性，図 2-1-2a）をアルツハイマーが診察したのは 1901 年 11 月（患者 51 歳時）であったが，進行性認知機能障害，巣症状，幻覚・妄想，社会機能障害などに関する克明な記録を残すとともに，鋭い臨床感覚をもって自分が異動後もこの患者への関心を絶やさなかった[13,17]．剖検脳標本に写真技術を応用したビルショウスキー染色（鍍銀染色）を施し，斑状構造物の沈着と神経細胞内のもつれた糸のような特異な線維状構造を観察した．緻密な考察のも

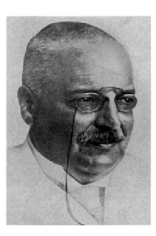
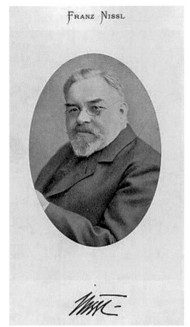
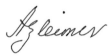

Alois Alzheimer（1864～1915）　　Franz Nissl（1860～1919）
（出典：アルツハイマーの肖像とサイン；https://en.wikipedia.org/wiki/Alois_Alzheimer，ニッスルの肖像とサイン；https://en.wikipedia.org/wiki/Franz_Nissl）

図 2-1-1　アロイス・アルツハイマーとフランツ・ニッスル

と，神経原線維変化（neurofibrillary tangle；NFT）の初期像から末期像までを図示している（図 2-1-2b～d）．また，1911 年の論文[2,32]では，NFT に加えて「限局性脳萎縮例における神経細胞の特有な原線維性変性」を記述しており，ピック病におけるピック球を最初に図示したのもアルツハイマーである（図 2-1-2e）．

　最近，アウグステ・データーの脳病理スライドの再発見後に残存試料から遺伝子検査が施行され，同症例が家族性 AD のプレセニリン-1 遺伝子（*PSEN1*）変異を保有していたと報告され，注目された[20]．しかし，その後に疑義を呈する論文も発表され[26]，遺伝子変異の有無に関する結論は持ち越されている．

Ⅱ．脳萎縮と神経細胞脱落

　進行した AD では肉眼的に全般性の脳萎縮が認められ，脳重は 1,000～1,100 g，時にそれ以下になる．内側側頭葉領域に優位な萎縮や，一次運動野・感覚野が萎縮を免れる傾向は AD の特徴に合致する．軽度例では加齢に伴う脳萎縮との区別が問題になるが，この点は本書第Ⅰ部第 2 章「脳病理解剖」（⇒ p. 15～27 参照）で池田研二先生が明快に記述し

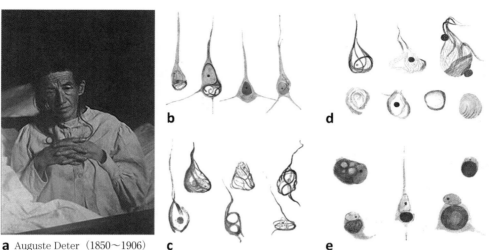

a Auguste Deter（1850～1906）
a：AD 報告の最初の患者，アウグステ・データーの肖像
b～d：患者アウグステ・データーの大脳皮質に観察された神経原線維変化（ビルショウスキー染色）．b；初期像，c；進行期像，d；末期像．
e：限局性脳萎縮の1例におけるピック球（ビルショウスキー染色）．
（出典：アウグステ・データーの肖像；https://en.wikipedia.org/wiki/Auguste_Deter．図版 b～e；Alzheimer A：Über eigenartige Krankheitsfälle des späteren Alters. *Zeitschrift für die Gesamte Neurologie und Psychiatrie*, 4：356-385, 1911）

図 2-1-2 アロイス・アルツハイマーによるアルツハイマー病（AD）報告の最初の患者と剖検脳標本の顕微鏡像スケッチ

ておられるのでぜひ参照していただきたい[10]．要約すると，生理的脳萎縮では皮質層構造や海馬体と海馬傍回の比率のバランスが保たれるのに対し，AD では皮質Ⅱ～Ⅲ層に強調される神経細胞脱落があり，海馬傍回の萎縮が高度で一見海馬体が大きく見えるなど，バランスの崩壊が認められる．

早発性 AD（初老期発症の AD）と晩発性 AD（老年期発症の AD，senile dementia of the Alzheimer-type〈SDAT〉）との比較では，萎縮程度に違いが認められ，ともに海馬領域の萎縮は高度であっても，大脳等皮質での萎縮程度は早発性 AD に比べて晩発性 AD では軽度にとどまることが多い[10,11]．

神経細胞の突起を観察できるゴルジ染色を用いると，樹状突起の消失に始まる神経細胞の単純萎縮が観察される．これは，AD その他の変性疾患や加齢脳に普遍的な細胞死の過程と考えられている[11]．実際に，神経細胞死やシナプス減少が認知機能低下に直結する最重要病理であることは論を俟たないであろうが，これら「失われた変化」をカウントすることは組織形態計測上，至難であるという問題がある．AD の罹病期間と神経細胞脱落の割合を検討すると，脆弱部位の大脳皮質神経細胞が発症時点の 50% にまで減少するには 5 年ないし 20 年を要する[15]．かりに AD の神経細胞死がアポトーシス（apoptosis）によるとすれば，古典的アポトーシスが 24 時間以内に完結する細胞死であることから，ある時点でアポトーシスの中途にある神経細胞は，数千個に 1 個の割合と推算される[25]．Jellinger

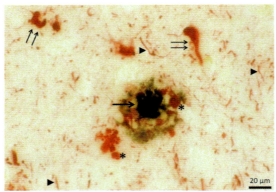

AD患者海馬支脚．抗アミロイドβ抗体（免疫反応：黒色）と抗リン酸化タウ抗体（免疫反応：赤色）による二重免疫染色像．太矢印：老人斑のコア部分（アミロイドβ蓄積），二重矢印：神経原線維変化（リン酸化タウ蓄積），アスタリスク（*）：老人斑周囲の変性神経突起内（リン酸化タウ蓄積），矢頭；ニューロピル・スレッド（リン酸化タウ蓄積）

図2-1-3　アルツハイマー病（AD）脳の2大病理

とStadelmann[14]によれば，ADの海馬においてTUNEL陽性神経細胞は90個に1個程度観察されるのに対して，アポトーシス・カスケード後期に活性化されるカスパーゼ3陽性の神経細胞ははるかに低頻度で，2,600〜5,650個に1個の割合でのみ観察されたという．

Ⅲ．2大病理

　光学顕微鏡的にAD脆弱脳部位に，凝集・線維化したアミロイドβ（amyloid β；Aβ）タンパク質の細胞外への沈着により形成される老人斑，ならびに微小管結合タンパク質であるタウタンパク質が過剰にリン酸化されて神経細胞内に形成される神経原線維変化（NFT）が認められる（図2-1-3）．これら2大病理をhallmarkとして，神経細胞脱落および反応性グリオーシスが認められる[23]．ADに関連するリン酸化タウの蓄積は，神経細胞体内に線維状の塊として認められるNFTのほかに，老人斑周囲の変性神経突起内やニューロピル・スレッドと呼ばれる樹状突起内の糸くず状の構造にも認められる．

　電顕的にNFTは，一定の周期で緊縮部位と膨大部位を反復する特異な超微形態を有する線維の束である[19]．生化学的にタウには6つのアイソフォームがあり，微小管結合部位の数から3リピートと4リピートの2群に分けられる．ADのNFTは3＋4リピートタウからなる．比較として，進行性核上性麻痺脳のNFTは，鍍銀染色像はADのNFTと類似であるが，4リピートタウからなり，電顕的には直細管から構成されている[21]．

　免疫染色を用いると，老人斑は初期のAβ沈着像であるびまん性老人斑（diffuse plaque）から成熟した定型老人斑（typical plaque）まで形態的に区別が可能である（図

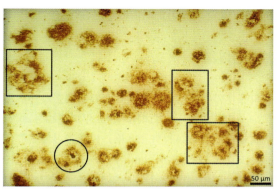

AD患者大脳皮質．アミロイドβ42のC末端特異的抗体による免疫染色像．□内；びまん性老人斑，○内；定型老人斑．

図2-1-4　びまん性老人斑

2-1-4)．Aβはアミノ酸の長さの違いからいくつか種類があり，主なものにAβ40（40アミノ酸）とAβ42（42アミノ酸）があるが，Aβ42はより凝集性が高いため初期の沈着像と関連する[28]．電顕的にびまん性老人斑は線維形成に乏しいアモルファスなAβ陽性構造物として観察されるが，定型老人斑では，密なアミロイド線維に加えて，多数のミトコンドリアやdense body，あるいはNFT線維を含む変性神経突起，ならびにミクログリアやアストロサイトの突起がアミロイド塊を取り巻く像が観察される[11]．

AD病期の進行に関連する病理変化の脳内進展様式については，Aβ沈着とNFTのステージングがそれぞれ提唱されている．Thalら[30]は，Aβ沈着は第1期：新皮質への沈着から，第2期：嗅内野，海馬支脚・CA1など不等皮質（allocortex），第3期：視床，視床下部，線条体，前脳基底部コリン作動性神経核，第4期：脳幹の神経核，第5期：小脳へと広がり，非認知症例では第1～3期，AD例では第3～5期に相当するとした．一方，Braak夫妻は，NFTはStage I-II：経嗅内野（transentorhinal stage）からStage III-IV：辺縁系（limbic stage），Stage V-VI：新皮質（isocortical stage）へと広がることを指摘し，Stage I-IIは無症候期であるが，Stage III-IVで認知障害が起こり始め，Stage V-VIで明らかな認知症を呈するとした[4,5]．

従来，老人斑よりもNFTの広がりが，認知機能障害のレベルや行動・心理症状（BPSD）と相関することが指摘されてきたが[4,5,24]，シナプス脱落の程度がNFT分布以上に認知機能障害とよく相関するという指摘[29]もある．他方，NFTの出現数は神経細胞脱落数と相関するもののNFTの神経細胞死への関与はごく一部であり，その7倍もの神経細胞死がNFTを介さずに生じると推定される，という見解[8]もある．また，AβがADの分子病態の中心でありながら，その沈着である老人斑の密度が認知機能障害とあまりよく相関しないことに関連して，「オリゴマー仮説」[27]が近年広く受け入れられている．すなわち，Aβの毒性は，Aβが高度に重合・線維化した段階よりも組織に沈着する以前の重合度の低い

36　第Ⅱ部　老年期の精神科臨床で遭遇する疾患と臨床神経病理

オリゴマー Aβ の段階においてより強力であると考えられている.

Ⅳ．神経病理学的診断基準

　国際的な AD 病理診断基準の作成は主にアメリカの研究グループによって主導され，改良を重ねられてきた[22]．その嚆矢となったのは 1985 年に提唱された Khachaturian 基準[16]で，指定脳部位の老人斑密度（顕微鏡視野 200 倍）に年齢と臨床評価を考慮して診断された．その改良版である 1991 年の Consortium to Establish a Registry for Alzheimer's Disease（CERAD）基準[18]では，中前頭回，上・中側頭回，頭頂葉下部（角回～縁上回），海馬，嗅内皮質，および黒質を標本採取部位とし，老人斑のなかでも神経損傷と密接に関連する，周囲に変性神経突起を伴う neuritic plaque の密度を顕微鏡視野で半定量的に評価した．すなわち，neuritic plaque 密度が最大の脳部位を採用してこれを 4 段階で評価し，年齢と臨床評価を加味して "normal" "possible AD" "probable AD"，あるいは "definite AD" と診断する.

　NFT 評価が病理学的診断の考慮にいれられたのは，1997 年に登場した National Institute on Aging（NIA）-Reagan Institute Consensus Conference によるガイドライン（NIA-Reagan 基準）[31]以降である．NIA-Reagan 基準では，CERAD 基準の標本採取部位に後頭葉皮質と青斑核を加え，neuritic plaque 密度の半定量的評価とあわせて，Braak ステージング[4]に準じた NFT の広がりの評価（Stage Ⅰ～Ⅵ）が求められた．最終的な病理診断に臨床評価は加味されず，AD 病理がどの程度生前の認知症に寄与していたかを "likelihood" の高さとして表現する意味で "normal" "low likelihood" "intermediate likelihood" あるいは "high likelihood" と診断する.

　最新の AD 病理診断基準である National Institute on Aging-Alzheimer's Association（NIA-AA）基準[9]では，NIA-Reagan 基準の標本採取部位にさらに前帯状皮質，前・中・後大脳動脈分水嶺領域の白質，視床，線条体，扁桃体，迷走神経背側核，および小脳を加える．評価項目としては，CERAD 基準の neuritic plaque 密度評価および Braak の NFT ステージングに加えて，Aβ 沈着の広がりを Thal らの基準[30]（第 1～5 期）に準じて評価する．これら 3 指標の評価を総合し，最終的に AD 神経病理変化のレベルを "not" "low" "intermediate" あるいは "high" と診断する.

Ⅴ．2 大病理以外の神経病理学的変化

　AD 脳では，古典的な老年性変化として顆粒空胞変性や平野小体が観察され，加齢脳よりも高頻度に認められるが，その役割は十分に解明されていない[28]．そのほかに重要な変化として脳アミロイド・アンギオパチー（cerebral amyloid angiopathy；CAA）が挙げられる．Aβ では血管壁にも沈着し，脳出血の原因となりうる．CAA は AD と無関係に出現

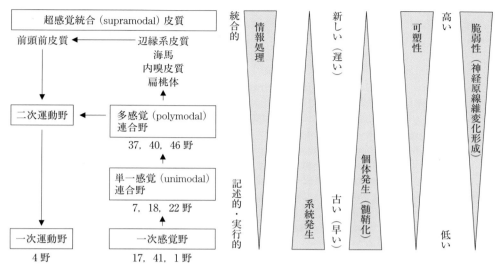

系統発生・個体発生的により新しい脳部位である高次連合野は可塑性に富み，統合的情報処理を担うが，神経原線維変化形成（≒神経細胞死）に対して脆弱である．
(Arendt T: Synaptic plasticity and cell cycle activation in neurons are alternative effector pathways ; The 'Dr. Jekyll and Mr. Hyde concept' of Alzheimer's disease or the yin and yang of neuroplasticity. Prog Neurobiol, 71 (2-3) : 83-248, 2003 より改変引用)

図 2-1-5　発生学的観点からみた高次連合野の神経原線維変化脆弱性

することもあるが，AD 脳では高頻度であり，出血に至らなくとも認知機能の低下と関連することが明らかにされている[28]．

Ⅵ．合併病理

虚血性の血管病変はもちろんのこと，レビー小体関連病理，TDP-43 (transactive response DNA-binding protein of 43kDa) 蓄積，嗜銀顆粒蓄積，海馬硬化などが AD 脳に高頻度に認められる．これらは認知機能や予後の悪化と関連しうる[21,28]．

Ⅶ．発生学的観点からみた AD 脆弱性

発生学的観点から NFT 形成や神経細胞死の脆弱性には重要な法則性がある．すなわち，NFT 形成や神経細胞脱落に対してより脆弱な脳部位に順序をつけると，それは脳の髄鞘形成の順序とは逆の順序になる[6]．発生学的に新しい脳部位ほど髄鞘形成が遅れるが，それは高次連合野に合致して情報統合の上位に位置し，その部位が NFT の好発脳部位≒神経細胞脱落が生じる AD 脆弱脳部位となる（図 2-1-5）[3]．この法則は AD 脳の視覚系でも聴覚系でも共通して観察される[10,11]．近年，統合失調症研究で解明されつつある脆弱な脳ネットワークも同じ発生学的法則で説明できるという[7]．情報統合の上位ほど疾患脆弱性

38　第Ⅱ部　老年期の精神科臨床で遭遇する疾患と臨床神経病理

を示すことは，広く脳の疾患を考察するうえで最も基本的で本質的な問題であると考えられる．

文　献

1) Alzheimer A : Über einen eigenartigen schweren Erkrankungsprozeß der Hirnrinde. *Neurologisches Centralblatt*, **23** : 1129-1136 (1906).

2) Alzheimer A : Über eigenartige Krankheitsfälle des späteren Alters. *Zeitschrift für die Gesamte Neurologie und Psychiatrie*, **4** : 356-385 (1911).

3) Arendt T : Synaptic plasticity and cell cycle activation in neurons are alternative effector pathways ; The 'Dr. Jekyll and Mr. Hyde concept' of Alzheimer's disease or the yin and yang of neuroplasticity. *Prog Neurobiol*, **71** (2-3) : 83-248 (2003).

4) Braak H, Braak E : Neuropathological stageing of Alzheimer-related changes. *Acta Neuropathol*, **82** (4) : 239-259 (1991).

5) Braak H, Braak E : Staging of Alzheimer's disease-related neurofibrillary changes. *Neurobiol Aging*, **16** (3) : 271-278 (1995).

6) Braak H, Braak E : Development of Alzheimer-related neurofibrillary changes in the neocortex inversely recapitulates cortical myelogenesis. *Acta Neuropathol*, **92** (2) : 197-201 (1996).

7) Douaud G, Groves AR, Tamnes CK, Westlye LT, et al.: A common brain network links development, aging, and vulnerability to disease. *Proc Natl Acad Sci U S A*, **111** (49) : 17648-17653 (2014).

8) Gómez-Isla T, Hollister R, West H, Mui S, et al.: Neuronal loss correlates with but exceeds neurofibrillary tangles in Alzheimer's disease. *Ann Neurol*, **41** (1) : 17-24 (1997).

9) Hyman BT, Phelps CH, Beach TG, Bigio EH, et al.: National Institute on Aging-Alzheimer's Association guidelines for the neuropathologic assessment of Alzheimer's disease. *Alzheimers Dement*, **8** (1) : 1-13 (2012).

10) 池田研二：脳病理解剖：脳のマクロ所見からわかること，ミクロ所見からわかること．老年精神医学雑誌，**28** (5)：529-539 (2017).

11) 池田研二：アルツハイマー型認知症（Alzheimer-type dementia : ATD）の病理．日本認知症学会公式サイト，Available at : http://dementia.umin.jp/link4-1.html

12) 猪瀬　正：Alzheimer, Alois　臨床神経病理学の創始者．（松下正明編）精神医学を築いた人々・上巻，177-192，ワールドプランニング，東京 (1991).

13) 入谷修司：臨床精神医学と臨床神経病理学．老年精神医学雑誌，**28** (4)：391-400 (2017).

14) Jellinger KA, Stadelmann C : Problems of cell death in neurodegeneration and Alzheimer's Disease. *J Alzheimers Dis*, **3** (1) : 31-40 (2001).

15) Kanazawa I : How do neurons die in neurodegenerative diseases? *Trends Mol Med*, **7** (8) : 339-344 (2001).

16) Khachaturian ZS : Diagnosis of Alzheimer's disease. *Arch Neurol*, **42** (11) : 1097-1105 (1985).

17) Maurer K, Volk S, Gerbaldo H : Auguste D and Alzheimer's disease. *Lancet*, **349** (9064) : 1546-1549 (1997).

18) Mirra SS, Heyman A, McKeel D, Sumi SM, et al.: The Consortium to Establish a Registry for Alzheimer's Disease (CERAD) ; Part Ⅱ. Standardization of the neuropathologic assessment of Alzheimer's disease. *Neurology*, **41** (4) : 479-486 (1991).

19) 宮川太平：アルツハイマー病脳に見られる構造病変．蛋白質 核酸 酵素，**43** (7)：875-878 (1998).

20) Müller U, Winter P, Graeber MB : A presenilin 1 mutation in the first case of Alzheimer's disease. *Lancet Neurol*, **12** (2) : 129-130 (2013).

21) 村山繁雄，齊藤祐子：アルツハイマー病の病理．医学のあゆみ，**257** (5)：533-541 (2016).

22） Newell KL, Hyman BT, Growdon JH, Hedley-Whyte ET : Application of the National Institute on Aging（NIA）-Reagan Institute criteria for the neuropathological diagnosis of Alzheimer disease. *J Neuropathol Exp Neurol*, **58**（11）: 1147-1155（1999）.

23） Nunomura A, Castellani RJ, Lee HG, Moreira PI, et al.: Neuropathology in Alzheimer's disease ; Awaking from a hundred-year-old dream. *Sci Aging Knowledge Environ*, **2006**（8）: pe10 （2006）.

24） 布村明彦：アルツハイマー病における神経精神症状の神経病理学的基盤. 老年精神医学雑誌, **27**（1）: 18-26（2016）.

25） Perry G, Nunomura A, Smith MA : A suicide note from Alzheimer disease neurons? *Nat Med*, **4** （8）: 897-898（1998）.

26） Rupp C, Beyreuther K, Maurer K, Kins S : A presenilin 1 mutation in the first case of Alzheimer's disease ; Revisited. *Alzheimers Dement*, **10**（6）: 869-872（2014）.

27） Selkoe DJ : Alzheimer's disease is a synaptic failure. *Science*, **298**（5594）: 789-791（2002）.

28） Serrano-Pozo A, Frosch MP, Masliah E, Hyman BT : Neuropathological alterations in Alzheimer disease. *Cold Spring Harb Perspect Med*, **1**（1）: a006189（2011）.

29） Terry RD, Masliah E, Salmon DP, Butters N, et al.: Physical basis of cognitive alterations in Alzheimer's disease ; Synapse loss is the major correlate of cognitive impairment. *Ann Neurol*, **30**（4）: 572-580（1991）.

30） Thal DR, Rüb U, Orantes M, Braak H : Phases of Aβ-deposition in the human brain and its relevance for the development of AD. *Neurology*, **58**（12）: 1791-1800（2002）.

31） The National Institute on Aging, and Reagan Institute Working Group on Diagnostic Criteria for the Neuropathological Assessment of Alzheimer's Disease : Consensus recommendations for the postmortem diagnosis of Alzheimer's disease. *Neurobiol Aging*, **18**〔4 Suppl.〕: S1-2（1997）.

32） 吉岡愛智郎：ALOIS ALZHEIMER について. 神経研究の進歩, **9**（3）: 592-609（1965）.

（布村明彦）

■ 第2章 ■
レビー小体病

はじめに

　レビー小体病（Lewy body disease；LBD）とは，パーキンソン病（Parkinson's disease；PD）やパーキンソン病認知症（Parkinson's disease dementia；PDD），レビー小体型認知症（dementia with Lewy bodies；DLB）を包括する臨床現場において汎用性のある呼称である．わが国では，1980年に小阪ら[22]によって，臨床神経病理学的観点からLBDが提案されている．すなわち，「主として初老期または老年期に発症し，慢性の経過をとる精神神経疾患である．その基本症状は，パーキンソン症状であり，経過とともに，しばしば種々の程度の知的能力の障害を伴うが，症例によっては進行性痴呆（認知症）が臨床像の前景に立ち，末期になってパーキンソン症状が加わるものもある．その神経病理学的特徴は，中枢神経（や交感神経節）における広範・多数のレビー小体の存在であり，レビー小体の好発部位には神経細胞脱落や星状膠細胞増生がある．また，大脳皮質には種々の程度の老人性変化を伴うことも多い」[22]と記載されている．また，LBDを間脳・脳幹型，大脳皮質・基底核にまでレビー小体が広がる群，両者の移行型とレビー小体の脳内分布から3亜型に分類し，間脳・脳幹型と移行型は従来の疾病分類でPDに属するとした．

　1990年にKosaka[23]がわが国の37症例のびまん・新皮質型であるびまん性レビー小体病（diffuse Lewy body disease；DLBD）の臨床経過をまとめて報告している．アルツハイマー病理を伴う場合（common form）は，初発症状が記憶障害（57.1%），精神病状態（17.9%），パーキンソン症状（14.3%），自律神経障害（10.7%）であった一方で，AD病理を伴わない場合（pure form）は精神病状態（22.2%），パーキンソン症状（77.8%）であった．Pure formにおいて2症例で明らかな認知症症状を認めなかったが，その他の35症例では認知症状態を呈した．このように初発症状は均一でないが，ほとんどの症例で進行すると認知症状態を呈していた．

　神経画像の発達やLBDに疾患特異性が高い臨床症状であるレム睡眠行動障害（REM

42　第Ⅱ部　老年期の精神科臨床で遭遇する疾患と臨床神経病理

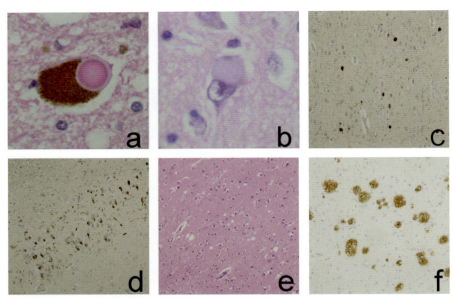

a：脳幹型レビー小体（黒質）
b, c：皮質型レビー小体（大脳皮質）
d：レビー神経突起（海馬 CA2-3）
e：海綿状変化（経嗅内野皮質）
f：びまん性老人斑（大脳皮質）
a, b, e：HE 染色，c, d：リン酸化 α-シヌクレイン免疫染色，f：アミロイド β 免疫染色

図 2-2-1　レビー小体と DLB 関連病理

sleep behavior disorder；RBD）の知見から，生前に病理学的背景を意識する機会が増えており，LBD の臨床病理学的理解は，日常臨床においても重要になってきている．
　本章では，LBD の病理学的特徴について概説し，レビー病理の進展様式と臨床経過におけるアルツハイマー病理の影響について考察する．次いで，改訂された DLB の臨床病理学的診断基準と生検による生前 LBD の病理診断について述べる．

Ⅰ．レビー小体について

　レビー小体は，1912 年にフレデリック・ヘンリー・レビー（Frederic H. Lewey〈Lewy〉）により，PD 患者の無名質と迷走神経背側核で初めて発見され，1919 年にコンスタンチン・トレチャコフ（Konstantin Tretiakoff）によりレビー小体（Lewy body）と命名された神経細胞変性のひとつである．レビー小体の好発部位は，脳幹，皮質下核，辺縁系皮質，大脳皮質である[21]．脳幹型レビー小体は，メラニン含有神経細胞の脱落を認める黒質や青斑核，迷走神経背側核などの脳幹諸核，視床下部，マイネルト基底核などの間脳諸核に好発し，楕円形でハローを有し，ヘマトキシリン・エオジン（HE）染色によりエオジン好性に染まる封入体である（図 2-2-1a）．皮質型レビー小体は，脳幹型に比べると不正円形

で小さく，ハローもはっきりしない（図2-2-1b）．これらはHE染色でも確認できるが，レビー小体の主な構成成分がα-シヌクレイン（α-synuclein）タンパクであることが明らかにされ[31]，α-シヌクレイン免疫染色を用いるとより明瞭となる（図2-2-1c）．大脳辺縁系（側頭葉内側部・帯状回・島回・扁桃核など）に好発し，その多くは皮質深層の小型ないし中型の錐体神経細胞に認められる．また，レビー小体は，脳内のみならず，脊髄中間質外側核，末梢交感神経節，内臓自律神経系，副腎髄質にも観察される．

　レビー小体の形成は軸索や樹状突起などの神経突起にも及び，レビー神経突起（Lewy neurite）と呼ばれている．これらは，HE染色でも一部が同定可能であるが，α-シヌクレイン免疫染色を用いると，神経突起の異常が広範に生じていることが明らかとなる．とくにDLBの剖検脳では，海馬CA2-3領域に，多数のα-シヌクレイン陽性神経突起が観察される（図2-2-1d）[6]．また，レビー病理のほかに海綿状変化が海馬傍回につながる経嗅内野皮質や扁桃核に認められ（図2-2-1e）[19]，さまざまな程度のアルツハイマー病理（アミロイド斑と神経原線維変化）を伴う（図2-2-1f）．これらのレビー病理以外の病理学的特徴は，1996年のDLBの病理診断基準[24]に記載されている．

Ⅱ．パーキンソン病ブラークステージ

　PDの病理学的診断について系統的にまとまった報告は少ない．2009年のDicksonら[8]の総説では，PDの本質的な背景となる神経病理は，黒質緻密部のレビー病理に関連した中等度〜高度の神経細胞脱落としている．線条体に投射する黒質緻密部の腹外側の領域（黒質線条体ドパミン系神経）に最も神経細胞脱落が生じる．第三脳神経レベルにおける中脳の水平断切片の黒質の評価が勧められているが，個々の症例の神経細胞脱落の程度を定量することは実践的でないことから，no，mild，moderate，severeと半定量的方法が記述されている．これらの黒質線条体ドパミン系神経変性が，PDの古典的な運動症状，とくに寡動と筋固縮の程度と相関することが確認されており[16,34]，臨床病理学的に妥当と考えられる．Gelbら[15]が提案したPDの病理診断基準では，黒質あるいは青斑核の神経細胞脱落とレビー病理が必須とされているが，レビー病理の脳内分布については不明とされている．最近，Movement Disorder Society（MDS）から提案されたPDの臨床診断基準[28]では，PDの非運動症状が組み込まれた一方で，病理診断基準は報告されていない．運動症状に焦点をあてた場合，多様なPDの臨床亜型に対応する黒質線条体ドパミン系神経変性以外の病理学的背景を特定することは困難であるかもしれない．

　レビー小体を含むレビー病理の脳内進展過程を示すPDブラーク（Braak）ステージ[5]では，延髄の迷走神経背側核からレビー病理が出現し（ステージⅠ），脳幹部を上行性に橋被蓋（ステージⅡ）・黒質（ステージⅢ）を経由して大脳辺縁系，新皮質へと至る（図2-2-2）．また，迷走神経背側核と同時期から嗅球の前嗅核にレビー病理が出現する（ステージⅠ）．この進展過程はPDを想定して作成されており，黒質のドパミン神経細胞脱

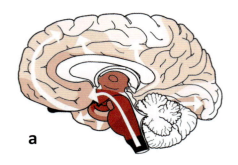
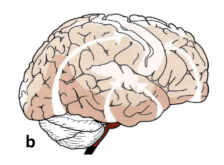
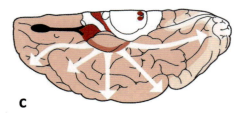

ステージⅥ　新皮質（一次感覚連合野と一次領域）
ステージⅤ　新皮質（高次感覚連合野と前頭前野）
ステージⅣ　内嗅皮質，海馬 CA2
ステージⅢ　中脳（黒質）
ステージⅡ　延髄・橋被蓋（縫線核，青斑核）
ステージⅠ　延髄（迷走神経背側核），嗅球

(Braak H, Del Tredici K, Rüb U, de Vos RA, et al.: Staging of brain pathology related to sporadic Parkinson's disease. *Neurobiol Aging*, 24（2）: 197-211, 2003 より改変引用)

図 2-2-2　パーキンソン病ブラークステージ：レビー病理の脳内進展様式

落による錐体外路症状の出現が PD の発症に相当し（ステージⅣ），病期の進展に伴って，認知機能障害や幻覚などの精神症状が出現すると考えられている（ステージⅤ～Ⅵ）．パーキンソン症状は，黒質神経細胞脱落が 40～60％ の閾値に達すると出現するため[10]，運動症状の顕在化まで先行期間が存在すると考えられている．最近の縦断的臨床病理研究によると，生前にパーキンソン症状や認知症症状を認めない剖検例である偶発的レビー小体病（incidental Lewy body disease；iLBD）が，嗅覚低下，便秘の頻度，抑うつに相関することが明らかになっている[13, 14, 21]．抑うつは，大脳の AD 病変や脳血管病変と相関がない一方で，黒質，青斑核のレビー病理との関連が報告された[33]．さらに，これまでに 2 例の特発性 RBD 患者の剖検例が報告され，両症例とも病理学的にレビー病理の存在が確認された[13, 14, 21]．すなわち，嗅覚低下，便秘，抑うつや RBD が PD の発症に先行している事実と合致しており，iLBD と PD の連続性を示唆している[7]．

Ⅲ．レビー小体病におけるアルツハイマー病理と臨床経過

PD ブラークステージに従わないレビー病理の脳内分布を呈する剖検例の存在が数多く報告され，さらに早期から心臓・腸管自律神経，副腎髄質，脊髄中間外側核などの脳外病変を認めることが明らかとなっている[18, 21]．つまり，LBD におけるレビー病理の進展様式は，PD を想定した PD ブラークステージに示されるものばかりでなく，脳外病変も含めて多様であることが示唆されている．とくに high-likelihood のアルツハイマー病

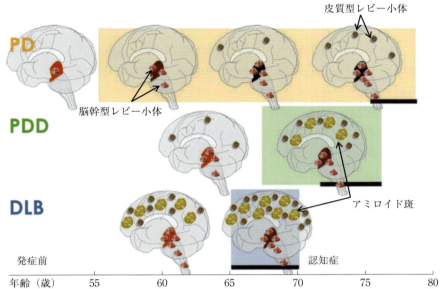

DLB：レビー小体型認知症，PD：パーキンソン病，PDD：パーキンソン病認知症
黒質ドパミン神経細胞脱落は，赤より徐々に変性とともに濃い色で示した．ピンク色の脳幹型レビー小体と茶色の皮質型レビー小体，大きく明るい茶色のアミロイド斑の脳内分布が臨床亜型で異なっていた．黒の下線は，認知症状態の期間を表している．
(Halliday GM, McCann H : The progression of pathology in Parkinson's disease. *Ann N Y Acad Sci*, 1184 : 188-195, 2010 より改変引用)

図 2-2-3 レビー小体病の臨床亜型

(Alzheimer's disease ; AD) 病理[20]が存在するときに，レビー病理の脳内分布は異なることが指摘され，最も高頻度に出現する部位は嗅球と扁桃核であり，両者はほぼ同時期にレビー病理が出現する[21]．これらのレビー病理の脳内分布の多様性を支持する臨床病理学的知見として，アルツハイマー病理変化がPDの臨床経過に影響を与えることが報告されている．HallidayとMcCann[17]は，PD患者の20年以上に及ぶ臨床病理学的縦断研究において，PD/PDD/DLBの3亜型に分類し，脳内アミロイド沈着とレビー病理の脳内の広がりに相違があることを示した（図2-2-3）．PD亜型では，若年発症で臨床経過が長期に及び，末期に認知症を発症し，病理学的にはPDブラークステージに合致するレビー病理の脳内進展様式を示した．PDD亜型では，高齢発症で罹病期間が短く，中期に認知症を発症し，その一部でアミロイド斑を中心としたアルツハイマー病理を伴っていた．DLB亜型は，罹病期間が最も短く，病初期から認知症を発症し，そのほとんどで皮質型レビー小体の病変が強いと同時にアルツハイマー病理を伴っていた．とくに脳内アミロイドについては，臨床病理学的研究を支持する髄液・神経画像所見の報告が蓄積されつつある[1,13,29]．

Ⅳ．DLB 診断基準の改訂について

　DLB は，1995 年の第 1 回国際ワークショップで提唱された比較的新しい臨床・病理学的疾患概念であり [24]，Kosaka らによる DLBD の臨床・病理学的研究報告に端を発している [21]．剖検例の病理学的検討では，AD に次いで頻度の高い認知症疾患である．DLB は，進行性の認知機能障害，特有の精神症状，パーキンソニズム，RBD を主症状とし，病理学的には大脳〜脳幹に及ぶ中枢神経系の神経細胞脱落とレビー小体の出現を特徴としており，2005 年と 2017 年に DLB の臨床・病理診断基準が改訂されている [25, 26]．最新の臨床診断基準 [26]では，幻視，パーキンソン症状，認知機能の変動に加えて，RBD が示唆的特徴から第 4 の中核的特徴に格上げされた．また，示唆的特徴が廃止された一方で，基底核ドパミントランスポーターの取り込み低下，MIBG 心筋シンチグラフィーの取り込み低下，睡眠ポリグラフ検査（polysomnography；PSG）による REM sleep without atonia（RWA）の 3 項目が指標的バイオマーカーと定義された．2 つ以上の中核症状，あるいは 1 つの中核症状と 1 つ以上の指標的バイオマーカーによって，probable DLB と臨床診断される．神経変性の病態を反映する指標的バイオマーカーが臨床診断基準に加わったことは，症候学的に臨床症候群に合致するか否かだけではなく，間接的に病態の有無を確認することの重要性を示している．すなわち，以前のように剖検に至るまで確認が困難であった病態把握が，生前に可能になってきており，より正確な臨床診断が期待されている．また，PD の非運動症状と共通する嗅覚障害，過眠，アパシー，不安が支持的臨床的特徴として追加された [26]ことは，PD/DLB の病理学的背景を考慮すると整合性がある．

　DLB/PDD の臨床病理学的異同の問題や，レビー小体の主要構成タンパクである α-シヌクレインに対する免疫染色で AD でも扁桃核などの特定部位にレビー小体が高頻度に認められること [21]や iLBD の存在もあり [13, 18, 21]，臨床診断と病理所見をどのように結びつけるかに関心が向けられ，DLB 臨床症候群を呈する病理学的背景に対して likelihood の概念が第 3 回国際ワークショップの臨床・病理診断基準で導入されている [25]．最新の DLB の病理診断基準では，従来の脳幹型，辺縁型（移行型），びまん・新皮質型に加え，嗅球限局型，扁桃体優位型に分類されるレビー病理の脳内分布とアルツハイマー病理の程度を考慮し，DLB 臨床症候群を呈する病理所見を，high-likelihood，intermediate-likelihood，low-likelihood に区分する方法である（表 2-2-1）．この病理診断基準は，レビー病理の脳内分布が広範囲になるにつれて DLB 臨床症候群（DLB らしさ）を呈する一方，アルツハイマー病理の程度が強くなれば DLB らしさが目立たなくなることを意味している．改訂前の 2005 年の病理診断基準を適用した前方視的な臨床病理学的研究は数少ないが，high-あるいは intermediate-likelihood のカテゴリーが DLB 臨床症候群を呈する病理学的背景であることが報告され，DLB の多くがびまん・新皮質型 LBD であり，ほとんどの症例でびまん性老人斑を中心としたアミロイド沈着を伴っていた [11, 12]．とくに AD の神経原線維変化ブラークステージⅥの症例の多くにおいて，主要症状が明らかでないことが指摘され

表 2-2-1　レビー小体型認知症（DLB）の病理診断基準

		アルツハイマー病理変化		
		NIA-AA none/low （NFT Braak 0-Ⅱ）	NIA-AA intermediate （NFT Braak Ⅲ-Ⅳ）	NIA-AA high （NFT Braak Ⅴ-Ⅵ）
レビー病理	びまん・新皮質型	high	high	intermediate
	辺縁（移行）型	high	intermediate	low
	脳幹型 扁桃体優位型 嗅球限局型	low	low	low

NIA-AA；National Institute on Aging-Alzheimer's Association 診断基準[20]，NFT Braak；神経原線維変化ブラークステージ，high；high-likelihood，intermediate；intermediate-likelihood，low；low-likelihood
（McKeith IG, Boeve BF, Dickson DW, Halliday G, et al.: Diagnosis and management of dementia with Lewy bodies；Fourth consensus report of the DLB Consortium. *Neurology*, 89（1）：88-100, 2017 より作成）

ている[12]．生前に認知症症状やパーキンソン症状を認めない iLBD は，脳幹型に分類されることが多く，low-likelihood に区分される．また，iLBD で皮質型レビー小体を認める場合においても，病変の程度から辺縁型（移行型）あるいはびまん・新皮質型型の基準を満たさず，これらの区分方法は有効である[21]．また，改訂された 2017 年の病理診断基準[26]では，中脳黒質の神経細胞脱落の程度について半定量方法を用いて，none，mild，moderate，severe と評価することとなっている．さらに臨床病理学的観点から，パーキンソン症状の有無を記載することが明記されている．

Ⅴ．生前の生検による病理診断

　PD/DLB の臨床診断基準[26,28]，また，MDS 研究目的である PD 前駆状態の診断基準[4]では，神経画像や嗅覚障害，PSG によって確定診断された RBD に注目することで，LBD の病態の存在を高い確率をもって診断可能であることが示されている．しかし，疾患修飾薬による治療介入を見据えた場合，生前に病理学的な確定診断が実施されることが理想的である．LBD は，中枢のみならず，末梢自律神経系にレビー病理を有することから，生前に生検による病理診断がすでに試みられている．

　Doppler ら[9]は，特発性 RBD 患者 18 症例，早期の PD 患者 25 症例，正常対照 20 症例を対象として，皮膚生検によるリン酸化 α-シヌクレイン免疫染色陽性構造物の有無について検討している．結果は，それぞれ，特発性 RBD 10/18 症例（55.6%），PD Hoehn-Yahr の重症度分類ステージⅠで 9/13（69.2%），PD Hoehn-Yahr の重症度分類Ⅱで 11/12（91.7%），正常対照 0/20 症例（0%）で陽性所見を認めた．同時に施行された基底核ドパ

48 第Ⅱ部 老年期の精神科臨床で遭遇する疾患と臨床神経病理

ミントランスポーターイメージでは，正常範囲と判定された 8/18 症例の特発性 RBD 患者において，3 症例（37.5％）で病理所見が陽性であった．

Antelmi ら[3]も皮膚生検を実施し，特発性 RBD 患者 9/12 症例で陽性所見を認めた一方で，対照 0/55 症例であった．病理学的に陽性であった 7 症例（77.8％）で DaT scan は正常範囲内であった．これらの症例の存在は，認知機能のみならず，パーキンソン症状に対しても，早期介入というよりも，むしろ予防的な介入が可能であるといえる．

また Sunwoo ら[32]は，術後せん妄が DLB/PDD における徴候と類似しているため，胃がん摘出術後せん妄の有無によって，術後標本における α-シヌクレイン免疫染色による陽性構造物の出現頻度について調査した．術前にパーキンソン症状と認知症の既往がある者は除外されている．その結果，術後せん妄を呈しなかった群では，1/16 症例（6.3％）のみでリン酸化 α-シヌクレイン陽性構造物を認めたのに対して，術後せん妄を呈した群では7/16 症例（43.8％）と有意に高頻度であった．

腹部骨盤部手術または膀胱前立腺手術を受けた神経学的に正常な 100 症例（平均年齢67 歳）を対象とした検討[27]では，9％に手術標本の自律神経叢に α-シヌクレイン陽性構造物が認められた．陽性所見を呈した症例のなかには，MIBG 心筋シンチグラフィーや基底核ドパミントランスポーターの取り込みの低下を示す例があり，RBD と嗅覚障害が確認された 1 症例では，生検 16 か月後にパーキンソン症状の悪化を生じた．また，大腸粘膜や顎下腺においても LBD の臨床診断における有用性の検討が行われている[2,30]．

おわりに

PD/DLB の旧来の臨床診断基準では，臨床診断の特異度は高いものの感度が低いことが指摘されてきた．そのため，改訂された臨床診断基準では，嗅覚障害，RBD，自律神経症状，精神症状などの数多くの臨床症状が追加され，診断率の向上とともにバイオマーカーを用いた正確な臨床診断の実施が期待されている．臨床診断基準[25,26]においても「臨床現場では，実地に適った用語を使用すべきであり，LBD といった汎用性のある用語は，しばしば役に立つ」と記載されている．LBD の臨床像の多様性に対応し，今後の疾患修飾薬による治療介入を見据えた場合，臨床病理学的理解は，ますます重要となっている．

文　献

1) Abdelnour C, van Steenoven I, Londos E, Blanc F, et al.: Alzheimer's disease cerebrospinal fluid biomarkers predict cognitive decline in lewy body dementia. *Mov Disord*, **31**（8）: 1203-1208（2016）.

2) Adler CH, Dugger BN, Hentz JG, Hinni ML, et al.: Peripheral synucleinopathy in early Parkinson's disease ; Submandibular gland needle biopsy findings. *Neurology*, **82**（10）: 858-864（2014）.

3) Antelmi E, Donadio V, Incensi A, Plazzi G, et al.: Skin nerve phosphorylated α-Synuclein deposits in idiopathic REM sleep behavior disorder. *Neurology*, **88**（22）: 1-4（2017）.

4）Berg D, Postuma RB, Adler CH, Bloem BR, et al.: MDS Research criteria for prodromal Parkinson's disease. *Mov Disord*, **30** (12): 1600-1609 (2015).

5）Braak H, Del Tredici K, Rüb U, de Vos RA, et al.: Staging of brain pathology related to sporadic Parkinson's disease. *Neurobiol Aging*, **24** (2): 197-211 (2003).

6）Dickson DW, Ruan D, Crystal H, Mark MH, et al.: Hippocampal degeneration differences diffuse Lewy body disease (DLBD) from Alzheimer's disease; Light and electron microscopic immunohistochemistry of CA2-3 neurites specific to DLBD. *Neurology*, **41** (9): 1402-1409 (1990).

7）Dickson DW, Fujishiro H, Delledonne A, Menke J, et al.: Evidence that incidental Lewy body disease is pre-symptomatic Parkinson's disease. *Acta Neuropathol*, **115** (4): 437-444 (2008).

8）Dickson DW, Braak H, Duda JE, Duyckaerts C, et al.: Neuropathological assessment of Parkinson's disease; Refining the diagnostic criteria. *Lancet Neurol*, **8** (12): 1150-1157 (2009).

9）Doppler K, Jentschke H-M, Schulmeyer L, Vadasz D, et al.: Dermal phosphor-alpha-synuclein deposits confirm REM sleep behaviour disorder as prodromal Parkinson's disease. *Acta Neuropathol*, **133** (4): 535-545 (2017).

10）Fearnley JM, Lees AJ: Ageing and Parkinson's disease; Substantia nigra regional selectivity. *Brain*, **114** (Pt 5): 2283-2301 (1991).

11）Fujimi K, Sasaki K, Noda K, Wakisaka Y, et al.: Clinicopathological outline of dementia with Lewy bodies applying the revised criteria; The Hisayama study. *Brain Pathol*, **18** (3): 317-325 (2008).

12）Fujishiro H, Ferman TJ, Boeve BF, Smith GE, et al.: Validation of the neuropathologic criteria of the third consortium for dementia with Lewy bodies for prospectively diagnosed cases. *J Neuropathol Exp Neurol*, **67** (7): 649-656 (2008).

13）Fujishiro H, Nakamura S, Sato K, Iseki E: Prodromal dementia with Lewy bodies. *Geriatr Gerontol Int*, **15** (7): 817-826 (2015).

14）藤城弘樹：レビー小体型認知症の前駆状態．精神医学，**157**（10）：811-818（2015）.

15）Gelb DJ, Oliver E, Gilman S: Diagnostic criteria for Parkinson disease. *Arch Neurol*, **56** (1): 33-39 (1999).

16）Greffard S, Verny M, Bonnet AM, Beinis JY, et al.: Motor score of the unified Parkinson disease rating scale as a good predictor of Lewy body-associated neuronal loss in the substantia nigra. *Arch Neurol*, **63** (4): 584-588 (2006).

17）Halliday GM, McCann H: The progression of pathology in Parkinson's disease. *Ann N Y Acad Sci*, **1184**: 188-195 (2010).

18）Halliday GM, Holton JL, Revesz T, Dickson DW: Neuropathology underlying clinical variability in patients with synucleiopathies. *Acta Neuropathol*, **122** (2): 187-204 (2011).

19）Hansen L, Salmon D, Galasko D, Masliah E, et al.: The Lewy body variant of Alzheimer's disease; A clinical and pathologic entity. *Neurology*, **40** (1): 1-8 (1990).

20）Hyman BT, Phelps CH, Beach TG, Bigio EH, et al.: National Institute on Aging-Alzheimer's Association guidelines for the neuropathologic assessment of Alzheimer's disease. *Alzheimers Dement*, **8** (1): 1-13 (2012).

21）井関栄三：レビー小体型認知症；臨床と病理．中外医学社，東京（2014）.

22）小阪憲司，松下正明，小柳新策，Mehraein P：“Lewy 小体病”の臨床神経病理学的研究．精神経誌，**82**（5）：292-311（1980）.

23）Kosaka K: Diffuse Lewy body disease in Japan. *J Neurol*, **237** (3): 197-204 (1990).

24）McKeith IG, Galasko D, Kosaka K, Perry EK, et al.: Consensus guidelines for the clinical and pathological diagnosis of dementia with Lewy bodies. *Neurology*, **47** (5): 1113-1124 (1996).

25）McKeith IG, Dickson DW, Lowe J, Emre M, et al.; Consortium on DLB: Diagnosis and management of dementia with Lewy bodies; Third report of the DLB Consortium. *Neurology*, **65** (12):

1863-1872 (2005).

26) McKeith IG, Boeve BF, Dickson DW, Halliday G, et al.: Diagnosis and management of dementia with Lewy bodies ; Fourth consensus report of the DLB Consortium. *Neurology*, **89** (1) : 88-100 (2017).

27) Minguez-Castellanos A, Chamorro CE, Escamilla-Sevilla F, Ortega-Moreno A, et al.: Do alpha-synuclein aggregates in autonomic plexuses predate Lewy body disorders? ; A cohort study. *Neurology*, **68** (23) : 2012-2018 (2007).

28) Postuma RB, Berg D, Stern M, Poewe W, et al.: MDS clinical diagnostic criteria for Parkinson's disease. *Mov Disord*, **30** (12) : 1591-1601 (2015).

29) Sarro L, Senjem ML, Lundt ES, Przybelski SA, et al.: Amyloid-β deposition and regional grey matter atrophy rates in dementia with Lewy bodies. *Brain*, **139** (Pt 10) : 2740-2750 (2016).

30) Shannon KM, Keshavarzian A, Mutlu E, Dodiya HB, et al.: Alpha-synuclein in colonic submucosa in early untreated Parkinson's disease. *Mov Disord*, **27** (6) : 709-715 (2012).

31) Spillantini MG, Schmidt ML, Lee VM, Trojanowski JQ, et al.: Alpha-synuclein in Lewy bodies. *Nature*, **388** (6645) : 839-840 (1997).

32) Sunwoo MK, Hong JY, Choi J, Park HJ, et al.: α-Synuclein pathology is related to postoperative delirium in patients undergoing gastrectomy. *Neurology*, **80** (9) : 810-813 (2013).

33) Tsopelas C, Stewart R, Savva GM, Brayne C, et al.: Neuropathological correlates of late-life depression in older people. *Br J Psychiatry*, **198** (2) : 109-114 (2011).

34) Vingerhoets FJ, Schulzer M, Calne DB, Snow BJ : Which clinical sign of Parkinson's disease best reflects the nigrostriatal lesion? *Ann Neurol*, **41** (1) : 58-64 (1997).

（藤城弘樹）

■ 第3章 ■

前頭側頭葉変性症（1）

ピック病から前頭側頭葉変性症への歴史的変遷と臨床病理診断

Ⅰ．前頭側頭葉変性症の歴史的変遷

　前頭側頭葉変性症（frontotemporal lobar degeneration ; FTLD）は，前頭葉あるいは側頭葉を主病変とする変性疾患の総称で，臨床症状と背景病理の組合せが多様な臨床症候群である[1,3,8]．FTLD の原型であるピック病（Pick's disease）は，現在では病理学的にピック球（ピック嗜銀球，ピック小体という呼称もあるが，以下，ピック球で統一）を有する場合にのみ使用されるが，原著ではピック球の有無は問わずに前頭葉あるいは側頭葉の萎縮パターンと臨床症状が重視されたことから，長年，まさに現在の FTLD と同じように総称として使われ続けてきた[21]．これは，Lund と Manchester グループの前頭側頭型認知症（frontotemporal dementia ; FTD）の臨床および神経病理学的診断基準（1994 年）にも引き継がれ，病理学的には前頭葉変性症（frontal lobe degeneration ; FLD）型，ピック型，および湯浅-三山型に相当する運動ニューロン疾患（motor neuron disease ; MND）型の3型が提示された．その後，臨床症候群として，言語症状が特徴である進行性非流暢性失語（progressive non-fluent aphasia ; PA または PNFA）と意味性認知症（semantic dementia ; SD）の2病型を加えて3病型からなる FTLD の臨床診断基準（1998 年）が発表され，臨床病型としては，ほぼ，このまま現在まで踏襲されている．従来の FTD は，行動異常型（あるいは行動障害型）FTD（behavioral variant FTD ; bvFTD）と呼ばれ，2011 年に診断基準が改訂された[19]．また PA と SD を，bvFTD に対して language variant FTD（lvFTD）と呼ぶこともある．

　ピック球のない FTD 例は，FTD-MND 型とともに，ユビキチン陽性封入体を伴う疾患であることがわかり，MND inclusion dementia（MNDID）の概念につながった[9]．そして，このユビキチン陽性封入体の構成タンパクが transactivation responsive region（TAR）-DNA-binding protein of 43kDa（TDP-43）であることが 2006 年に，現・筑波大学の新井哲明先生と Neumann らによってそれぞれ独立して同定されたことが大きな転換点となり，

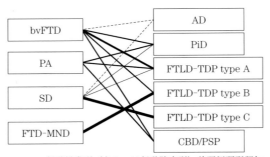

bvFTD；行動異常型（あるいは行動障害型）前頭側頭型認知症，PA；進行性非流暢性失語，SD；意味性認知症，FTD-MND；運動ニューロン疾患を伴う前頭側頭型認知症，AD；アルツハイマー病，PiD；ピック病，FTLD；前頭側頭葉変性症，TDP；transactivation responsive region (TAR)-DNA-binding protein of 43kDa，CBD；大脳皮質基底核変性症，PSP；進行性核上性麻痺
線の太さは関連性の強さを示し，点線は弱い関連を示す．

（新井哲明，山下万貴子，細川雅人，野中　隆ほか：前頭側頭葉変性症の分子病理．*Dementia Japan*, 25（2）：120-128, 2011；Boeve BF：Links between frontotemporal lobar degeneration, corticobasal degeneration, progressive supranuclear palsy, and amyotrophic lateral sclerosis. *Alzheimer Dis Assoc Disord*, 21（4）：S31-38, 2007 を一部改変して筆者が作成）

図 2-3-1　前頭側頭葉変性症の臨床病型と病理の対応

現在ではFTLDの大部分は，蓄積タンパクによりFTLD-tauとFTLD-TDPの2つに分類されるようになった[1,3,12,24]．

FTLD-tauにはピック病のほかに，進行性核上性麻痺（progressive supranuclear palsy；PSP）/大脳皮質基底核変性症（corticobasal degeneration；CBD）も含まれる[12]．後述するようにピック病がまれな疾患であることを考えると，実際のFTLDの臨床では，CBD/PSPは原因疾患としてはピック病よりもはるかに頻度が高いと思われる（図2-3-1）．タウのアイソフォームとしては，ピック病では3リピートタウが，PSP/CBDでは4リピートタウが蓄積する．また，1990年代には，frontotemporal dementia and parkinsonism linked to chromosome 17（FTDP-17）においてタウ遺伝子変異が同定されているが，これらの臨床症状についてはFTD症状もあるがパーキンソン症状が目立つ場合が多い[10]．

FTLD-TDPはさらにタイプA〜Dに分けられ，それぞれタイプAはFTD，BはMND，CはSDとの関係が深い（図2-3-1）．なお，従来のFLD型とされたものは，ほとんどがFTLD-TDPに含まれる[23]．ここで臨床的に重要なことは，MNDとFTDが同一スペクトラムの疾患であり，FTLDの各病型からMNDに進展することがあることである[15]．従来FLDと分類されたFTDは欧米を中心に家族性発症が非常に多く，わが国ではほとんどないことが知られていたが[8]，2012年に*C9orf72*の6塩基繰り返し配列の異常伸長が，家族

性発症の筋萎縮性側索硬化症（amyotrophic lateral sclerosis；ALS）と FTD の最も頻度が高い原因であり，ヨーロッパの家族性 FTD の 24.8％に認められたことが報告された[18]．

また，PA や SD を，認知症がない進行性失語（primary progressive aphasia；PPA）としてとらえる大きな流れがあり[7]，たしかに数年は失語症症状が主体である例もあるが，進行すれば認知症になると考えられる．PPA は lvFTD の一側面をみているにすぎないということもできよう．

FTLD の文献を読むときに留意すべき点は，①繰り返しになるが，現在のピック病はピック球を有する例のみを指すこと，② TDP-43 の同定以前は，FTLD-TDP は，ユビキチン封入体が陽性ということで FTLD-U の名称が使われていたこと[12]，③ FTLD-TDP の病理学的サブタイプの分類では，以前はタイプ 1〜タイプ 4 までの分類が使用され，しかも研究者によって使い方が異なるという混乱があったことから，その後，タイプ A〜D に統一された[17]という点である．過去の記載は，現在の病理学的分類とは異なるので，今後再構築が必要である[21, 24]．本章では，過去の文献については，FTD という意味でピック病を使っている場合は，ピック病（FTD）と置き換えて記載した．現在では，FTD は臨床診断名に，FTLD は病理診断名に使われるのが通常である．

Ⅱ．わが国における前頭側頭葉変性症の歴史

わが国と欧米では，FTD の背景病理の頻度には差がある可能性があり，注意する必要がある．

1982 年に小阪[16]は，1936〜1982 年までのわが国におけるピック病（FTD）の報告例 82 例を集計した一覧表を作成し，わが国における FTLD の特徴に関係するいくつかの重要な指摘を行っている．すなわち，①欧米と異なり，家族性発症はまれで 1 家系のみでほとんどないこと，②萎縮部位で分類すると，わが国では側頭優位型 32 例（41.6％），前頭優位型 11 例（14.2％），側頭・前頭混合型 34 例（44.2％）で，欧米の側頭優位型 16.9％，前頭優位型 25％，混合型 54.7％と比べて側頭優位型が有意に多く，前頭優位型が有意に少ないこと，③ピック球について記載のある 68 例中，「嗜銀球あり」が 39 例（57.4％），「嗜銀球なし」が 29 例（42.6％）で，「嗜銀球なし」の例では左側優位型が有意に多いこと，が指摘されている．これらは，わが国では，欧米に多い遺伝性の FTD は少なく，SD に相当する側頭優位型や左側優位型が多いこと，SD では TDP タイプ C 病理がほとんどで嗜銀球がある例はまれであるという現在の知見と対応しているが，当時は SD の概念がなかった．

Ikeda[8]は 2000 年に，FTD の経験がある全国の神経病理研究者に対して質問調査を行った結果，MND 型を除くと FTD 71 例があり，うち「ピック球あり」が 30 例，「ピック球なし」が 33 例，その他が 8 例で，半数以上の 33 例でピック球がみられなかったことを報告している．さらにこの 33 例中，FLD の記載に該当する軽度の萎縮例は 4 例で，1 例が

54　第Ⅱ部　老年期の精神科臨床で遭遇する疾患と臨床神経病理

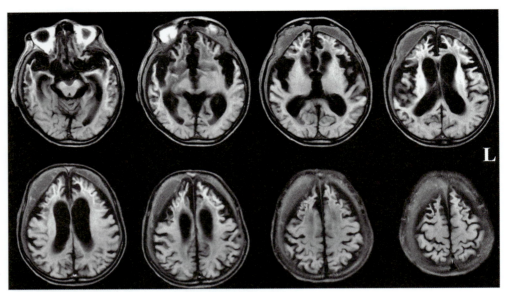

両側前頭側頭葉の著明な脳萎縮と両側慢性硬膜下血腫を認める．
図2-3-2　ピック病のMRI画像（症例1，65歳発症，73歳時）

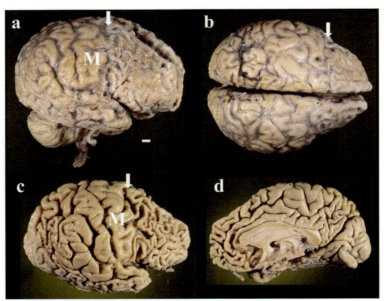

a：右側外側面像，軟膜あり．M；運動野，矢印；中心前溝．前頭側頭葉の限局性脳萎縮を認める．
b：背側，軟膜あり．前頭葉の萎縮はknife-edge様を呈している．
c：右側面像，軟膜を外したところ．中心回より前の前頭葉の萎縮は著明，側頭葉では上側頭回は保たれる一方で，下側頭回の脳萎縮が著明である．
d：右内側面，軟膜を外したところ．前頭葉内側面の萎縮が著明である．
図2-3-3　ピック病の脳外観（症例1，脳重量1,060g．ホルマリン固定後）

第3章　ピック病から前頭側頭葉変性症への歴史的変遷と臨床病理診断　55

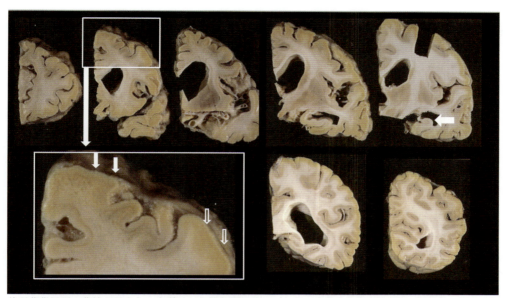

前頭葉背側面の萎縮が目立ち，皮質は一部褐色調が強い（矢印，白抜き矢印と比較）．側頭葉の萎縮は比較的軽度．海馬体は，比較的萎縮は軽度（横矢印）である．

図 2-3-4　ピック病の大脳割面（症例 1）

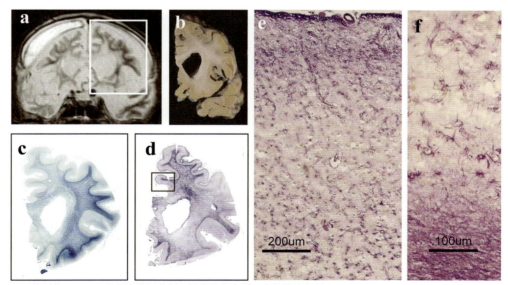

a：前頭葉，MRI T₂ 強調画像冠状断．脳萎縮と白質の高信号域を認める．
b：前頭葉の割面．c：Klüver-Barrera（KB）染色．上前頭回の白質変性がみられる．d：Holzer 染色．上前頭回の白質のグリオーシスが著明．
e：上前頭回皮質．全層性にグリオーシスがあり，とくにⅡ-Ⅲ層とⅤ-Ⅵ層に著明である．
f：前頭葉の大脳皮質Ⅴ-Ⅵ層のアストロサイトの増生，白質の著明なグリオーシスを認める．e, f；Holzer 染色

図 2-3-5　ピック病の前頭葉病変（症例 1）

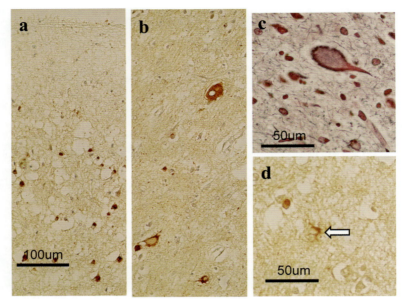

a：島皮質 II-III 層のピック球
b：島皮質 V-VI 層の風船様腫大神経細胞（ballooned neuron；BN）. a, b；抗タウ（AT-8）抗体免疫染色
c：前頭葉 V-VI 層の BN. Bodian 染色
d：前頭葉皮質，AT-8 陽性のアストロサイト（矢印）をみる.

図 2-3-6　ピック病の大脳皮質組織像（症例1）

FTDP-17，2例が CBD であったため，わが国における FLD の存在には懐疑的で，北欧に多い遺伝性の FTD（おもに現在の *C9orf72* 変異）と FLD は関係することをすでに指摘している．

　ピック病（ピック球のある例）のわが国における頻度は，東京都立松沢病院の 1978 年以降の連続剖検例 730 例中 3 例（0.4％），岡山大学精神科の 1924 年以降の連続剖検 994 例でも 3 例（0.3％）であり，まれな疾患であるとされている[22]．筆者らの 1986 年以降の自験例の連続剖検 48 例では 5 例（10.4％）であるが，この結果には剖検が必要と判断した例というバイアスもあろう．しかし特筆すべきは MRI による画像診断も含めて診断した 5 例であり，いわゆる knife-edge（ナイフの刃）様といわれる限局性の著明な前頭側頭葉の萎縮が MRI あるいは CT で確認できる場合には，ピック病である確率が高い可能性がある．しかし，これらの点については十分な検討は少ない．

III．前頭側頭葉変性症の典型例の病理所見について

〈症例1〉ピック病：初診時 68 歳，男性[13]
　65 歳時より，用事もないのに1日に何度も外出するという常同行動が出現した．68 歳

第3章 ピック病から前頭側頭葉変性症への歴史的変遷と臨床病理診断　57

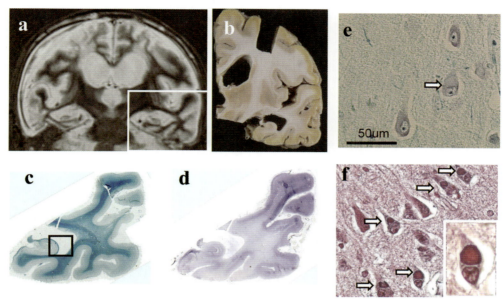

a：側頭葉，MRI T$_2$ 強調画像．海馬から側頭葉の萎縮あり．
b：海馬体レベルの大脳割面．c：KB 染色，海馬・側頭葉の萎縮は軽度である．d：Holzer 染色，海馬・側頭葉のグリオーシスは前頭葉より軽度．
e：海馬 CA1 錐体細胞．先端樹状突起側の胞体が抜けてみえ，核が偏在しており，ピック球をみている（矢印），KB 染色
f：海馬 CA1 錐体細胞．多数のピック球を認める（矢印）．枠内は拡大写真．Bodian 染色
図 2-3-7　ピック病の側頭葉病変（症例1）

の初診時，長谷川式簡易知能評価スケール（HDS）で 23.0/32.5 点．71 歳時，自発語減少，無表情，72 歳時，周遊，異食が著明となった．73 歳時には食欲不振，歩行障害がありMRI 検査を施行したところ，両側前頭側頭葉の著明な脳萎縮と両側慢性硬膜下血腫が認められた（図 2-3-2）．74 歳時，四肢屈曲拘縮，肺炎を繰り返し死亡．全経過 9 年であった．
　ホルマリン固定後の脳外観では，中心前溝より前の前頭葉，側頭葉では中・下側頭回で萎縮が著明であるが，上側頭回は保たれるのがピック病の特徴である（図 2-3-3）．大脳割面でも前頭・側頭葉の萎縮がみられるが，MRI 画像ほどの萎縮ではない（図 2-3-4）．萎縮が強い前頭葉では，大脳皮質全層にわたり神経細胞脱落，グリオーシスが著明で，大脳白質でもグリオーシスが強いのがピック病の特徴である[4]（図 2-3-5）．組織学的には，大脳皮質にピック球および風船様腫大神経細胞（ballooned neuron；BN）を認め，アストロサイトにもタウの蓄積が認められる（図 2-3-6）．ピック病を含めて多くのタウオパチーでは，神経細胞内だけでなく，グリア細胞にもタウ病変を伴うことが知られている[5]．BNは CBD などでも認められるためピック病に特徴的とはいえず，ピック病診断に必要なのはピック球の存在である．ピック病で海馬体の萎縮は軽度とされるが，MRI 画像上，萎縮は明らかである．海馬錐体細胞自体は保たれることが多く，多数のピック球が尖頂樹状

58　第Ⅱ部　老年期の精神科臨床で遭遇する疾患と臨床神経病理

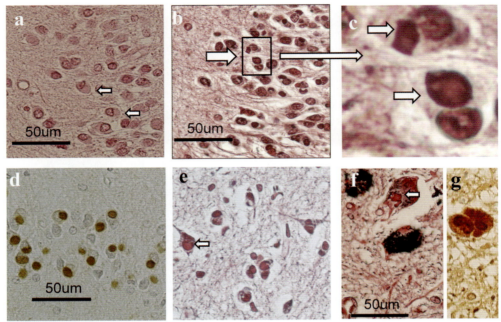

a：海馬顆粒細胞，ヘマトキシリン・エオジン（HE）染色．核が偏在し，胞体が明るいものがピック球に相当する（矢印）．
b：海馬顆粒細胞におけるピック球（矢印）．Bodian 染色
c：b の拡大写真．ピック球（矢印）．
d：海馬顆粒細胞におけるピック球．抗タウ（AT-8）抗体免疫染色
e：側坐核もピック球（矢印）の好発部位．Bodian 染色
f：橋，青斑核もピック球（矢印）の好発部位．Bodian 染色
g：青斑核でのピック球．青斑核ではしばしば馬蹄形をとる．AT-8 免疫染色

図 2-3-8　ピック球（症例 1）

突起側の胞体内に偏在してみられる[20]（図 2-3-7）．海馬顆粒細胞にはピック球が好発し，必ず確認すべき部位である．このほかにも側坐核，青斑核などの精神症状とも関連が深い部位も好発部位である[2,4]（図 2-3-8）．ピック病の病期による病理学的なステージ分類もなされている[11,24]．

〈症例 2〉意味性認知症（SD）：初診時 66 歳，女性，右利き[14]

　63 歳時より多弁，脱抑制，呼称障害，65 歳時には家族の相貌認知障害，常同行動が出現した．66 歳の初診時，改訂長谷川式簡易知能評価スケール（HDS-R）で 28/30 点，Mini-Mental State Examination（MMSE）は 29/30 点で，一見認知症は目立たなかった．低頻度語で物品の呼称障害を認め，語頭音ヒントが無効，呼称できない物品は指示も障害され，語義失語，表層失読を認めた．69 歳時，HDS-R 4 点，MMSE 5 点にまで進行した．語義失語も顕著となり，呼称できない物品を教示しても「スプーンって言うんですかこれ，ふえー」と初めて聞く言葉のような反応を示し，語の意味を理解できなかった．画像上は左優位の側頭葉の萎縮が著明で，進行性であった（図 2-3-9）．73 歳時，肺炎で死亡．全

第 3 章　ピック病から前頭側頭葉変性症への歴史的変遷と臨床病理診断　59

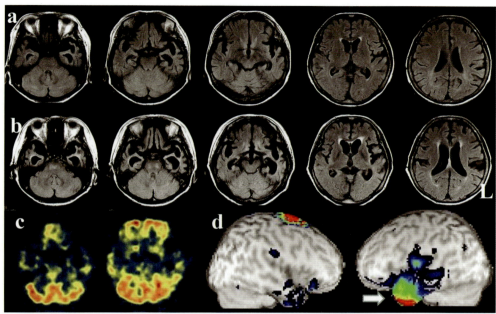

a：66 歳時の MRI FLAIR 画像では，左優位に側頭葉の限局性萎縮が著明である．
b：69 歳時の MRI FLAIR 画像では，萎縮が進行し，右側頭葉も萎縮あり
c：^{99m}Tc-ECD-SPECT で側頭葉の血流低下を認める．
d：画像統計解析では，左側頭葉前部の血流低下が明瞭である．

図 2-3-9　意味性認知症の MRI および脳血流 SPECT 画像（症例 2，63 歳発症）

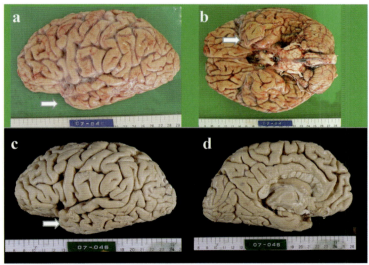

a：固定前，左側面像．左側頭葉前部の萎縮（矢印）を認め，上側頭回は保たれる．
b：固定前，底面．左優位に側頭葉底面の萎縮（矢印）を認める．
c：ホルマリン固定後の左側外側面像．左側頭葉前部の萎縮（矢印）を認める．
d：ホルマリン固定後の左側内側面像．前部帯状回，眼窩回の軽度萎縮あり．

図 2-3-10　意味性認知症の脳外観（症例 2，脳重量 1,045 g）

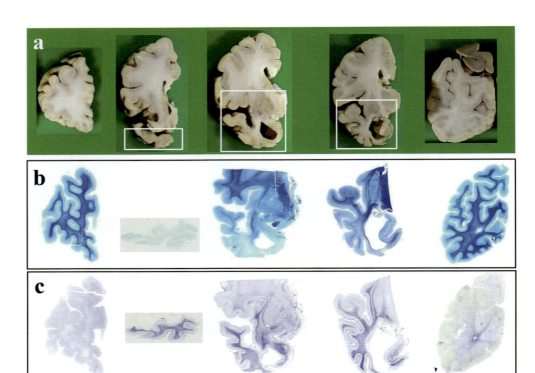

a：左半球の大脳割面．側頭極，中・下側頭回の萎縮が目立つ．前頭葉の萎縮は目立たない．
b：KB染色．側頭極，中・下側頭回の萎縮部位の白質変性が強い．
c：Holzer染色では，同部のグリオーシスが明らかである．前頭葉と頭頂後頭葉はほぼ保たれる．

図2-3-11　意味性認知症の割面およびルーペ像（症例2）

経過10年であった．

　脳外観では側頭葉前部から底面の萎縮が強く（図2-3-10），割面や染色標本でも，側頭極，中・下側頭回の萎縮・変性が強く（図2-3-11），組織学的には，TDP-43陽性の長い神経変性突起を中心に，短い神経変性突起を認め，一部，神経細胞内封入体を認める（図2-3-12）．SDの場合，ほとんどが長いTDP-43陽性の神経変性突起が中心であるTDPタイプCであることが知られている[1,12]．タイプC病理でも，FTD-MNDにみられるタイプB病理ほど多くはないが，海馬顆粒細胞には，TDP-43陽性の神経細胞内封入体を種々の程度にみる．

　なお，ピック病のタウ病変，FTLDのTDP病変の分布については，脳内分布をヒートマップ表示で示した論文[6,11]，有馬ら[2]，横田と土谷[22]の論文があるので参考にされたい．また，ピック球やTDP-43陽性神経細胞内封入体が多い部位と神経細胞脱落が強い部位は一致せず，症状とこれらの蓄積タンパクとの関連性は十分にわかっていない．

　本文中で呈示した症例は論点を変えない程度に改変し，個人情報保護に配慮した．

第3章 ピック病から前頭側頭葉変性症への歴史的変遷と臨床病理診断　61

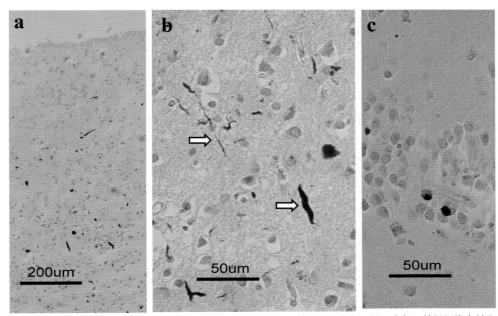

a：下側頭回．皮質Ⅱ-Ⅲ層に，リン酸化TDP-43陽性の長い神経変性突起，短い突起，神経細胞内封入体がみられる．
b：aの拡大写真．リン酸化TDP-43陽性の長い神経変性突起（矢印）が意味性認知症に特徴的な所見で，TDPタイプCの所見である．
c：海馬顆粒細胞層では，リン酸化TDP-43陽性の神経細胞内封入体を認める．
図2-3-12　意味性認知症における抗リン酸化TDP-43（pS409/410）免疫染色（症例2）

おわりに

　認知症診療に携わる精神科医は多いが，実際に神経病理にふれたことのある人は少ないようである．筆者（川勝）は，2016年5月の第57回日本神経学会総会で，教育コース「病理からエキスパートの臨床診断をふりかえる」（オーガナイザー：内原俊記先生）を担当したが，参加者へのアンケート調査では，神経内科医も神経病理の必要性，重要性を認識しているが，なかなか実際に勉強する機会が少ないことが明らかになった．老年精神科医はだれよりも認知症を診ているわけであるが，認知症の確定診断は，病理診断なくしては不可能であり，神経病理は画像診断の意義を含めて，臨床診断の精度を検証するために必須である．とくにFTDの背景病理は多彩であり，とくに病理診断が重要である．
　自身が診断，治療した症例の神経病理を確認することは，最善の教育や研修になり，かつ医学発展のためにも役立つものである．最近の医療システムのなかでは，同一患者を亡くなるまで診ることはむずかしい側面もあるが，身体合併症治療などの医療連携に病理も含めることは十分可能である．実際，筆者らも実践しているところであるが，認知症疾患医療センターが設置されているのは総合病院である場合も多く，そこには病理部門があり，

62　第Ⅱ部　老年期の精神科臨床で遭遇する疾患と臨床神経病理

自動免疫染色装置を含めた高い病理標本作成能力を有しているので，きちんと連携すれば神経病理学的検索は十分可能である．剖検の同意についても，身体合併症の治療や急変時の対応の選択，予後説明，退院などの説明のタイミングで剖検の医学的意義を説明して，あらかじめ家族で考えてもらうように相談しておくとよい．これらの過程では，脳の切り出しや染色法なども含め，東京都健康長寿医療センターの高齢者ブレインバンクのホームページの資料も参考にさせていただいている．遺族の同意があれば精神科病院から大学病院に搬送解剖させていただくことも可能で，そのルートをつくることも，「連携」の一つのかたちである．剖検をさせていただけるということは，まさに良好な医療者・患者関係が築けた証だといえる．

文　献

1) 新井哲明，山下万貴子，細川雅人，野中　隆ほか：前頭側頭葉変性症の分子病理．*Dementia Japan*，**25**（2）：120-128（2011）．

2) 有馬邦正，小柳新策，小阪憲司，松下正明：Pick 病における嗜銀球の脳内分布について．精神経誌，**89**（1）：43-72（1987）．

3) Boeve BF : Links between frontotemporal lobar degeneration, corticobasal degeneration, progressive supranuclear palsy, and amyotrophic lateral sclerosis. *Alzheimer Dis Assoc Disord*, **21**（4）: S31-38（2007）.

4) Dickson DW : Pick's disease ; A modern approach. *Brain Pathol*, **8**（2）: 339-354（1998）.

5) Ferrer I, López-González I, Carmona M, Arregui L, et al.: Glial and neuronal tau pathology in tauopathies ; Characterization of disease-specific phenotypes and tau pathology progression. *J Neuropathol Exp Neurol*, **73**（1）: 81-97（2014）.

6) Geser F, Martinez-Lage M, Robinson J, Uryu K, et al.: Clinical and pathological continuum of multisystem TDP-43 proteinopathies. *Arch Neurol*, **66**（2）: 180-189（2009）.

7) Gorno-Tempini ML, Hillis AE, Weintraub S, Kertesz A, et al.: Classification of primary progressive aphasia and its variants. *Neurology*, **76**（11）: 1006-1014（2011）.

8) Ikeda K : Neuropathological discrepancy between Japanese Pick's disease without Pick bodies and frontal lobe degeneration type of frontotemporal dementia proposed by Lund and Manchester Group. *Neuropathology*, **20**（1）: 76-82（2000）.

9) 池田研二：Motor neuron disease inclusion dementia（MNDID）の神経病理．神経研究の進歩，**48**（3）：369-376（2004）．

10) 池本明人：FTDP-17 の神経病理．神経研究の進歩，**48**（3）：429-440（2004）．

11) Irwin DJ, Brettschneider J, McMillan CT, Cooper F, et al.: Deep clinical and neuropathological phenotyping of Pick disease. *Ann Neurol*, **79**（2）: 272-287（2016）.

12) Josephs KA, Hodges JR, Snowden JS, Mackenzie IR, et al.: Neuropathological background of phenotypical variability in frontotemporal dementia. *Acta Neuropathol*, **122**（2）: 137-153（2011）.

13) 川勝　忍：Ⅱ．老化と脳　D．画像．（本間　昭，武田雅俊編）臨床精神医学講座・第12巻；老年期精神障害，77-84，中山書店，東京（1998）．

14) 川勝　忍，渋谷　譲，山崎　猛，渡部俊幸ほか：画像と病理診断を踏まえた認知症の鑑別診断．老年精神医学雑誌，**22**（増刊-Ⅰ）：28-35（2011）．

15) 川勝　忍，小林良太，林　博史：運動ニューロン疾患を伴う前頭側頭型認知症（湯浅・三山病）の病態と診断．精神医学，**57**（10）：849-856（2015）．

16) 小阪憲司：Pick 病；日本における報告例を中心として．臨床精神医学，**11**（6）：693-703

(1982).

17) Mackenzie IR, Neumann M, Baborie A, Sampathu DM, et al.: A harmonized classification system for FTLD-TDP pathology. *Acta Neuropathol*, **122** (1) : 111-113 (2011).

18) Majounie E, Renton AE, Mok K, Dopper EG, et al.: Frequency of the C9orf72 hexanucleotide repeat expansion in patients with amyotrophic lateral sclerosis and frontotemporal dementia ; Cross-sectional study. *Lancet Neurol*, **11** (4) : 323-330 (2012).

19) 尾籠晃司，飯田仁志：前頭側頭葉変性症の鑑別診断. 最新医学，**68** (4)：810-819 (2013).

20) Probst A, Tolnay M, Langui D, Goedert M, et al.: Pick's disease ; Hyperphosphorylated tau protein segregates to the somatoaxonal compartment. *Acta Neuropathol*, **92** (6) : 588-596 (1996).

21) 土谷邦秋：Pick 病の歴史と概念の変遷. 神経内科，**50** (4)：321-328 (1999).

22) 横田　修，土谷邦秋：Pick 病の臨床と病理. 臨床神経学，**49** (5)：235-248 (2009).

23) 横田　修，土谷邦秋：Pick 病の病理. *Clinical Neuroscience*，**27** (3)：320-324 (2009).

24) 横田　修，土谷邦秋，寺田整司，石津秀樹ほか：Pick 病と前頭側頭葉変性症；臨床病理研究の新しい時代. 精神医学，**52** (8)：738-754 (2010).

(川勝　忍，小林良太，林　博史)

■ 第４章 ■

前頭側頭葉変性症（2）

前頭側頭型認知症と運動ニューロン 障害の臨床病理

はじめに

　前頭・側頭葉の萎縮とそれによる機能障害をきたす神経変性疾患を，臨床的に前頭側頭型認知症（frontotemporal dementia；FTD），病理学的に前頭側頭葉変性症（frontotemporal lobar degeneration；FTLD）と総称する．FTD例の一部は，筋萎縮性側索硬化症（amyotrophic lateral sclerosis；ALS）と同様の上位・下位運動ニューロン障害（motor neuron disease；MND）を併発し，FTDとALSを両極とする疾患スペクトラムを形成する（FTD-MND）．2006年にFTDとALSに共通する脳内蓄積タンパク質としてTAR DNA-binding protein of 43kDa（TDP-43）が同定されて以降，タンパク蓄積症（proteinopathy，プロテイノパチー）として共通する発症機序が想定されている．

Ⅰ．前頭側頭型認知症と運動ニューロン障害の臨床的概念

　FTDは，アルツハイマー病（Alzheimer's disease；AD），レビー小体型認知症（dementia with Lewy bodies；DLB）に次いで多くみられる変性性認知症疾患である．失語を伴う初老期認知症症例で初めて報告され，前頭・側頭葉の肉眼的萎縮，神経細胞脱落，老人斑・神経原線維変化の欠如等の特徴が記載された[15, 16]．その後のさまざまな研究を経て，現在ではFTDは臨床病理学的に異なった複数の疾患からなる症候群とされている．臨床診断基準では，脱抑制，無気力，共感の欠如，常同行動，遂行機能障害等を特徴とする行動異常型前頭側頭型認知症（behavioral variant FTD；bvFTD）と，失語症状で発症する意味性認知症（semantic dementia；SD）および進行性非流暢性失語（progressive non-fluent aphasia；PNFA）に分けられる[7]．

　MNDは，50～60歳代に好発し，初発症状は優位側，単肢の筋力低下が最も多いが，球麻痺（25％）やまれに呼吸不全（＜5％）で発症する場合がある[19]．上位運動ニューロン

（upper motor neuron；UMN）の脱落による深部腱反射亢進等の錐体路徴候と脳幹諸核や脊髄前角の下位運動ニューロン（lower motor neuron；LMN）の脱落による支配領域の筋萎縮をきたし，しだいに随意運動が侵される．UMN と LMN が障害される ALS 以外に，UMN のみが障害される原発性側索硬化症（primary lateral sclerosis；PLS）がある．平均生存期間は 30 か月ほどであり，障害される領域が多いほど予後が不良である[19]．

Ⅱ．前頭側頭型認知症と運動ニューロン障害との臨床的関連

　当初 MND では，認知機能や人格水準は保持されると考えられていたが，1980 年ごろより MND 例における前頭・側頭葉の機能異常が報告されるようになった．すなわち，ALS の臨床診断基準を満たす MND の約 15％で FTD の診断基準を満たす精神症状や行動障害が生じ，さらに FTD の診断基準を満たさない程度の症例も含めると MND の 50％以上に幅広い神経心理学的な障害が生じ，症状が軽微であっても独立した予後不良因子となる．精神症状や行動障害のうち頻度が高いものは遂行機能障害や社会的認知の障害（感情表出の変化や心の理論の障害等）である[17]．一方，FTD と診断された症例においても 15％が後年 MND を併発し，さらに軽微な運動ニューロン障害を示す症例も合わせると FTD 全体の 30〜40％が相当する．このように双方の病態の近縁性を示唆する知見の蓄積に伴い，ALS-frontotemporal spectrum disorder（ALS-FTSD）といった概念も提唱され，神経症状と前頭側頭葉機能障害を包括的に評価する臨床診断基準が提唱されている[17]．

Ⅲ．プロテイノパチーとしての前頭側頭型認知症と運動ニューロン障害

　2006 年に，TDP-43 が孤発性 ALS と FTD の両者に共通する主な脳内蓄積タンパク質であることが同定され[1,12]，さらに TDP-43 をコードする *TARDBP* 遺伝子の突然変異により家族性 ALS が発症することが明らかとなった．これらの知見により，前述した FTD と MND の臨床的な overlap は，異なる疾患の併発ではなく，共通した機序をもつ近縁疾患であるがゆえの現象であることが判明し，TDP-43 プロテイノパチーという概念が提唱されるようになった．TDP-43 は核タンパク質であり，神経分化や神経疾患等に関与する遺伝子の転写や選択的スプライシングの調節[18]，mRNA の安定化，microRNA の形成，アポトーシス，細胞分裂，軸索輸送等に関与する．FTD-MND 患者脳に蓄積した TDP-43 には，リン酸化，断片化，ユビキチン化といった変化が生じ，神経細胞の細胞質内，突起内，核内やグリア細胞質内で凝集し封入体を形成する．

　TDP-43 より頻度は低いが，fused in sarcoma（FUS）も FTD および ALS の原因タンパクである[8]．その経緯は，まず家族性 ALS type 6（ALS6）の脳内に出現する好塩基性細胞質内封入体の主要構成成分として同定され，次いで FTLD with ubiquitin positive inclusions（atypical FTLD-U〈aFTLD-U〉）[13]，神経細胞性中間径フィラメント封入体病（neuronal intermediate filament inclusion disease；NIFID）[14]，好塩基性封入体病（basophilic inclusion body disease；BIBD）[11]においても，多数の FUS 陽性封入体の存在が判明した．NIFID は，20 歳代〜初老期に発症する bvFTD であるが，錐体路・錐体外路症状の合併例や，大脳皮質基底核変性症（corticobasal degeneration；CBD）に類似した症例の報告もある[14]．また，BIBD は若年発症の MND として当初報告されたが，その後 generalized variant of Pick's disease と呼ばれる FTD 症例が報告され，一般的には MND か bvFTD，あるいは両者の合併を示す[11]．

Ⅳ．FTLD-MND 疾患群の病理生化学所見の特徴

ALS 例では，肉眼的変化は大脳では目立たないが，運動野の萎縮がみられることがある．脊髄では，とくに頸髄で前後方向の扁平化や側索の変色が認められる．UMN 病変としてはベッツ（Betz）巨細胞の脱落と錐体路の変性があり，LMN 病変としては脊髄前角の運動ニューロン脱落が必発である．脳幹諸核にも神経細胞脱落がみられ，その部位は舌下神経核が最も多く，三叉神経運動核，顔面神経運動核がそれに次ぐ．軸索は変性の初期に腫大し，その内部にニューロフィラメント（neurofilament）を含むスフェロイド（spheroid）を形成する．また軸索障害に反応して細胞体にも腫大，ニッスル（Nissl）小体の消失，核の偏在化等が生じる．変性細胞は最終的に消失し，マクロファージにより貪食される．本症に特異的な神経細胞質内構造として，脊髄前角，クラーク（Clarke）柱，脳幹に生じる好酸性のブニナ（Bunina）小体と TDP-43 の凝集物である線状のスケイン様封入体（skein-like inclusions）がある．なお，大脳皮質から直接の投射を受けない動眼神経核，外転神経核，オヌフ（Onuf）核は通常保たれる[4]．

FTLD は，神経細胞やグリア細胞内の封入体を構成するタンパク質により分類され FTLD-tau，FTLD-TDP，FTLD-FUS の 3 つが主要なサブタイプである[9]（表 2-4-1）．FTLD-TDP の病理像は，大脳皮質に出現する TDP-43 陽性構造の形態によってタイプ A〜D の 4 つのサブタイプに分けられている（表 2-4-2）[2,10]．タイプ A は神経細胞質内封入体（neuronal cytoplasmic inclusions；NCIs）と短い変性神経突起（dystrophic neurites；DNs）が混在し，これらは主に皮質表層に出現する．タイプ B では NCIs が，タイプ C では長い DNs が主として出現し，タイプ D では短い DNs と神経細胞核内封入体（neuronal intranuclear inclusions；NIIs）が出現する．この病理分類は FTD の臨床分類とある程度の対応関係があり，FTD-MND はほとんどがタイプ B である．

FTLD-MND 例の神経病理所見を図 2-4-1 に示す．UMN 変性により，ALS と同様の Betz 細胞脱落，軸索変性等が認められる（図 2-4-1a〜e）．前頭葉，側頭葉，帯状回前部，島回等に TDP-43 陽性 NCIs が出現し（図 2-4-1f），グリア細胞質内封入体（glial cytoplasmic inclusions；GCIs）も認められる．脊髄前角細胞のスケイン様封入体も TDP-43 陽性である．タイプ A と相関の高い臨床病型は PNFA であり，時に ALS の合併も認められるのに対し

68　第Ⅱ部　老年期の精神科臨床で遭遇する疾患と臨床神経病理

表 2-4-1　蓄積タンパク質による前頭側頭葉変性症（FTLD）の分類

FTLD-tau	ピック病 大脳皮質基底核変性症（CBD） 進行性核上性麻痺（PSP） 嗜銀顆粒性認知症（AGD） 神経原線維変化型老年期認知症（SD-NFT） globular glial tauopathy（GGT） 家族性 FTLD-tau（*MAPT* 遺伝子変異による FTDP-17）
FTLD-TDP	孤発性 FTLD-TDP（タイプ A〜D） FTLD-motor neuron disease（MND） 家族性 FTLD-TDP（*GRN* 遺伝子変異による FTDP-17，*VCP* 遺伝子変異による骨パジェット病と前頭側頭型認知症を伴う遺伝性封入体筋炎，*C9ORF72* 遺伝子変異）
FTLD-FUS	非定型 FTLD-U 好塩基性封入体病（BIBD） 神経細胞性中間径フィラメント封入体病（NIFID）
FTLD-ubiquitin proteasome system（FTLD-UPS）	FTD liked to chromosome 3（*CHMP2B* 遺伝子変異）
FTLD-no inclusions（FTLD-ni）	dementia lacking distinctive histology（DLDH）

MAPT；microtubule associated protein tau，FTDP-17；frontotemporal dementia and parkinsonism linked to chromosome 17，GRN；グラニュリン，VCP；valosin-containig protein，C9ORF72；chromosome 9 open reading frame 72

表 2-4-2　FTLD-TDP の臨床・病理・遺伝子の相関

病理サブタイプ	遺伝子	臨床病型					他の疾患
		bvFTD	PNFA	SD		MND	
				語義失語	相貌失認		
A	*GRN, C9ORF72*	+	+			PLS，ALS	AD，DLB
B	*C9ORF72*	+	+			ALS	
C				+			
					+	PLS	
D	*VCP*	+				ALS	

bvFTD；行動異常型前頭側頭型認知症，PNFA；進行性非流暢性失語，SD；意味性認知症，MND；運動ニューロン障害，GRN；グラニュリン，C9ORF72；chromosome 9 open reading frame 72，PLS；原発性側索硬化症，ALS；筋萎縮性側索硬化症，AD；アルツハイマー病，DLB；レビー小体型認知症，VCP；valosin-containig protein
（Arai T：Significance and limitation of the pathological classification of TDP-43 proteinopathy. *Neuropathology*, 34（6）：578-588, 2014 より改変引用）

て，タイプ C はほとんどが SD であり，MND が合併する場合は PLS であり ALS の合併はまれである．最近，ALS における TDP-43 病理が一定の進展様式をとることが明らかとなり，それに基づく stage 分類が提唱されている[3]（表 2-4-3）．

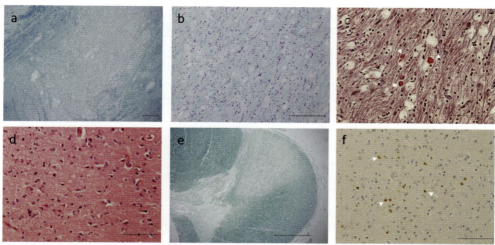

a：内包後脚の変性（KB 染色）
b：a の拡大像
c：b の Bodian 染色．軸索の spheroid（矢印）が認められる．
d：上側頭回皮質の神経細胞脱落とアストロサイトの増生（HE 染色）
e：頸椎側索の変性（KB 染色）
f：下前頭回皮質の NCIs（矢印，抗リン酸化 TDP-43 特異抗体 pS409/410 による免疫染色）
Scale bar：a；250 μm，b；100 μm，c；50 μm，d；50 μm，e；0.5 mm，f；50 μm

図 2-4-1　FTLD-MND に認められる代表的な病理学的所見

表 2-4-3　筋萎縮性側索硬化症における pTDP-43 病変の進展仮説

病期	病変の局在	臨床症状との相関
Stage 1	大脳皮質運動野 Betz 細胞 脊髄 α 運動ニューロン 脳幹運動神経核（V，VII，X〜XII）	球麻痺，一肢の筋力低下等
Stage 2	皮質橋小脳路（橋灰白質，下オリーブ核等），皮質赤核小脳路	一部症例での小脳失調
Stage 3	前頭前野や中心後回，大脳基底核	遂行機能障害，人格変化等
Stage 4	海馬を含む側頭葉病変	失語等

　リン酸化 TDP-43 特異抗体を用いた FTLD-TDP 患者脳の不溶性画分のイムノブロットでは，45 kDa のバンド，〜25 kDa のバンド，スメアが検出される[5]．〜25 kDa の C 末端側断片のバンドは，病理サブタイプごとに異なったパターンを示し，病理学的診断を生化学的に裏づけることができる[6]．

おわりに

　FTD-MND に関する分子病理研究の進歩により，これまで不明な点が多かった臨床病理

相関や原因遺伝子といった背景が少しずつ明らかとなってきた。いまだ未解明の事柄も多いが，今後，蓄積タンパクを標的としたイメージングや髄液バイオマーカー等といった臨床診断法が開発され，疾患の機序がさらに明らかとなるとともに新たな診断・治療法の開発につながることが期待される．

文　献

1) Arai T, Hasegawa M, Akiyama H, Ikeda K, et al.: TDP-43 is a component of ubiquitin-positive tau-negative inclusions in frontotemporal lobar degeneration and amyotrophic lateral sclerosis. *Biochem Biophys Res Commun*, **351**（3）: 602-611（2006）.

2) Arai T : Significance and limitation of the pathological classification of TDP-43 proteinopathy. *Neuropathology*, **34**（6）: 578-588（2014）.

3) Brettschneider J, Del Tredici K, Toledo JB, Robinson JL, et al.: Stages of pTDP-43 pathology in amyotrophic lateral sclerosis. *Ann Neurol*, **74**（1）: 20-38（2013）.

4) F. グレイ，U. デ・ジロラーミ，J. ポワリエ（村山繁雄監訳）: エスクロール基本神経病理学. 初版，167-169，西村書店，東京（2009）.

5) Hasegawa M, Arai T, Nonaka T, Kametani F, et al.: Phosphorylated TDP-43 in frontotemporal lobar degeneration and amyotrophic lateral sclerosis. *Ann Neurol*, **64**（1）: 60-70（2008）.

6) Hasegawa M, Nonaka T, Tsuji H, Tamaoka A, et al.: Molecular dissection of TDP-43 proteinopathies. *J Mol Neurosci*, **45**（3）: 480-485（2011）.

7) Karageorgiou E, Miller BL : Frontotemporal lobar degeneration ; A clinical approach. *Semin Neurol*, **34**（2）: 189-201（2014）.

8) Kwiatkowski TJ Jr, Bosco DA, Leclerc AL, Tamrazian E, et al.: Mutations in the FUS/TLS gene on chromosome 16 cause familial amyotrophic lateral sclerosis. *Science*, **323**（5918）: 1205-1208（2009）.

9) Mackenzie IR, Neumann M, Baborie A, Sampathu DM, et al.: A harmonized classification system for FTLD-TDP pathology. *Acta Neuropathol*, **122**（1）: 111-113（2011）.

10) Mackenzie IR, Neumann M : Molecular neuropathology of frontotemporal dementia ; Insights into disease mechanisms from postmortem studies. *J Neurochem*, **138**〔Suppl.1〕: 54-70（2016）.

11) Munoz DG, Neumann M, Kusaka H, Yokota O, et al.: FUS pathology in basophilic inclusion body disease. *Acta Neuropathol*, **118**（5）: 617-627（2009）.

12) Neumann M, Sampathu DM, Kwong LK, Micsenyi MC, et al.: Ubiquitinated TDP-43 in frontotemporal lobar degeneration and amyotrophic lateral sclerosis. *Science*, **314**（5796）: 130-133（2006）.

13) Neumann M, Rademakers R, Roeber S, Baker M, et al.: A new subtype of frontotemporal lobar degeneration with FUS pathology. *Brain*, **132**（Pt 11）: 2922-2931（2009）.

14) Neumann M, Roeber S, Kretzschmar HA, Rademakers R, et al.: Abundant FUS-immunoreactive pathology in neuronal intermediate filament inclusion disease. *Acta Neuropathol*, **118**（5）: 605-616（2009）.

15) Onari K, Spatz H : Anatomische Beiträge zur Lehre von Pickschen umschriebenen Größhirnrinden Atrophie（Picksche Krankheit）. *Z Ges Neurol Psychiatr*, **101** : 470-511（1926）.

16) Pick A : Ueber die Beziehungen der senilen Hirnatrophie zur Aphasie. *Prag Med Wochenschr*, **17** : 165-167（1892）.

17) Strong MJ, Abrahams S, Goldstein LH, Woolley S, et al.: Amyotrophic lateral sclerosis-frontotemporal spectrum disorder（ALS-FTSD）; Revised diagnostic criteria. *Amyotrophic Lateral Scler Frontotemporal Degener*, **18**（3-4）: 153-174（2017）.

18) Tollervey JR, Curk T, Rogelj B, Briese M, et al.: Characterizing the RNA targets and position-dependent splicing regulation by TDP-43. *Nat Neurosci*, **14** (4) : 452-458 (2011).
19) Turner MR : Motor neuron disease ; Biomarker development for an expanding cerebral syndrome. *Clin Med* (*Lond*), **16** 〔Suppl.6〕: 60-65 (2016).

（渡辺亮平，東　晋二，新井哲明）

■ 第5章 ■

タウオパチー（1）

進行性核上性麻痺と
大脳皮質基底核変性症
精神科臨床に役立つ病理学的事項

はじめに

　進行性核上性麻痺（progressive supranuclear palsy ; PSP）と大脳皮質基底核変性症（corticobasal degeneration ; CBD）は，4 リピート（4R）タウが選択的に神経細胞とグリア細胞に異常蓄積する病理学的疾患単位である[3]．かつては PSP と CBD にはそれぞれ特異的な臨床像があると考えられていたが，臨床病理学的知見の蓄積とともに，現在はこの 2 疾患の臨床像スペクトラムはほぼ共通であり，それゆえ生前にある症例が PSP 病理を有するのか CBD 病理を有するのかを予測することは容易ではないと考えられている．

　本章では，これまでに明らかにされてきた PSP と CBD の臨床と病理の特徴を整理し，次いで PSP と CBD を生前に予測することを目的として最近提唱された，それぞれの臨床診断基準を紹介する．

I．初期に報告された進行性核上性麻痺の臨床病理像

　1955 年にトロント大学の J. Clifford Richardson は 52 歳の自分の友人から運動のぎこちなさ，視力の問題，軽い忘れっぽさを相談された．その友人はのちに垂直性眼球運動障害，仮性球麻痺，構音障害，頸部のジストニア，軽度の認知症を呈した．1963 年のアメリカ神経学会で Richardson は類似の症例の臨床像をまとめて発表した．これらの症例の病理所見は同年のアメリカ神経病理学会で神経病理学者の Olszewski によって報告された．翌 1964 年には，蓄積された 7 剖検例と 2 臨床例の臨床像と病理像が，当時 neurology resident であった Steele を筆頭著者として *Archives of Neurology* 誌に報告された[47]．これが PSP に関する最初のまとまった報告である．

　上記の症例の臨床的特徴は，核上性眼球運動障害（とくに下方視制限），仮性球麻痺，構音障害，頸部と体幹上部のジストニックな筋強剛，および認知症であった．発症年齢は

74　第Ⅱ部　老年期の精神科臨床で遭遇する疾患と臨床神経病理

49〜71歳，死亡年齢は56〜72歳であった．初発症状としては，近方視の障害，視力障害，左手の運動障害，歩行不安定，動作緩慢が述べられた．また精神症状として易刺激性，横柄な態度，疑い深い態度，通常でない批判的言動，認知機能低下，人格変化が記載された．この第1報で精神症状がしばしば記載されていることは注目すべきで，とくに3例においては易刺激性が初発時点から認められていた．

　7剖検例の病理学的特徴としては神経原線維変化（neurofibrillary tangle；NFT）の存在が強調された[47]．NFTは淡蒼球，マイネルト基底核，視床，視床下核，黒質，動眼神経核，青斑核，橋核，下オリーブ核，小脳歯状核に多く，新皮質や海馬にはほとんど認められなかった．

　この発表以降，そこに記述された臨床像はPSP患者の典型的なものであると考えられるようになった．しかし現在では，これはPSP患者が呈しうる臨床症候群のなかのひとつにすぎないと理解されており，Richardson症候群と呼ばれることが多くなっている．

Ⅱ．初期に報告された大脳皮質基底核変性症の臨床病理像

　CBDの臨床病理像は，SteeleらのPSPの報告の4年後，1968年にRebeizら[44]によって最初に報告された．彼らの記載した3剖検例は，59〜65歳で発症し，進行性で非対称性の筋強剛，失行，皮質性感覚障害，ミオクローヌス，ジストニアを呈し，6〜8年後に死亡していた．運動障害は2例で左下肢優位であり，そのため歩行が障害され，1例は左上肢から症状が出現した．2例で不随意運動が出現し，それは歩行中に足が空中に留まり，そのために転倒したり，一側上肢を用いているときに対側上肢がその動きを邪魔するといったものであった．1例ではこの不随意運動に加えて顕著な失行を呈した．3例とも末期まで筋力低下は認められなかった．眼球運動は2例で上方視制限があり，1例で全方向への眼球運動が非常に緩慢であった．1例で明らかな触覚性の弁別覚障害が，残り2例では位置覚障害が認められた．2例は患肢の力を緩めることができず，外部から強い力が加わると抵抗が強まるGegenhaltenを認めた．末期には2例で拘縮を認めた．2例でバビンスキー（Babinski）徴候を認めた．最終的には嚥下障害と発話の障害を認めた．対照的に精神機能は末期まで驚くほど保たれることと，けいれん発作やミオクローヌスを認めた例はなかったことが特記された．

　Rebeizら[44]は，この3例の病理所見として，大脳皮質の病変分布について前頭葉と頭頂葉の脳回の著しい萎縮，2例において萎縮が非対称であったこと，下・中側頭回，後頭葉，海馬が保たれる特徴を指摘した．変性した皮質では，神経細胞脱落に加えて，残存する神経細胞の一部が細胞体が膨化する特異な形態変化を示した．この膨化した神経細胞では，核が細胞体の中で偏在し，細胞体は軽度のエオジン好性を示すことを除いて各種の染色法に対する染色性が低下して硝子様となり，しばしば空胞形成を伴い，ペラグラで認められる神経細胞の変化と似ているもののニッスル（Nissl）小体が完全に消失する点が異

なっていた．この細胞病変は現在 ballooned neuron と呼ばれるものである．脳幹諸核では黒質の色素細胞が著しく減少し，レビー小体は認められず，視床下核には膨化した神経細胞を認め，小脳歯状核の神経細胞は脱落して膨化した神経細胞を認め，動眼神経核にも膨化した神経細胞を認めた．皮質脊髄路の変性は2例で認められた．一方，皮質下核は保たれていたと述べた．現在 CBD では被殻，尾状核，淡蒼球が中等度〜高度に変性することが知られているが[10]，Rebeiz らは皮質下核は比較的保たれると述べ，論文のタイトルも "Corticodentatonigral degeneration with neuronal achromasia" としていることから，基底核の変性を過少に評価した可能性がある．また NFT についての記載もほとんどない．

Rebeiz ら[44]の記した臨床像は，現在，大脳皮質基底核症候群（corticobasal syndrome；CBS）と呼ばれるものに近い[38]．これは CBD 患者が呈しうるさまざまな臨床症候群のうちのひとつであると理解されている[25, 27, 31, 33, 46, 58]．

Ⅲ．PSP と CBD の病理学的事項

1．PSP の病理学的・生化学的特徴

PSP の病理診断に必須の病変は 4R タウが選択的に神経細胞に異常蓄積した NFT，pretangle，オリゴデンドロサイトに蓄積した coiled body，細胞の種類はさまざまな thread，アストロサイトに蓄積した tufted astrocyte である（図2-5-1a，b）．これらのタウ陽性病変は 4R タウ特異的抗タウ抗体以外に，AT8 等のリン酸化タウ特異的抗体，Alz50，MC1 等のタウのコンフォーメーション変化に特異的な抗タウ抗体で陽性となり，線維形成が進んだ病変は Gallyas 鍍銀染色で陽性となる．病理診断は National Institute of Neurological Disorders and Stroke（NINDS）病理診断基準により，線条体，淡蒼球，視床下核，黒質，動眼神経核，橋核，下オリーブ核，小脳歯状核における NFT や pretangle といった神経細胞胞体へのタウ蓄積または thread の量と，tufted astrocyte の有無を評価する[16]．

NFT 等のタウ陽性の神経細胞性病変の分布は，大脳皮質では前頭・頭頂葉の穹窿面に多く，側頭葉には少ない特徴がある（図2-5-2a-1）．この分布は PSP の形態画像における大脳皮質の萎縮分布と一致しており，非常に重要である．Tufted astrocyte も大脳皮質では前頭葉穹窿面のとくに一次運動野とその周辺の皮質，頭頂葉皮質，被殻，尾状核に好発する（図2-5-2a-2）[8, 10, 15, 21]．PSP はパーキンソニズムを呈する疾患として整理されるが，錐体路もしばしば変性し[24]，錐体路徴候は 50〜70％の患者で認められる[56, 57]．このため最近 Movement Disorder Society（MDS）から提唱された MDS-PSP 臨床診断基準では，錐体路徴候は PSP を除外する所見ではない[17]．

生化学的特徴としては，PSP 脳から抽出したサルコシル不溶性分画のタウイムノブロットでは，4R タウを代表する 64，68 kDa のバンド[3]と，33 kDa の低分子量タウフラグメント[4]が認められる．このバンドパターンは CBD とは異なる．

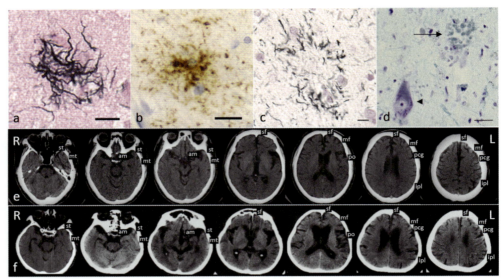

a：PSP 患者における tufted astrocyte．前頭葉皮質．Gallyas 鍍銀染色
b：PSP 患者における tufted astrocyte．前頭葉皮質．AT8 免疫染色
c：CBD 患者における astrocytic plaque．前頭葉皮質．Gallyas 鍍銀染色
d：CBD 患者の中心前回に認められた Betz 細胞の脱落（矢印）．細胞を貪食するためにマクロファージが集簇している．左下は正常な Betz 細胞（矢頭）．一次運動野．Klüver-Barrera 染色
e：Richardson 症候群（RS）を呈した CBD 症例（CBD-RS）の 44 歳時の CT 画像．前頭葉のほうが側頭葉より萎縮が目立つ．前頭葉萎縮は，上前頭回（sf）と中前頭回（mf）ではほぼ左右対称であるが，シルヴィウス裂に面したブローカ領域である pars opersularis（po）では明らかに左優位である．しかし本例は生前に進行性非流暢性失語（PNFA）が前景に立っていたわけではない．Pars opercularis から連続する中心前回（pcg）では左右差は指摘できない．下頭頂小葉（ipl）の萎縮はごく軽度だがわずかに左優位である．上側頭回（st）と中側頭回（mt）はやや左優位で萎縮する．側頭葉は極に近づくと保たれる傾向があるが，上・中側頭回は極でもわずかに左優位の萎縮を呈している．扁桃核（am）と海馬はよく保たれる．筆者の経験では，本例のような軽度の萎縮のわずかな左右差であっても，萎縮のより強い側が脳全体で一貫している場合は，その左右差に意味があると考えてよい．本例は，40 歳時にもの忘れ，時々歩行時に転倒すること，会話減少に気づかれ，42 歳時に精神科を受診しうつ病と診断され，その後転倒頻度が増加，43 歳時うつ病として精神科に入院した．色情行為，パーキンソニズム，垂直性眼球運動障害があり，44 歳で大学病院精神科に入院．見当識障害，記銘力低下，反響言語，筋強剛を認め，眼球は正中に固定し，頸部を後屈して歩行していた．PSP（Richardson 症候群）と臨床診断され，その後右上肢がしだいに屈曲して拘縮し，Babinski 徴候は認めなかった．45 歳時，敗血症で死亡した．病理診断：CBD
f：進行性非流暢性失語（PNFA）を呈していた CBD 症例（CBD-RS）の 65 歳時の CT 画像．本例の臨床像は e の症例とは異なるが，萎縮分布パターンは非常に類似している．前頭葉の萎縮が側頭葉より目立ち，上前頭回（sf）と中前頭回（mf）は左右差が目立たないが，下前頭回の後方部の pars opercularis（po）は明らかに左優位の萎縮を呈する．中心前回（pcg）は左右差は指摘できない．下頭頂小葉（ipl）はやや左優位で萎縮する．上側頭回（st）もやや左優位で軽度に萎縮するが，扁桃核（am）と海馬はよく保たれる．本例は，62 歳で人の名前をまちがえる，言葉が出にくい，急に涙を流す，活気がない，買い物に行かない，動作が鈍いということに気づかれた．63 歳で精神科受診．物品呼称ができない．失行なし．筋強剛あり．臨床診断は失語とパーキンソニズムを伴う認知症．65 歳時，「そう」「うん」しか言わなくなった．右手が固く，動きにくい．嚥下障害．しだいに歩行不能となり，寝たきりで無言となった．頸部後屈．眼球上方視で固定．66 歳時，両下肢拘縮．肺炎で死亡した．病理診断：CBD
Scale bar：a〜c；10 μm，d；50 μm
am；扁桃核，ipl；下頭頂小葉，mf；中前頭回，mt；中側頭回，pcg；中心前回，po；pars opercularis，sf；上前頭回，st；上側頭回

図 2-5-1　進行性核上性麻痺（PSP）と大脳皮質基底核変性症（CBD）の病理学的特徴と画像所見

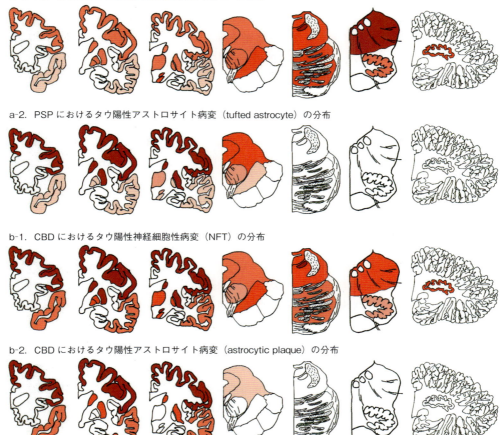

a-1. PSPにおけるタウ陽性神経細胞性病変（NFT）の分布

a-2. PSPにおけるタウ陽性アストロサイト病変（tufted astrocyte）の分布

b-1. CBDにおけるタウ陽性神経細胞性病変（NFT）の分布

b-2. CBDにおけるタウ陽性アストロサイト病変（astrocytic plaque）の分布

PSPとCBDのタウ陽性病変の解剖学的分布と量をそれぞれ示している．
a-1，b-1：2疾患でタウ陽性神経細胞性病変の出現する解剖学的部位は同じである．2疾患ともに大脳新皮質では前頭葉や頭頂葉の穹窿面（上方）のほうが側頭葉皮質より病変は高度である．ただし，CBDのほうがPSPよりも皮質病変は全体に高度である．基底核も病変分布は同じであるが，尾状核，被殻の病変はCBDのほうが高度である．中脳，橋の被蓋部の萎縮がPSPで歴史的に強調されてきたが，病変の程度としてはCBDと差がとらえられない．
a-2，b-2：a-2はPSPにおけるtufted astrocyteの分布，b-2はCBDにおけるastrocytic plaqueの分布を示す．大脳皮質では，両病変ともに前頭葉の穹窿面優位に多く出現し，側頭葉には比較的少ないことがわかる．基底核では，tufted astrocyteは尾状核，被殻，淡蒼球，視床，視床下核にしばしば認められる一方で，astrocytic plaqueは尾状核，被殻には多いものの淡蒼球，視床，視床下核には少ない傾向がある．脳幹ではtufted astrocyteは中脳被蓋部，赤核，黒質にしばしば認められるが，astrocytic plaqueはこれらの部位には少ないという違いがある．
文献[10]の図15.11のデータから筆者らが作成．分布が強調されるように非常にまれにしか出現しない部位は着色していない．

(Dickson DW, Hauw JJ, Agid Y, Litvan I : Progressive supranuclear palsy and corticobasal degeneration. In Neurodegeneration ; The Molecular Pathology of Dementia and Movement Disorders, 2nd ed., ed. by Dickson DW, Weller RO, 135-155, Wiley-Blackwell Press, UK, 2011)

図 2-5-2　進行性核上性麻痺（PSP）と大脳皮質基底核変性症（CBD）のタウ陽性病変の解剖学的分布と量

78 第Ⅱ部 老年期の精神科臨床で遭遇する疾患と臨床神経病理

2．CBD の病理学的・生化学的特徴

　CBD 診断に必須の病変は 4R タウが異常蓄積した NFT，pretangle，thread，および as-trocytic plaque と呼ばれるアストロサイト病変である（図 2-5-1c）．Coiled body も認められるが量は PSP より少ない．これらは 4R タウ特異的抗タウ抗体，AT8 等のリン酸化タウ特異的抗体，Alz50，MC1 等のタウのコンフォーメーション変化に特異的な抗タウ抗体で陽性となり，線維形成が進んだ病変は Gallyas 鍍銀染色で陽性となる．Ballooned neuron は現在の病理診断基準では必須所見ではないが，変性した大脳皮質に多数出現する場合は CBD を示唆する所見であり，辺縁系への出現は嗜銀顆粒病の存在と関連することが多い[8]．Ballooned neuron はリン酸化タウ，リン酸化ニューロフィラメント，αB クリスタリン陽性である．

　タウ陽性病変の分布は PSP と同じであり，前頭・頭頂葉皮質，尾状核，被殻，淡蒼球，視床下核，脳幹被蓋部，黒質，橋核，下オリーブ核，小脳歯状核が重要である[10]．神経細胞内のタウ蓄積は，大脳皮質では PSP と同様に前頭頭頂葉の穹窿面に多く，側頭葉には少ない傾向があるが，病変の量は PSP より多い（図 2-5-2b-1）．尾状核，被殻のタウ陽性神経細胞も PSP より多い傾向がある．Astrocytic plaque は PSP の tufted astrocyte と同様に前頭・頭頂葉皮質，尾状核，被殻に好発する（図 2-5-2b-2）．

　一般的にタウオパチーでは神経細胞脱落はタウ病理の増加に引き続いて起こる．CBD 診断基準ではタウの異常蓄積の質と量が重視されるが，黒質の神経細胞脱落が中等度〜高度であることも現時点では診断上重視されている[8]．CBD では一次運動野と錐体路の変性と錐体路徴候を高頻度に認める．Tsuchiya ら[54]は CBD 10 剖検例において一次運動野のベッツ（Betz）細胞の脱落と錐体路変性は全例で認められ（図 2-5-1d），錐体路徴候は 60％に認められたと報告した．また CBD の大脳皮質の変性は穹窿面優位であることも示した[53]．CBD の大脳皮質の萎縮が穹窿面優位であることは形態画像を見るうえでもきわめて重要である（図 2-5-1e, f）．CBD と PSP では病変分布は共通するが，脳全体の萎縮や脳室拡大の程度は CBD のほうが高度である[59]．

　CBD において最早期病変が NFT，thread，astrocytic plaque のいずれであるのかということや，診断上最も重視すべきはどの病変なのかといったことは不明である．しかし，生前に CBD の症状がなく，剖検で偶然 CBD 病変が認められた preclinical CBD 症例の検討では，最も目立ったタウ病理は astrocytic plaque であり，黒質の神経細胞脱落はないか非常に軽度であったことから，CBD の最初期病変は astrocytic plaque で黒質の神経細胞脱落は進行してから起こると指摘された[35]．この知見は CBD ではタウの異常凝集が神経細胞ではなくアストロサイトにまず起こる可能性を示している点でも重要である．

　CBD 脳から抽出したサルコシル不溶性分画のタウイムノブロットでは，4R タウを代表する 64, 68 kDa のバンド[3]に加え，37 kDa の低分子量タウフラグメント[4]が認められる．

3．PSP 病理と CBD 病理の合併

　Katsuse ら[26]は病理学的に tufted astrocyte と astrocytic plaque の両方を有し，タウイムノブロットで 64，68 kDa バンドに加えて 33 kDa と 37 kDa の両方のバンドを有した一例を報告した．ただし，この例ではタウ遺伝子検索はなされていない．Tan ら[49]は病理学的に astrocytic plaque と tufted astrocyte を認め，タウ遺伝子変異を欠いた 2 例を報告したが，この例ではタウイムノブロットでは CBD に特異的な 37 kDa バンドしか認めていない．厳密な病理学的基準に従えば PSP と CBD の病理が同一症例に共存することは基本的にないと考えられている[30]．またタウ遺伝子変異例のなかには PSP や CBD と類似の病変を有し，タウイムノブロットにおけるバンドパターンも PSP や CBD と区別できない例があるため[52]，PSP や CBD の診断にはタウ遺伝子変異の欠如の確認が必要と考えられるようになっている．

4．PSP，CBD と嗜銀顆粒病の関係

　嗜銀顆粒とは神経細胞突起に 4R タウが選択的に蓄積したコンマ状，紡錘状の形態を示す，嗜銀顆粒病（argyrophilic grain disease；AGD）の診断根拠となる病変である[7]．最近の検討では PSP 30 剖検例では 26.7％に，CBD 35 剖検例では 100％に AGD の合併を認めている[50]．筆者らの検討した精神科を受診した病理学的 CBD シリーズでも全例が AGD を合併していた[18]．

　最近筆者らは PSP や CBD の病理診断基準を満たさない AGD 20 剖検例において astrocytic plaque か tufted astrocyte を認めるか否かを検討したところ，1 例（5％）にごく少数の astrocytic plaque を前頭葉皮質に認め，5 例（25％）には少数の Gallyas 陽性 AT8 陽性 tufted astrocyte と Gallyas 陰性 AT8 陽性の granular/fuzzy astrocyte と呼ばれる病変を認め，さらに別の 6 例（30％）では Gallyas 陰性 AT8 陽性 granular/fuzzy astrocyte のみを有していた[19]．これらのアストロサイト病変は PSP と同様に被殻，尾状核，上前頭回に多く認められ，AGD の重症度ステージとは有意に相関していた．これは AGD が進行すると PSP と区別のつかないタウ病理が増加することを意味しており，AGD と PSP には共通の病態がある可能性を示唆している．しかし，AGD の進行とともに臨床的に Richardson 症候群等の PSP 関連の運動障害を呈すようになる症例の頻度は現時点では不明である．

5．PSP と CBD における TDP-43 陽性病変の合併

　辺縁系から側頭葉皮質を対象として 2010 年に筆者らが行った検討では，PSP における TAR DNA-binding protein of 43kDa（TDP-43）陽性神経細胞内封入体の出現頻度は 26％，CBD では 15％であった[63]．その後 2018 年に Koga らは PSP 脳の海馬のみをスクリーニングして合併頻度は 7％にすぎないと報告し[28]，しかしその後部位を拡大して再検討して PSP では 18％，CBD では 45％の合併率であったと修正した[29]．両疾患で扁桃核，海馬，側頭葉皮質が TDP-43 陽性病変の好発部位であるが[28,63]，Koga ら[29]は CBD 脳の中脳被蓋

80　第Ⅱ部　老年期の精神科臨床で遭遇する疾患と臨床神経病理

表2-5-1　進行性核上性麻痺（PSP）の臨床・病理診断の表記法

臨床型	表記法
1. Richardson 症候群（Richardson's syndrome ; RS）	PSP-RS
2. 進行性すくみ足型（progressive gait freezing ; PGF）	PSP-PGF[a]
3. パーキンソニズム優位型（predominant parkinsonism ; P）	PSP-P
4. 前頭葉症状優位型（predominant frontal presentation ; F）	PSP-F[b]
5. 眼球運動障害優位型（predominant ocular motor dysfunction ; OM）	PSP-OM
6. 会話／言語障害優位型（predominant speech/language disorder ; SL）	PSP-SL[c]
7. 大脳皮質基底核症候群優位型（predominant corticobasal syndrome ; CBS）	PSP-CBS
8. 姿勢不安定優位型（predominant postural instability ; PI）	PSP-PI

MDS-PSP 臨床診断基準[17]での表記方法を示した.
[a]Pure akinesia with gait failure や pure akinesia with gait freezing（ともに PAGF）という用語を用いて PSP-PAGF と記載されることが多かった病型
[b]MDS-PSP 診断基準での表記. 行動異常型前頭側頭型認知症（behavioral variant frontotemporal dementia ; bvFTD）という用語に基づいて PSP-bvFTD や PSP-FTD と記載されてきた病型
[c]これまでは進行性非流暢性失語（progressive non-fluent aphasia ; PNFA または nonfluent/agrammatic variant primary progressive aphasia ; nfaPPA）と発語失行（apraxia of speech ; AOS）に対応して PSP-PNFA, PSP-nfaPPA, PSP-AOS と記載されてきた. MDS-PSP 臨床診断基準[17]ではまとめて SL とされている.
原発性側索硬化症（PLS）や小脳失調のみを呈する病型もあるが, 運動ニューロン疾患や孤発性小脳失調との区別がむずかしいため, MDS-PSP 臨床診断基準には含められなかった. なお, 病理学的 CBD についても CBD-RS, CBD-PGF, CBD-P, CBD-FTD といった同様の表記がしばしば用いられている[9,10].
（Höglinger GU, Respondek G, Stamelou M, Kurz C, et al.: Clinical diagnosis of progressive supranuclear palsy ; The movement disorder society criteria. *Mov Disord*, 32（6）: 853-864, 2017）

部, 視床下核にも高頻度で出現し, 中脳被蓋部における合併は CBD 例の下方視制限に関係すると報告した. 結果が再現されるか追試が待たれる.

6．PSP，CBD におけるレビー小体病合併

　Uchikado ら[55]は PSP 290 剖検例を検討し, 31 例（10.7％）にレビー小体病（Lewy body disease ; LBD）を認め, PSP ＋ LBD 症例は PSP 症例よりも黒質の神経細胞脱落が高度であることを報告した. Dugger ら[11]は病理学的 PSP と CBD 症例を検討し, LBD 合併率はともに約 15％であったと報告している.

Ⅳ．PSP と CBD の臨床像スペクトラム

　PSP と CBD における病変の出現する部位が同一であるので, ２つの疾患の患者が呈しうる臨床症候群のスペクトラムは同じである[9,10]. これはたとえば Richardson 症候群患者をみたときでも, CBS 患者をみたときでも, 病理背景として PSP と CBD の両方の可能性があることを意味する.
　従来強調されてきた形態画像所見の意義も修正されている. たとえば病理学的に CBD で

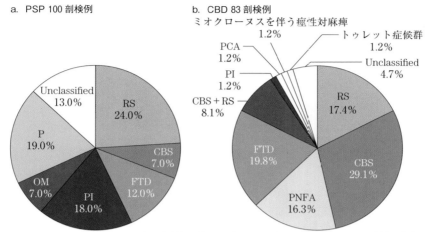

RS；Richardson症候群，CBS；大脳皮質基底核症候群，FTD；前頭側頭型認知症，PI；姿勢不安定，OM；眼球運動障害，P；パーキンソン病様のレボドパ反応性のあるパーキンソニズム，PNFA；進行性非流暢性失語，PCA；posterior cortical atrophy．Unclassifiedには臨床診断名が「ピック病」「前頭側頭葉変性症」など臨床像を特定できない症例も合算した．
a：PSP 100剖検例の臨床像と頻度[45]．症例はドイツ，イギリス，オランダ，スペイン，カナダのブレインバンクに蓄積されたものである．PSPの典型的な臨床像とされてきたRSは約25％にすぎないことが示されている．
b：CBD 83剖検例の臨床像と頻度．症例は現代的な臨床病型を特定できる6報告の結果を筆者らが集計した[18, 25, 27, 32, 33, 46]．CBDの典型的臨床像とされてきたCBSは約30％にすぎないことがわかる．古典的PSPの臨床像とされてきたRichardson症候群は17％に認められている．aのグラフと比べると，CBDの臨床像スペクトラムはPSPのそれと似ている一方で，CBS，PNFA，FTDといった大脳皮質の症状が前景に立つ例がPSPより多い傾向も読み取れる．

図2-5-3 進行性核上性麻痺（PSP）と大脳皮質基底核変性症（CBD）剖検例の臨床像と頻度

も症状に左右差がない症例があり，これはsymmetric CBDと呼ばれる[13]．これらの症例では形態画像でも脳萎縮の左右差はより軽く，失行，ミオクローヌス，他人の手徴候も認められない[13]．また，中脳被蓋部の萎縮はハチドリ徴候と呼ばれてPSPの特徴とされてきたが，中脳の萎縮はRichardson症候群を呈しているPSP症例では認められるがRichardson症候群を呈していない病理学的PSP症例では認められない[60]．さらにRichardson症候群を呈しているCBD症例でも認められる．このように萎縮の分布は臨床像とは関係し，背景病理とは関係しないという結果が多いため，形態画像は2疾患を鑑別するバイオマーカーにはなり得ないかもしれない．

2疾患で認められうる臨床症候群は，Richardson症候群[27, 47]，CBS[33, 43]，行動異常型前頭側頭型認知症（behavioral variant frontotemporal dementia；bvFTD）[14, 27]，進行性非流暢性失語（progressive non-fluent aphasia；PNFA）[6, 23, 39, 48]，発語失行（apraxia of speech；AOS）[6, 23]，パーキンソン病様のレボドパが有効なパーキンソニズム（parkinsonism；P）[61]，進行性のすくみ足（progressive gait freezing；PGF）[40, 62]が代表的である．原発性側索硬化症（primary lateral sclerosis；PLS）[41]や，小脳失調が前景に立つ例[22]もまれにある．CBD

a. PSPとADの比較

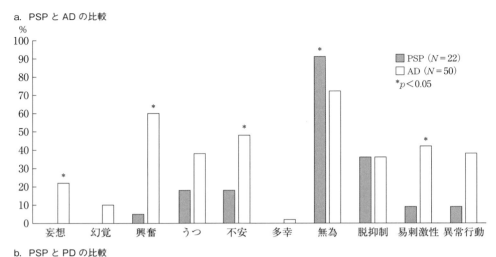

b. PSPとPDの比較

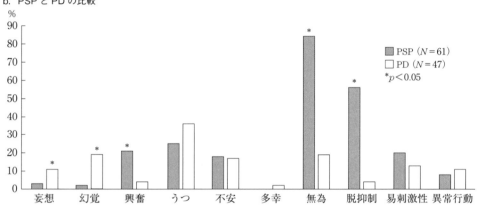

の大脳皮質病変は基本的に穹隆面優位であるが，上側頭回も萎縮することも多い（図2-5-1e，f）．上側頭回に萎縮が強調されて聴理解障害が前景に立つ例[20]がまれにある．初期に幻覚妄想状態が前景に立つ例[42,53]もある．

このような症候群の多様性は，その患者の機能障害が基底核・脳幹に強ければRichardson症候群，前頭葉に強ければbvFTD，中心溝前後の皮質と基底核・脳幹に強ければCBS，一次運動野下部〜下前頭回後方のpars opercularisに強ければPNFAやAOS，一次運動野に比較的限局するとPLSを呈するというように，病変分布と機能障害を対応させると理解しやすい[34,51]．病変分布の個人差を意識するようになると，「Richardson症候群とCBSの両方の症状を呈している症例」をみても不思議はないと考えるだろうし，一つの症候群をみたら「他の症候群の症状も少しあるのではないか」と考えて診察できるようになる．

各症例の診断は，剖検されている場合は「病理診断-臨床症候群」という併記法が用いられることが多い（表2-5-1）[9,10,17]．たとえばCBSを呈した病理学的PSP症例であれば

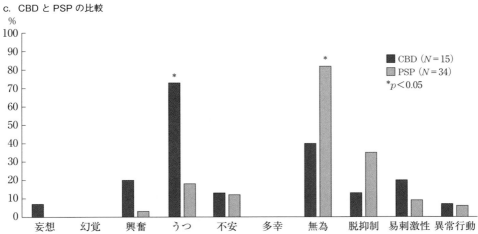

a：進行性核上性麻痺（PSP）22例（うち1例は剖検例）とアルツハイマー病（AD）50例の精神症状スペクトラムの比較を示す．文献[36]のデータから筆者らが作成．
b：PSP 61例（うち5例は剖検例）とパーキンソン病（PD）47例の精神症状スペクトラムの比較を示す．文献[1]のデータから筆者らが作成．
c：大脳皮質基底核変性症（CBD）15例（うち1例は剖検例）とPSP 34臨床例の精神症状スペクトラムの比較を示す．文献[37]のデータから筆者らが作成．
（出典：文献1，36，37）

図2-5-4 進行性核上性麻痺（PSP）と大脳皮質基底核変性症（CBD）における精神症状

PSP-CBSと表記し，Richardson症候群を呈した病理学的CBD症例ならCBD-RSと記す．
　PSPとCBDの臨床像のバリエーションは同じであると述べてきたが，それぞれの頻度は異なる可能性がある．図2-5-3aは5つのブレインバンクに蓄積されたPSP 100剖検例の臨床像である[45]．古典的なPSPの臨床像と考えられていたRichardson症候群は約25％にとどまる．図2-5-3bは6つの既報告におけるCBD 83剖検例の臨床像を筆者らが集計したものである[18,25,27,32,33,46]．CBDの典型的臨床像と考えられてきたCBSは29％にとどまり，PSPの典型的臨床像とされてきたRichardson症候群は17％に達する．しかし図2-5-3aとbを比較すると，CBS，PNFA，FTDといった大脳皮質の機能障害を反映した臨床像の頻度はCBD剖検例で高いことがわかる．これはCBDのほうがPSPより大脳皮質に病変が強調される傾向を示している可能性がある．

V．PSPとCBDにおける精神症状

　PSPが経過初期にうつ状態など精神症状を呈することがあることは歴史的に指摘されてきた[2]．Neuropsychiatric Inventory（NPI）を用いた剖検例の検討では，PSP症例群では無為が高頻度で91％，次いで脱抑制が36％であった（図2-5-4a）[36]．同様の傾向は他のPSPシリーズでも観察されている（図2-5-4b）[1,37]．PSPとアルツハイマー病を比較すると

84 第Ⅱ部 老年期の精神科臨床で遭遇する疾患と臨床神経病理

表 2-5-2 CBD 臨床診断基準

a. CBD の病理に関係する臨床表現型（症候群）

症候群	特　徴
probable corticobasal syndrome（probable CBS）	以下のうちの 2 つの左右非対称性の症状：a）四肢の筋強剛あるいは無動，b）四肢のジストニア，c）四肢のミオクローヌス，および以下のうちの 2 つ：d）口部あるいは四肢の失行，e）皮質感覚障害，f）他人の手現象（単なる手の挙上以上のもの）
possible corticobasal syndrome（possible CBS）	左右対称性でもよい，以下のうちの 1 つ：a）四肢の筋強剛あるいは無動，b）四肢のジストニア，c）四肢のミオクローヌス，および以下のもののうち 1 つ：d）口部あるいは四肢の失行，e）皮質感覚障害，f）他人の手現象（単なる手の挙上以上のもの）
frontal behavioral-spatial syndrome（FBS）	以下のうちの 2 つ：a）実行機能障害，b）行動あるいは人格の変化，c）視空間機能障害
nonfluent/agrammatic variant of primary progressive aphasia（NAV）	努力性で失文法性の発話，および少なくとも以下の 1 つ：a）障害された文法または文章の理解と比較的保たれる一単語理解，または b）模索し，歪んだ語音発語（発語失行）
progressive supranuclear palsy syndrome（PSPS）	以下のうち 3 つ：a）体軸性あるいは左右対称性の四肢の筋強剛または無動，b）姿勢不安定または転倒，c）尿失禁，d）行動変化，e）核上性垂直性注視麻痺または垂直性の衝動性眼球運動の速度減少

文献[5]の表 4 を一部簡略にして示した.

b. CBD の診断基準

	probable sporadic CBD の臨床研究用診断基準	possible CBD の臨床診断基準
臨床像	潜行性の発症と緩徐進行性	潜行性の発症と緩徐進行性
最低限の症状の持続期間	1 年	1 年
発症年齢	50 歳以上	基準なし
家族歴（2 人以上の親族）	除外する	許容する
許容される表現型	1）probable CBS，または 2）FBS または NAV ＋少なくとも 1 つの CBS の特徴（a〜f）	1）possible CBS，または 2）FBS または NAV，または 3）PSPS ＋少なくとも 1 つの CBS の特徴（b〜f）
タウ遺伝子変異	除外する	許容する

文献[5]の表 5 を一部簡略にして示した.
CBD；大脳皮質基底核変性症，CBS；大脳皮質基底核症候群，FBS；frontal behavioral-spatial syndrome，NAV；nonfluent/agrammatic variant of primary progressive aphasia，PSPS；進行性核上性麻痺症候群
（表 3a，b の出典：Armstrong MJ, Litvan I, Lang AE, Bak TH, et al.: Criteria for the diagnosis of corticobasal degeneration. *Neurology*, 80（5）：496-503, 2013）

無為は PSP で有意に高く，易刺激性，不安，興奮，妄想は PSP で有意に低頻度であった（図 2-5-4a）[36]．PSP とパーキンソン病の比較では無為，脱抑制，興奮が PSP で有意に高頻度であり，幻覚，妄想は PSP で有意に低頻度であった（図 2-5-4b）.

　病理学的に診断された CBD 症例を NPI で評価した検討では，うつ（73％），無為（40％）の頻度が高かった（図 2-5-4c）[37]．これを PSP 症例群と比較するとうつは CBD 群で

有意に頻度が高く，一方で無為の頻度はCBD群で有意に低かった（図2-5-4c）[37]．ただし，CBD剖検例の後方視的検討では，臨床記録にうつ病が記録されていたのは神経内科のCBD 36剖検中3例（8.3%）にすぎず[12]，精神科のCBD 9剖検中でも3例（33%）のみであった[19]．このためNPIは治療対象とされるうつ状態より軽度の症状を得点化している可能性があり，よって前述の症状頻度は実際の臨床現場の印象と乖離しうる点は注意を要する．

VI. 精神科におけるPSP病理とCBD病理の生前予測の重要性

　これまで述べてきたように，従来の疾患概念に基づいたPSPとCBD病理の生前予測はむずかしい．このため国際共同研究グループによってPSPとCBD剖検例および類縁疾患剖検例の臨床像が網羅的に調査され，ある症例がPSP病理を有するのかCBD病理を有するのかを生前段階で予測することを目標としたPSP臨床診断基準（MDS-PSP臨床診断基準）[17]と，CBD臨床診断基準（表2-5-2）[5]が発表された．MDS-PSP臨床診断基準では，必須基準を孤発性であること，最初のPSP関連症状の出現時に40歳以上であること，緩徐進行性のPSP関連症状があることの3点とし，PSP関連症状として眼球運動障害，姿勢不安定，無動，認知機能障害が挙げられている．症状の内容と程度を評価し，その組合せパターンから臨床診断名を決定する．これらの信頼性と妥当性の検討が待たれる．

　根本的な分子治療を視野にいれた創薬研究と分子イメージングの飛躍的な進歩によって，病理の生前予測は臨床実地上の関心事となっている．PSPとCBDは精神症状や行動変化で初発する症例がしばしばあることが注目されており（図2-5-3），今後，精神科医はその早期診断を適切に行う力が求められるようになると予想される．

　本研究は文部科学省科研費基盤研究C（15K09867），厚生労働科学研究費補助金 難治性疾患等政策研究事業（H29-難治-一般-033），国立精神・神経医療研究センター精神・神経疾患研究開発費（27-6-2），国立研究開発法人日本医療研究開発機構（AMED），脳科学研究戦略推進プログラム，臨床と基礎研究の連携強化による精神・神経疾患の克服（融合脳）（17dm0107109h0002），国立研究開発法人日本医療研究開発機構（AMED），臨床ゲノム情報統合データベース整備事業（17kk0205009s0702），および慈圭会精神医学研究所研究費を用いて行われた．

文　献

1) Aarsland D, Litvan I, Larsen JP : Neuropsychiatric symptoms of patients with progressive supranuclear palsy and Parkinson's disease. *J Neuropsychiatry Clin Neurosci*, **13**（1）: 42-49 (2001).

2) 天野直二：進行性核上性麻痺．（松下正明総編集，浅井昌弘，牛島定信，倉知正佳，小山司ほか編）臨床精神医学講座・第10巻；器質・症状性精神障害，160-176，中山書店，東京 (1997).

3) Arai T, Ikeda K, Akiyama H, Shikamoto Y, et al.: Distinct isoforms of tau aggregated in neurons and glial cells in brains of patients with Pick's disease, corticobasal degeneration and progressive supranuclear palsy. *Acta Neuropathol*, **101**（2）: 167-173 (2001).

86　第Ⅱ部　老年期の精神科臨床で遭遇する疾患と臨床神経病理

4) Arai T, Ikeda K, Akiyama H, Nonaka T, et al.: Identification of amino-terminally cleaved tau fragments that distinguish progressive supranuclear palsy from corticobasal degeneration. *Ann Neurol*, **55** (1) : 72-79 (2004).

5) Armstrong MJ, Litvan I, Lang AE, Bak TH, et al.: Criteria for the diagnosis of corticobasal degeneration. *Neurology*, **80** (5) : 496-503 (2013).

6) Bergeron C, Pollanen MS, Weyer L, Black SE, et al.: Unusual clinical presentations of cortical-basal ganglionic degeneration. *Ann Neurol*, **40** (6) : 893-900 (1996).

7) Braak H, Braak E : Argyrophilic grains ; Characteristic pathology of cerebral cortex in cases of adult onset dementia without Alzheimer changes. *Neurosci Lett*, **76** (1) : 124-127 (1987).

8) Dickson DW, Bergeron C, Chin SS, Duyckaerts C, et al.: Office of Rare Diseases neuropathologic criteria for corticobasal degeneration. *J Neuropathol Exp Neurol*, **61** (11) : 935-946 (2002).

9) Dickson DW, Ahmed Z, Algom AA, Tsuboi Y, et al.: Neuropathology of variants of progressive supranuclear palsy. *Curr Opin Neurol*, **23** (4) : 394-400 (2010).

10) Dickson DW, Hauw JJ, Agid Y, Litvan I : Progressive supranuclear palsy and corticobasal degeneration. *In* Neurodegeneration ; The Molecular Pathology of Dementia and Movement Disorders, 2nd ed., ed. by Dickson DW, Weller RO, 135-155, Wiley-Blackwell Press, UK (2011).

11) Dugger BN, Adler CH, Shill HA, Caviness J, et al.; Arizona Parkinson's Disease Consortium : Concomitant pathologies among a spectrum of parkinsonian disorders. *Parkinsonism Relat Disord*, **20** (5) : 525-529 (2014).

12) Geda YE, Boeve BF, Negash S, Graff-Radford NR, et al.: Neuropsychiatric features in 36 pathologically confirmed cases of corticobasal degeneration. *J Neuropsychiatry Clin Neurosci*, **19** (1) : 77-80 (2007).

13) Hassan A, Whitwell JL, Boeve BF, Jack CR Jr, et al.: Symmetric corticobasal degeneration (S-CBD). *Parkinsonism Relat Disord*, **16** (3) : 208-214 (2010).

14) Hassan A, Parisi JE, Josephs KA : Autopsy-proven progressive supranuclear palsy presenting as behavioral variant frontotemporal dementia. *Neurocase*, **18** (6) : 478-488 (2012).

15) Hattori M, Hashizume Y, Yoshida M, Iwasaki Y, et al.: Distribution of astrocytic plaques in the corticobasal degeneration brain and comparison with tuft-shaped astrocytes in the progressive supranuclear palsy brain. *Acta Neuropathol*, **106** (2) : 143-149 (2003).

16) Hauw JJ, Daniel SE, Dickson D, Horoupian DS, et al.: Preliminary NINDS neuropathologic criteria for Steele-Richardson-Olszewski syndrome (progressive supranuclear palsy). *Neurology*, **44** (11) : 2015-2019 (1994).

17) Höglinger GU, Respondek G, Stamelou M, Kurz C, et al.: Clinical diagnosis of progressive supranuclear palsy ; The movement disorder society criteria. *Mov Disord*, **32** (6) : 853-864 (2017).

18) Ikeda C, Yokota O, Nagao S, Ishizu H, et al.: Corticobasal degeneration initially developing motor versus non-motor symptoms ; A comparative clinicopathological study. *PSYCHOGERIATRICS*, **14** (3) : 152-164 (2014).

19) Ikeda C, Yokota O, Nagao S, Ishizu H, et al.: The relationship between development of neuronal and astrocytic tau pathologies in subcortical nuclei and progression of argyrophilic grain disease. *Brain Pathol*, **26** (4) : 488-505 (2016).

20) Ikeda K, Akiyama H, Iritani S, Kase K, et al.: Corticobasal degeneration with primary progressive aphasia and accentuated cortical lesion in superior temporal gyrus ; Case report and review. *Acta Neuropathol*, **92** (5) : 534-539 (1996).

21) Iwasaki Y, Yoshida M, Hattori M, Goto A, et al.: Distribution of tuft-shaped astrocytes in the cerebral cortex in progressive supranuclear palsy. *Acta Neuropathol*, **108** (5) : 399-405 (2004).

22) Iwasaki Y, Mori K, Ito M, Tatsumi S, et al.: An autopsied case of progressive supranuclear palsy presenting with cerebellar ataxia and severe cerebellar involvement. *Neuropathology*, **33** (5) :

第5章　進行性核上性麻痺と大脳皮質基底核変性症　87

561-567（2013）.

23）Josephs KA, Duffy JR, Strand EA, Whitwell JL, et al.: Clinicopathological and imaging correlates of progressive aphasia and apraxia of speech. *Brain*, **129**（Pt 6）: 1385-1398（2006）.

24）Josephs KA, Katsuse O, Beccano-Kelly DA, Lin WL, et al.: Atypical progressive supranuclear palsy with corticospinal tract degeneration. *J Neuropathol Exp Neurol*, **65**（4）: 396-405（2006）.

25）Josephs KA, Petersen RC, Knopman DS, Boeve BF, et al.: Clinicopathologic analysis of frontotemporal and corticobasal degenerations and PSP. *Neurology*, **66**（1）: 41-48（2006）.

26）Katsuse O, Iseki E, Arai T, Akiyama H, et al.: 4-repeat tauopathy sharing pathological and biochemical features of corticobasal degeneration and progressive supranuclear palsy. *Acta Neuropathol*, **106**（3）: 251-260（2003）.

27）Kertesz A, McMonagle P, Blair M, Davidson W, et al.: The evolution and pathology of frontotemporal dementia. *Brain*, **128**（Pt 9）: 1996-2005（2005）.

28）Koga S, Sanchez-Contreras M, Josephs KA, Uitti RJ, et al.: Distribution and characteristics of transactive response DNA binding protein 43 kDa pathology in progressive supranuclear palsy. *Mov Disord*, **32**（2）: 246-255（2017）.

29）Koga S, Kouri N, Walton RL, Ebbert MTW, et al.: Corticobasal degeneration with TDP-43 pathology presenting with progressive supranuclear palsy syndrome ; A distinct clinicopathologic subtype. *Acta Neuropathol*, **136**（3）: 389-404（2018）.

30）Komori T, Arai N, Oda M, Nakayama H, et al.: Astrocytic plaques and tufts of abnormal fibers do not coexist in corticobasal degeneration and progressive supranuclear palsy. *Acta Neuropathol*, **96**（4）: 401-408（1998）.

31）Kouri N, Murray ME, Hassan A, Rademakers R, et al.: Neuropathological features of corticobasal degeneration presenting as corticobasal syndrome or Richardson syndrome. *Brain*, **134**（Pt 11）: 3264-3275（2011）.

32）Lee SE, Rabinovici GD, Mayo MC, Wilson SM, et al.: Clinicopathological correlations in corticobasal degeneration. *Ann Neurol*, **70**（2）: 327-340（2011）.

33）Ling H, O'Sullivan SS, Holton JL, Revesz T, et al.: Does corticobasal degeneration exist? ; A clinicopathological re-evaluation. *Brain*, **133**（Pt 7）: 2045-2057（2010）.

34）Ling H, de Silva R, Massey LA, Courtney R, et al.: Characteristics of progressive supranuclear palsy presenting with corticobasal syndrome ; A cortical variant. *Neuropathol Appl Neurobiol*, **40**（2）: 149-163（2014）.

35）Ling H, Kovacs GG, Vonsattel JP, Davey K, et al.: Astrogliopathy predominates the earliest stage of corticobasal degeneration pathology. *Brain*, **139**（Pt 12）: 3237-3252（2016）.

36）Litvan I, Mega MS, Cummings JL, Fairbanks L : Neuropsychiatric aspects of progressive supranuclear palsy. *Neurology*, **47**（5）: 1184-1189（1996）.

37）Litvan I, Cummings JL, Mega M : Neuropsychiatric features of corticobasal degeneration. *J Neurol Neurosurg Psychiatry*, **65**（5）: 717-721（1998）.

38）Mathew R, Bak TH, Hodges JR : Diagnostic criteria for corticobasal syndrome ; A comparative study. *J Neurol Neurosurg Psychiatry*, **83**（4）: 405-410（2012）.

39）Mimura M, Oda T, Tsuchiya K, Kato M, et al.: Corticobasal degeneration presenting with nonfluent primary progressive aphasia ; A clinicopathological study. *J Neurol Sci*, **183**（1）: 19-26（2001）.

40）Müller J, Seppi K, Stefanova N, Poewe W, et al.: Freezing of gait in postmortem-confirmed atypical parkinsonism. *Mov Disord*, **17**（5）: 1041-1045（2002）.

41）Nagao S, Yokota O, Nanba R, Takata H, et al.: Progressive supranuclear palsy presenting as primary lateral sclerosis but lacking parkinsonism, gaze palsy, aphasia, or dementia. *J Neurol Sci*,

88 第II部 老年期の精神科臨床で遭遇する疾患と臨床神経病理

323（1-2）: 147-153（2012）.

42) Nagao S, Yokota O, Ikeda C, Takeda N, et al.: Argyrophilic grain disease as a neurodegenerative substrate in late-onset schizophrenia and delusional disorders. *Eur Arch Psychiatry Clin Neurosci*, **264**（4）: 317-331（2014）.

43) Oide T, Ohara S, Yazawa M, Inoue K, et al.: Progressive supranuclear palsy with asymmetric tau pathology presenting with unilateral limb dystonia. *Acta Neuropathol*, **104**（2）: 209-214（2002）.

44) Rebeiz JJ, Kolodny EH, Richardson EP Jr : Corticodentatonigral degeneration with neuronal achromasia. *Arch Neurol*, **18**（1）: 20-33（1968）.

45) Respondek G, Stamelou M, Kurz C, Ferguson LW, et al.: The phenotypic spectrum of progressive supranuclear palsy ; A retrospective multicenter study of 100 definite cases. *Mov Disord*, **29**（14）: 1758-1766（2014）.

46) Snowden JS, Thompson JC, Stopford CL, Richardson AM, et al.: The clinical diagnosis of early-onset dementias ; Diagnostic accuracy and clinicopathological relationships. *Brain*, **134**（Pt 9）: 2478-2492（2011）.

47) Steele JC, Richardson JC, Olszewski J : Progressive supranuclear palsy ; A heterogeneous degeneration involving the brain stem, basal ganglia and cerebellum with vertical gaze and pseudobulbar palsy, nuchal dystonia and dementia. *Arch Neurol*, **10**: 333-359（1964）.

48) Takao M, Tsuchiya K, Mimura M, Momoshima S, et al.: Corticobasal degeneration as cause of progressive non-fluent aphasia ; Clinical, radiological and pathological study of an autopsy case. *Neuropathology*, **26**（6）: 569-578（2006）.

49) Tan CF, Piao YS, Kakita A, Yamada M, et al.: Frontotemporal dementia with co-occurrence of astrocytic plaques and tufted astrocytes, and severe degeneration of the cerebral white matter ; A variant of corticobasal degeneration? *Acta Neuropathol*, **109**（3）: 329-338（2005）.

50) Tatsumi S, Mimuro M, Iwasaki Y, Takahashi R, et al.: Argyrophilic grains are reliable disease-specific features of corticobasal degeneration. *J Neuropathol Exp Neurol*, **73**（1）: 30-38（2014）.

51) Tsuboi Y, Josephs KA, Boeve BF, Litvan I, et al.: Increased tau burden in the cortices of progressive supranuclear palsy presenting with corticobasal syndrome. *Mov Disord*, **20**（8）: 982-988（2005）.

52) Tsuboi Y : Neuropathology of familial tauopathy. *Neuropathology*, **26**（5）: 471-474（2006）.

53) Tsuchiya K, Ikeda K, Uchihara T, Oda T, et al.: Distribution of cerebral cortical lesions in corticobasal degeneration ; A clinicopathological study of five autopsy cases in Japan. *Acta Neuropathol*, **94**（5）: 416-424（1997）.

54) Tsuchiya K, Murayama S, Mitani K, Oda T, et al.: Constant and severe involvement of Betz cells in corticobasal degeneration is not consistent with pyramidal signs ; A clinicopathological study of ten autopsy cases. *Acta Neuropathol*, **109**（4）: 353-366（2005）.

55) Uchikado H, DelleDonne A, Ahmed Z, Dickson DW : Lewy bodies in progressive supranuclear palsy represent an independent disease process. *J Neuropathol Exp Neurol*, **65**（4）: 387-395（2006）.

56) Verny M, Jellinger KA, Hauw JJ, Bancher C, et al.: Progressive supranuclear palsy ; A clinicopathological study of 21 cases. *Acta Neuropathol*, **91**（4）: 427-431（1996）.

57) Verny M, Duyckaerts C, Agid Y, Hauw JJ : The significance of cortical pathology in progressive supranuclear palsy ; Clinico-pathological data in 10 cases. *Brain*, **119**（Pt 4）: 1123-1136（1996）.

58) Wadia PM, Lang AE : The many faces of corticobasal degeneration. *Parkinsonism Relat Disord*, **13**〔Suppl. 3〕: S336-S340（2007）.

59) Whitwell JL, Jack CR Jr, Parisi JE, Knopman DS, et al.: Rates of cerebral atrophy differ in different degenerative pathologies. *Brain*, **130** (Pt 4) : 1148-1158 (2007).

60) Whitwell JL, Jack CR Jr, Parisi JE, Gunter JL, et al.: Midbrain atrophy is not a biomarker of progressive supranuclear palsy pathology. *Eur J Neurol*, **20** (10) : 1417-1422 (2013).

61) Williams DR, de Silva R, Paviour DC, Pittman A, et al.: Characteristics of two distinct clinical phenotypes in pathologically proven progressive supranuclear palsy ; Richardson's syndrome and PSP-parkinsonism. *Brain*, **128** (Pt 6) : 1247-1258 (2005).

62) Williams DR, Holton JL, Strand K, Revesz T, et al.: Pure akinesia with gait freezing ; A third clinical phenotype of progressive supranuclear palsy. *Mov Disord*, **22** (15) : 2235-2241 (2007).

63) Yokota O, Davidson Y, Bigio EH, Ishizu H, et al.: Phosphorylated TDP-43 pathology and hippocampal sclerosis in progressive supranuclear palsy. *Acta Neuropathol*, **120** (1) : 55-66 (2010).

（横田　修，三木知子，竹之下慎太郎，寺田整司，原口　俊，石津秀樹，黒田重利，山田了士）

■ 第6章 ■

タウオパチー（2）
嗜銀顆粒病・tangle-predominant dementia・DNTC

はじめに

　老年期の精神科臨床において，よい医療を実践するためには，器質性疾患への理解は必要不可欠である．神経変性疾患に関する最近の研究により，理解の地平は格段に広がりつつあるが，器質性病変と精神症候との関連については，いまだ不明のことも非常に多く，さらなる研究の進展が強く望まれる．

　本章では，嗜銀顆粒病・tangle-predominant dementia（TPD）・石灰化を伴うびまん性神経原線維変化病（DNTC）について記載する．

Ⅰ．嗜銀顆粒病

1．一般的な特徴

　嗜銀顆粒病（argyrophilic grain disease；AGD）は，1987年にBraakら[4]により最初に報告された，4リピート（4R）タウが異常蓄積する疾患であり，進行性核上性麻痺（progressive supranuclear palsy；PSP）や大脳皮質基底核変性症（corticobasal degeneration；CBD）とともに4Rタウオパチーに属する．病理学的には，嗜銀顆粒の出現が特徴的であり，主に樹状突起やその分枝に出現する（図2-6-1）[9]．嗜銀顆粒は，その形成過程で，リン酸化タウ抗体，4Rタウ抗体，Gallyas染色の順に陽性になる[45]．タウ免疫染色でのみ嗜銀顆粒と同じ形態の構造が観察される場合には，嗜銀性を獲得する前段階としてpregrainと呼ばれることもある[45]．

　神経細胞内にpretangle（神経細胞胞体内の線維形成に乏しいタウの蓄積）が認められることが特徴的である（図2-6-1）[64]．アルツハイマー病（Alzheimer's disease；AD）では，線維形成が進んで，pretangleから神経原線維変化（neurofibrillary tangle；NFT）になっていくが，AGDではpretangleの状態にとどまることが多い[77]．Pretangleも，早期には

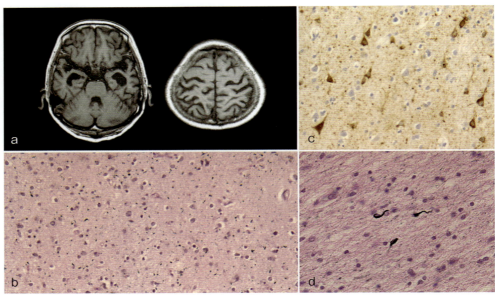

（頭部 MRI 画像は，岡山赤十字病院の中島誠先生よりご提供）
a：頭部 MRI では，扁桃核・海馬の萎縮は顕著だが，大脳穹窿面の萎縮は軽度である．
b：側頭葉新皮質に嗜銀顆粒が多数出現している（Gallyas 染色，×200 倍視野）．
c：側頭葉新皮質に多数の pretangle および grain が出現している（AT8 染色，×200 倍視野）．
d：側頭葉白質に認められた coiled body（Gallyas 染色，×400 倍視野）．
画像はすべて，82 歳男性

図 2-6-1　嗜銀顆粒病（AGD）の頭部 MRI 画像と病理学的特徴

Gallyas 染色で嗜銀性に乏しいが，しだいに嗜銀性を獲得する[66]．

　神経細胞以外にも，オリゴデンドロサイトには coiled bodies（CBs）がみられる（図 2-6-1）．CB は，核に巻き付く鞭状や釣り針状の形態を呈する[77]．AGD では必発するが，PSP や CBD，ピック病や AD にも認められ，疾患特異性はない．AGD によく認められるその他の所見としては，ballooned neuron が挙げられる[51,64]．Ballooned neuron は，神経細胞の胞体が膨らんだもので，リン酸化ニューロフィラメント（neurofilament），αB crystallin に陽性である．核は円形で明るく細胞質に押しつけられたように見える．AGD では，扁桃核〜内嗅野皮質に好発する．

　AGD の病変は迂回回・扁桃核から始まり（Stage Ⅰ），側頭葉を前後に広がり（Stage Ⅱ），さらには前頭葉基底部・前部帯状回に至る（Stage Ⅲ，図 2-6-2）[40,49,51]．AGD 以外に認知機能低下を説明できる病変を欠いた Stage Ⅲ 66 剖検例の検討では，生前に Clinical Dementia Rating（CDR）1 以上であった症例が 71.2%，CDR 0.5 以上が 97% と報告されている[51]．AGD では，Stage Ⅲ は，認知症と密接に関連している．

　なお，PSP と CBD は原則として併存することのない病理であるが，PSP と AGD，CBD と AGD については併存する場合が少なくない[79]．PSP において AGD 病理が併存する割合については，18.8%（22/117例）[62]，26.7%（8/30例）[58]，72.4%（21/29例）[80]，80%（8/10

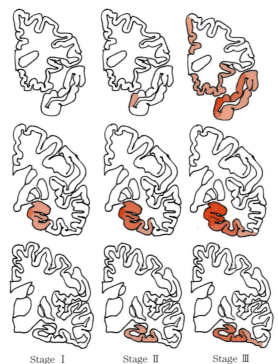

Stage Ⅰ　　　　Stage Ⅱ　　　　Stage Ⅲ

Saitoら[51]によって提唱された嗜銀顆粒の広がりを評価するステージ分類.
Stage Ⅰ：嗜銀顆粒が迂回回から出現し，隣接する扁桃核に及んでいる．
Stage Ⅱ：嗜銀顆粒が海馬，後頭側頭回にも出現する（側頭葉内側を前後方向に広がる）．
Stage Ⅲ：嗜銀顆粒が下側頭回，上側頭回前方部，眼窩回，帯状回前方部分にも出現する．

(Saito Y, Ruberu NN, Sawabe M, Arai T, et al.: Staging of argyrophilic grains ; An age-associated tauopathy. *J Neuropathol Exp Neurol*, 63（9）：911-918, 2004／長尾茂人，横田　修，池田智香子，三木知子ほか：嗜銀顆粒病．老年精神医学雑誌，27（1）：51-58, 2016 より転載)

図 2-6-2　嗜銀顆粒病（AGD）の病変進展形式

例)[35]との報告があり，CBDにおいてAGD病理が併存する割合については，41.2%（7/17例)[62]，57.7%（15/26例)[34]，100%（9例，6例，35例)[18,35,58]との報告がある．また，当教室の池田ら[19]は，PSPあるいはCBDと診断された例を除いたあとに，AGDと診断された20例を対象として，ごく軽度のPSP病理あるいはCBD病理の有無を確認した結果，AGDの55%（11例）に軽度のPSP病理が，5%（1例）に軽度のCBD病理を認めている．4Rタウオパチーに属する疾患は相互に密接に関連している可能性が高い．

　次に，AGD病理の出現頻度としては，比較的古い報告では，51歳以上の剖検例2,661例中125例（4.7%）に認めたとする報告[6]や，65歳以上の連続剖検例301例中28例（9.3

94　第Ⅱ部　老年期の精神科臨床で遭遇する疾患と臨床神経病理

表 2-6-1　嗜銀顆粒性認知症の臨床特徴と検査所見

A．臨床特徴
1．高齢発症であること
2．初発はもの忘れの症例が多いが，AD と比べて，頑固さ・易怒性等の前頭側頭型認知症との共通点があること
3．進行は緩徐で，MCI に比較的長期間とどまり，ADL も保たれる傾向がある
4．ドネペジル塩酸塩の効果は限定的で，いわゆるノンレスポンダーのことが多い

B．検査所見
1．形態画像では，左右差を伴う，迂回回を中心とする側頭葉内側面前方の萎縮を伴い，AD と異なる
2．VSRAD® Z スコアが MMSE 得点に比して高い傾向を示す
3．機能画像では，左右差を伴う側頭葉内側面の低下が特徴的で，基底核・小脳の diaschisis を伴うことがあり，AD と異なる
4．髄液バイオマーカーでは，総タウ・リン酸化タウのごく軽度の上昇をみることがあるが，AD に比べて軽く，アミロイドβタンパクは原則として正常である．したがって，^{11}C-PiB PET では原則として陰性である

AD：アルツハイマー病，MCI：軽度認知障害，ADL：日常生活動作，VSRAD：Voxel-based Specific Regional analysis system for Alzheimer's Disease，MMSE：Mini-Mental State Examination，PiB：Pittsburgh Compound-B
（齊藤祐子：嗜銀顆粒性認知症の臨床と診断．老年精神医学雑誌，27（増刊-Ⅰ）：80-87，2016 より筆者らが作成）

%）で AGD を認め，うち 14 例で認知症を認めたとする報告[63]，145 例の連続剖検例で 17 例（11.7%）に認めたとする報告[35]がある．わが国からは，連続 190 例（平均年齢 79.7 歳）で 43.2% に認めたとする報告[50]もあり，高齢者では，かなり高頻度に認められる病変である．AGD の出現頻度は高齢になるほど高くなり[12]，100 歳以上の 32 例中 10 例（31.3%）で認めたとする報告[8]や 29 例全例で認めたとする報告[45]もある．性別による差は認められていない[46,47]．

　認知症のうち AGD が占める割合については，認知症全体の 4.9% を占めていたとする報告[61]や 12.5% とする報告[5]がある．なお，現時点では臨床診断は困難であり，一般住民を対象として頻度を調査した報告はない．健忘型軽度認知障害（mild cognitive impairment；MCI）の剖検 15 例（平均年齢 88.9 歳，Mini-Mental State Examination〈MMSE〉平均 26.1 点）の検討で，7 例に AGD が認められている[44]．また，CDR 0.5 であった剖検 57 例のうち，変性疾患を有していた例が 33 例であり，うち単一病理を有していた例をみると，AD 6 例，AGD 6 例，tangle-only dementia 6 例，pure DLB（レビー小体型認知症）あるいはパーキンソン病 6 例であった[52]．MCI の背景病理として非常に重要と考えられる．

　臨床的には，記銘力低下で始まることが多い[79]．AGD の純粋病理を呈した症例の検討から，AD と比較して，より高齢発症である，遂行機能が比較的保たれ進行は緩徐である，易怒性・頑固・自発性低下などの行動・心理症状を呈しやすい，などが特徴として挙げられている（表 2-6-1）[39,48,49]．ただし，易怒性については，AD に TAR DNA-binding protein of 43kDa（TDP-43）病理やレビー小体病理が合併した場合にも目立つことがあり[37]，AGD のみに関連する症候ではない．なお，行動障害型前頭側頭型認知症の臨床を呈した例も報告されている[11,43,65]．

第 6 章 　嗜銀顆粒病・tangle-predominant dementia・DNTC　95

　また，検査所見としては，脳画像では左右差のある側頭葉内側前方の萎縮や代謝・血流低下を呈し，髄液バイオマーカーやアミロイド PET は原則として正常である（表2-6-1）[39,48]．

2．老年期精神障害との関連

　老年期の精神障害と 4R タウオパチーとの関連について，最近，わが国からの報告が相次いでいる．当教室の長尾ら[41]は，40 歳以上で発症し，少なくとも中期までは認知症を認めていない精神病性障害 23 剖検例（発症年齢 41〜86 歳，平均発症年齢 63.3 ± 12.9 歳，平均死亡時年齢 75.1 ± 7.5 歳）を対象とし，年齢を調整した正常対照 71 例（平均死亡時年齢 72.3 ± 6.6 歳）と神経病理学的所見を比較検討した．精神病性障害（late-onset schizophrenia and delusional disorders；LOSD）群と対照群それぞれにおける病理背景は，レビー小体病（Lewy body disease；LBD）26.1％：11.3％，AGD 21.7％：8.5％，CBD 4.3％：0％であった．LOSD 例が，LBD・AGD・CBD のいずれかを有する割合は対照群より有意に高く，オッズ比 4.44（95％信頼区間：1.62-12.1）であった[41]．また，発症年齢が 65 歳以上の LOSD（11 例）に限ると，AGD 36.4％・LBD 36.4％・中等度の AD 病理 18.2％であった．AGD の頻度は，対照群における AGD の頻度（8.3％）より有意に高頻度であった[41]．LOSD 群における AGD 病理の程度は，Saito Stage Ⅰあるいは Stage Ⅱであり，Stage Ⅲの例は認められておらず，軽度〜中等度の AGD 病理が，LOSD と対応している可能性が示唆される．

　また，国立精神・神経医療研究センターから，双極性障害患者 11 連続剖検脳を対象として，神経病理学的所見を検討した研究が報告されている[55]．全例が男性で，死亡時平均年齢は 70 歳であった．神経病理学的診断は，嗜銀顆粒性認知症が 2 例，AGD 2 例，CBD 1 例，LBD 1 例，低酸素脳症 1 例，脳梗塞 1 例であった[55]．50 歳代で亡くなったのは 3 例のみで，2 例は AGD を有し，1 例が Stage Ⅱ，1 例が Stage Ⅲであった．残りの 1 例は LBD を有していた（limbic type）．60 歳代で亡くなった 3 例をみると，全例が AGD を有しており，2 例が Stage Ⅱ，1 例が Stage Ⅲであった[55]．双極性障害の一部で，神経変性疾患の病理が影響を与えている可能性がある．ただし，双極性障害の発症は通常，10〜20 歳代に多いとされているが，この 11 剖検例の平均発症年齢は 41.8 歳である．よって，双極性障害のなかに発症年齢が高い一群があり，そこでは AGD 病理が関与している可能性があると考えるのが適切であろう[79]．

　さらに，脳卒中後にうつ病を呈し，司法解剖が行われた 24 例を調査した報告[42]がある．24 例のうち自殺既遂が 11 例，それ以外の死因での司法解剖が 13 例であった．AD 病理や血管病理，生前の血管障害危険因子には両群間に有意差は認められなかったが，AGD 病理が自殺群では 6 例に，非自殺群では 2 例に認められた．また自殺群でのみ早期 PSP 病理が 2 例で認められた．自殺群と非自殺群とを比較すると，4R タウオパチーは，自殺群で有意に高頻度であった（自殺群：11 例中 8 例，非自殺群：13 例中 2 例）[42]．因果関係が証明されるわけではないが，非常に興味深い結果である．

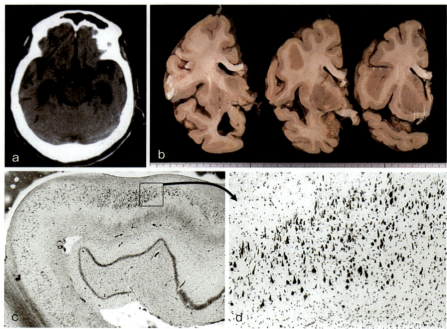

(画像提供：香川大学の池田研二先生のご厚意による)
a：頭部CTで，側頭葉内側の萎縮は顕著である．
b：剖検脳の冠状断割面にて，側頭葉内側の萎縮は顕著だが，大脳穹窿面の萎縮は目立たない．
c：海馬領域に多発する神経原線維変化．
d：多発する神経原線維変化（剖検時92歳，男性）
図2-6-3　神経原線維変化型老年期認知症（SD-NFT）の頭部CT画像，剖検脳割面と病理学的特徴

Ⅱ．tangle-predominant dementia

1．一般的な特徴

　Tangle-predominant dementia（TPD）は神経原線維変化型老年期認知症（senile dementia of the neurofibrillary tangle type；SD-NFT）とも呼ばれ，85歳以上の超高齢者に主に発症する認知症疾患である[29,72]．1992年にUlrichら[70]により初めて報告され，ADの一亜型として注目された．その後，Jellingerら[26,27]や山田ら[23,74,76]により疾患概念として確立された．SD-NFTやTPD以外にも，limbic NFT dementia，tangle-only dementia，tangle-predominant senile dementia，NFT-predominant dementia，NFT-predominant form of senile dementia，senile dementia with tanglesなどさまざまな名称で記述されてきたが，基本的にはほぼ同義のものと考えられる．以下，本稿ではSD-NFTと記載する．
　SD-NFTは，病理学的には，ADと同様のNFTが海馬辺縁系に多発する一方で，老人斑を伴わないことを特徴とする（図2-6-3）．NFTは，海馬傍回や海馬（CA1＞CA2）に大量のNFTがneuropil threadsとともに出現し，神経細胞脱落やグリオーシスを伴う[72]．

NFTの進展様式は基本的にはBraakらによるNFTのstage分類に合致する．SD-NFTでは，NFT stage Ⅲあるいはstage Ⅳの段階にある例が大部分である．海馬傍回や海馬のNFT密度はADより高いが[23]，側副溝を越えて新皮質に入ると減少する[29]．NFTの超微形態や構成成分であるタウアイソフォーム（3R + 4R），さらにはタウタンパクのリン酸化などの翻訳後修飾にはADとの違いは見いだされていない[72]．一方，老人斑はほとんどみられず，脳アミロイドアンギオパチーも認めても軽微である．グリア細胞におけるタウ蓄積は少ないものの，一部の症例でcoiled bodies（CBs）を認めることが報告されている[27]．嗜銀性顆粒の合併例は比較的多い[20,27]．α-シヌクレインやTDP-43陽性の封入体を認める例もある[29,71]．

　臨床的には，主に後期高齢者に孤発性に発症し，多くの場合，記憶障害で初発する[72]．初期には，記憶障害が主体であり，他の認知機能や人格は保たれる（MCI段階）．緩徐進行性で，記憶障害が増悪し，さらに失見当識や他の認知機能障害が加わってくる（認知症段階）．失語・失行・失認といった明瞭な皮質の巣症状は欠く[72]．

　頭部CTや頭部MRIでは，海馬領域の萎縮がみられるが，大脳皮質の萎縮は比較的軽度の場合が多い（図2-6-3）．形態画像で，扁桃核が比較的保たれ，前頭葉の萎縮が目立たないことがSD-NFTの臨床診断に有用なのではないかとの報告[24]もある．アミロイドイメージングは，SD-NFTやAGDをADから鑑別するのに有用と考えられている[72]．SPECTやPETといった機能画像や脳脊髄液マーカーについては，病理学的に確定診断された症例のデータ蓄積が必要な状況である．なお，SD-NFTの神経病理学的診断基準および臨床診断ガイドラインが山田[71,76]により提唱されている（表2-6-2）．

　認知症高齢者剖検例における頻度は，1.7〜5.6%と報告されている[2,26,74]．久山町研究においては，1985〜2002年の164剖検例（認知症あり）のうち，SD-NFTが4.9%を占めていたが[36]，2012〜2014年は全剖検例の10%以上を占めるなど急激な増加が報告されている[17]．APOE遺伝子のε4アリル頻度は，ADと比べて有意に低く[74]，ε2が高頻度である[21]．タウ遺伝子には変異を認めないが[75]，タウ遺伝子H1ハプロタイプとの関連が指摘されている[25,53]．

2．PARTとの関連

　2014年，加齢に伴い海馬領域を中心にNFTが出現する病理・病態を広くPART（primary age-related tauopathy）と呼ぶことが提唱された[7]．PARTは，NFTが内側側頭葉を中心に分布し，老人斑はないか，あっても少数にとどまる状態を示す病理学的用語である．PARTの神経病理学的基準として，作業分類（working classification）が作成された（表2-6-3）[7]．Braak stage Ⅳ以下（通常はⅢ以下）のNFTが存在すること，さらにNFTを伴う他疾患が存在しないことが必須条件となる．さらに，アミロイドβタンパク（amyloid β-protein；Aβ）沈着がない場合がPART確実（definite），軽度のAβ沈着を認める場合が（Thal Aβ phase 1〜2）PART疑い（possible）となる．PARTにおけるNFT分布は，

98　第Ⅱ部　老年期の精神科臨床で遭遇する疾患と臨床神経病理

表 2-6-2　神経原線維変化型老年期認知症（SD-NFT）の神経病理学的診断基準および臨床診断ガイドライン

A．神経病理学的診断基準
　　a．下記の神経病理学的特徴を有する老年期発症の認知症である
　　　　1．海馬領域に多数の神経原線維変化（NFT）がある[a]
　　　　2．脳全体にわたり老人斑（アミロイドβタンパク沈着）をほとんど欠く
　　b．NFT が出現する他の認知症疾患を除外できる[b]
B．臨床診断ガイドライン
　　1．発症：老年期（とくに後期老年期）に記憶障害で発症
　　2．臨床症状と経過：初期は記憶障害を主体とし他の認知機能や人格は比較的
　　　　保たれる（軽度認知障害段階）．非常に緩徐に進行し，見当識や他の認知
　　　　機能も障害されてくる（認知症段階）
　　3．頭部画像（CT/MRI）：海馬領域の萎縮と側脳室下角の拡大
　　4．鑑別診断：アルツハイマー病および他の非アルツハイマー型変性認知症を
　　　　鑑別[c]

[a]多数の NFT が海馬および海馬傍回（とくに，CA1・海馬支脚・嗅内皮質・transentorhinal cortex）にみられ，neuropil threads と神経細胞脱落を伴う．NFT は，扁桃核・島・マイネルト核などにもみられるが，大脳皮質にはまれである．NFT の分布は Braak & Braak 分類のⅢ〜Ⅳ（limbic stage）に該当する．
[b]アルツハイマー病，進行性核上性麻痺，石灰化を伴うびまん性神経原線維変化病（DNTC），第 17 染色体に連鎖する前頭側頭型認知症およびパーキンソニズム（FTDP-17），筋萎縮性側索硬化症/パーキンソニズム/認知症複合ほか.
[c]アルツハイマー病との鑑別にはアミロイドイメージングが有用.
（Yamada M : Senile dementia of the neurofibrillary tangle type（tangle-only dementia）; Neuropathological criteria and clinical guidelines for diagnosis. *Neuropathology*, 23（4）: 311-317, 2003）

表 2-6-3　Primary age-related tauopathy（PART）：分類基準

1．必須条件
　　・Braak stage Ⅳ以下（通常はⅢ以下）の NFT が存在する
2．以下のように下位分類される

カテゴリー	Thal Aβ phase[a]	NFT に関連した他の疾患 [b]
definite	0	なし
possible	1〜2	なし

　　例としては，PART，definite，Braak stage Ⅱ
　　　　　　　　PART，possible，Braak stage Ⅲ，Thal Aβ phase 2

3．補助的な検討（要求されてはいない）
　　・免疫組織化学：3 リピートタウ・4 リピートタウともに陽性
　　・電子顕微鏡　：paired helical filament（PHF）の存在
　　・遺伝学　　　：タウ遺伝子変異なし

Aβ：アミロイドβタンパク
[a]Thal Aβ phase については文献を参照のこと（Rijal Upadhaya A, 2014；Thal DR, 2006）．CERAD の neuritic plaque density score を用いている研究室では，neuritic plaque の出現頻度が，"none" の場合は "definite" に，"sparse" の場合は "possible" に分類する.
[b]たとえば，進行性核上性麻痺，大脳皮質基底核変性症，ピック病，タウ遺伝子変異を伴う前頭側頭葉変性症，慢性外傷性脳症
（Crary JF, Trojanowski JQ, Schneider JA, Abisambra JF, et al. : Primary age-related tauopathy（PART）; A common pathology associated with human aging. *Acta Neuropathol*, 128（6）: 755-766, 2014）

Braak stage Ⅲ～Ⅳ（limbic stage）以下であり，stage Ⅴ～Ⅵ（isocortical stage）には進展しないことが特徴であり，重要なポイントである[71]．また，PART でみられる NFT は 3R ＋ 4R タウアイソフォームからなり，電顕的には paired helical filament（PHF）が認められ，AD と同様とされている．

　PART は疾患名ではなく，NFT が内側側頭葉を中心に分布し，老人斑はないか，あっても少数にとどまる状態を示す病理学的用語であり[7]，臨床的には，正常認知機能～軽度認知障害～認知症などさまざまなレベルを呈しうることに留意が必要である[71]．高度な PART 病理を有し，臨床的に認知症を呈した場合が SD-NFT となる[73]．

　PART 病理の合併病理や，認知機能との関連について報告されている．PART-definite 52 例を対象とした研究で，29％が TDP-43 陽性（多くは軽度），31％が AGD を有していた[28]．また，PART 病理の重篤さ（Braak NFT stage）が，認知機能検査の成績（n ＝ 44）や MRI での海馬萎縮（n ＝ 30）と有意に相関していた[28]．別の研究では，亡くなる前 1 年以内に臨床評価を受けていた PART-definite 170 例のうち，98 例（58％）が症候性（CDR ＞ 0）で，61 例（36％）が認知症であった[3]．また，NFT Braak stage が症候性の予測因子となっていた[3]．なお，後者の報告は，アメリカ National Alzheimer's Coordinating Center（NACC）のデータベースを用いており，ほとんどの例で Thal amyloid phase の記載がないため，アミロイド病理の評価が neuritic plaque の有無により評価されている．そのため，PART-definite と分類されている例のうち 32％では diffuse plaque を有していることに留意が必要である[3,73]．

3．老年期精神障害との関連

　SD-NFT は，高齢発症で認知機能障害が前景に立つことが多いことから，臨床的には AD と診断されている症例が多い[76]．実際に，SD-NFT 51 例中 31 例が probable あるいは possible AD と診断されていたとする報告[27]がある．わが国の精神科領域からの報告でも，SD-NFT 22 剖検例の検討で，臨床診断は AD であった例が 12 例（55％）と最も多かったとされている[29]．ただし，その報告では，AD に次いで多かったのは，精神病性障害と診断されていた例であった（4 例〈18％〉）[29]．初期の臨床症状を検討すると，記憶障害が 13 例と最多であるが，妄想も 11 例で認めており，2 番目に多かった症候とされる．また，全経過を通してみると，16 例で妄想が認められていた．全経過中の精神症状をみると，妄想に次いで易刺激性（54.5％）や行動異常（27.2％），無気力（27.2％）などが高頻度に認められていた[29]．この報告は，精神科を主体とした認知症専門病棟における症例を主な対象としていることから，施設バイアスの影響を考慮しなければならないが，SD-NFT には，妄想が前景に立つ一群が存在する可能性が高い[29]．

　なお，SD-NFT では，側坐核に高度のタウ蓄積が生じていることが報告されている[30]．側坐核病変の高度な症例では，AD 群も含めて，妄想合併例が多いことも明らかとなっている[30]．側坐核病変と妄想との関連も，今後さらに検討されるべき課題といえよう．

100 第Ⅱ部 老年期の精神科臨床で遭遇する疾患と臨床神経病理

表2-6-4 石灰化を伴うびまん性神経原線維変化病（DNTC）の臨床診断基準

1．DNTC の診断に必須な特徴（probable, possible ともに）
・認知症がある．具体的には，進行性の認知機能低下を認め，そのために社会的または職業的機能に障害をきたしている
・記憶障害は，初期には目立たないこともあるが，進行とともに明らかになるのが典型的である
2．中核的な特徴．Probable DNTC と診断するためには，A ＋ B または A ＋ C を満たす必要がある．Possible DNTC と診断するためには，A のみでよい
　A．CT 像にて，基底核と歯状核に（両方またはどちらかに），両側性に，明らかな石灰化を認める（Fahr 型石灰化）
　B．側頭葉・前頭葉症候群を認め，そのために社会的または職業的機能に障害をきたしている
　C．CT または MRI 像にて，両側性に，側頭葉または側頭前頭葉の限局性萎縮を認める
3．支持的特徴．よく認められる所見であるが，診断的な特異性は不明である
・初老期発症
・病識の欠如
・自発性の喪失
・錐体外路徴候
・血清カルシウム（Ca）・リン（P）や副甲状腺ホルモンは正常範囲内
・SPECT でびまん性の血流低下，とくに両側の側頭前頭葉に目立つ
4．以下の所見を認める際には，DNTC の診断は疑わしい
・局所性の神経徴候あるいは脳画像上から，脳血管障害が明らかである
・臨床像を，一部分あるいはすべて説明することが可能な他の疾患あるいは脳障害がある
・初期から，けいれん発作や歩行障害が目立つ

(Ukai K, Kosaka K : Diffuse neurofibrillary tangles with calcification（Kosaka-Shibayama disease）in Japan. *Psychiatry Clin Neurosci*, 70（3）: 131-140, 2016)

Ⅲ．石灰化を伴うびまん性神経原線維変化病

1．概略と歴史的経緯

　石灰化を伴うびまん性神経原線維変化病（diffuse neurofibrillary tangles with calcification ; DNTC）は，側頭葉・前頭葉に限局性の萎縮を呈し，大脳皮質に多数の神経原線維変化（NFT）が出現するものの，老人斑は欠き，Fahr 病様の石灰化を伴う疾患である．頻度はまれであり，これまでの報告例はほとんどがわが国からのものである[59]．最近，DNTC に関する総説が鵜飼らにより発表されており，新たな臨床診断基準も提唱されている（表2-6-4）[67, 69]．参照すべき文献であり，本稿も多くを負っている．

　1965 年に安藤ら[1]は側頭葉および前頭葉に萎縮を示し，大脳皮質に NFT は多数出現しているが，老人斑はほとんどなく，基底核と小脳に石灰化を伴う初老期の認知症例を学会報告した．論文での報告例は，1973 年の小阪ら[31]が最初である．その後，同様に，側頭葉・前頭葉に限局性萎縮を示し，大脳皮質に多数の NFT が出現するものの，老人斑は欠き，Fahr 病様の石灰化を伴う剖検例の報告が続き，こうした一群の例を 1992 年に小阪[32]は「石灰沈着を伴う瀰漫性皮質性神経原線維変化病（diffuse cortical neurofibrillary tangle disease with calcification ; DCNTDC）」と，また，それとは独立して同じく 1992 年に柴山ら[54]は「Non-Alzheimer non-Pick dementia with Fahr's syndrome」と名づけた．その後，1994 年に小阪[33]が DNTC と命名し，現在では，この DNTC という呼称が一般的に用いら

れており，時に小阪・柴山病と呼ばれることもある.

2．病理学的特徴

柴山ら[54]は，病理学的特徴として，①老人斑の欠如，②新皮質に多数の NFT が広範に出現，③ Fahr type の石灰沈着，④側頭葉 and/or 前頭葉の限局性萎縮，⑤萎縮部位の白質に中等度以上の脱髄と線維性グリオーシス，⑥マイネルト核での軽度〜中等度の神経細胞消失を挙げ，小阪[33]は，臨床病理学的特徴として，①初老期発症の緩徐進行性皮質性認知症，②側頭葉あるいは側頭前頭葉の限局性萎縮，③大脳皮質に広範にみられる多数のNFT，④顕著な石灰沈着を挙げている.

剖検例の脳重は 720〜1,300 g であり，前頭側頭葉（側頭葉優位）に比較的限局性の萎縮を認め，また側脳室下角の開大が特徴的である[59]．側頭葉の萎縮は側頭極で最も強く，後方にいくにつれて軽くなる．萎縮は扁桃核・海馬・上側頭回・島回にまで広がることが多く，ピック病よりも広い傾向にある[59].

組織学的には，皮質全層にわたって神経細胞脱落を認め，とくに萎縮の強い領域では皮質上層の海綿状態が目立つ[59]．大脳白質にも顕著な脱髄とグリオーシスがみられ，これは皮質の神経細胞脱落に伴う二次性変化としては説明できないほど目立つ．DNTC では，正常加齢と比較してより高度な大脳白質の細動脈硬化が認められるため[60]，そのことが影響している可能性もある.

NFT は大脳皮質全域のほか，扁桃体・マイネルト基底核にも多く，さらに視床下部，視床，被殻，縫線核，青斑核などにも出現する[59]．細胞外 NFT が多く認められることも特徴的である（図2-6-4）．NFT の分布については，側頭葉の後方部より前方部に多いこと，とくに側頭極では非常に目立ち，多数の細胞外 NFT を伴うことが報告されている[68]．DNTC においては，AD と同じように 4R ＋ 3R タウが異常蓄積しており，電顕所見も AD の NFT と酷似している（図2-6-4）[57].

石灰沈着は，主に淡蒼球や小脳歯状核に認められる（図2-6-4）．小動脈の壁内や細血管の周囲に，あるいは脳実質に遊離して沈着している．頭蓋内石灰沈着に関して，実質内遊離型の石灰沈着は DNTC では全例に認められるものの，他の疾患では比較的まれであることが報告されている[10].

DNTC では，その大多数の例において α-シヌクレインの異常蓄積を合併している[13,78]．DNTC における α-シヌクレインの沈着は扁桃核で最も高頻度である．また，リン酸化TDP-43 の沈着も大多数の例で認められることが最近，明らかとなった[14].

なお，DNTC の石灰化部位や脳実質において，他疾患と比べて有意に高濃度の鉛蓄積を認めることが報告されているが[15,16]，他疾患との比較では差はないとする否定的な報告[22]もある.

102　第Ⅱ部　老年期の精神科臨床で遭遇する疾患と臨床神経病理

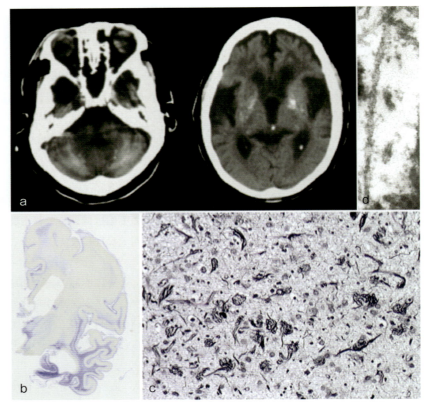

a：頭部 CT で，大脳基底核および小脳歯状核領域に石灰化を認める（73 歳女性）
b：Holzer 染色で，側頭葉のグリオーシスが顕著に認められる（75 歳女性）．
c：海馬傍回に認められた多数の神経原線維変化（NFT）．細胞外 NFT も多く認められる（Gallyas 染色，×200 倍視野，49 歳男性）．
d：電子顕微鏡で paired helical filament（PHF）が認められる（b と同じ 75 歳女性）．

図 2-6-4　石灰化を伴うびまん性神経原線維変化病（DNTC）の頭部 CT 画像と病理学的特徴

3．頻度，臨床症候

　DNTC はまれな疾患であり，臨床例では，認知症患者 3,053 人中 4 例の DNTC 例を認めたとする報告[56]がある．剖検例では，東京都健康長寿医療センターの高齢者ブレインバンクでは「高齢者連続剖検例約 8,000 例中 3 例」との記載がある[38]．筆者らの教室では，1,000 例を超える剖検例のうち，DNTC は 5 例である．
　DNTC の初発症状としては，記銘力障害や見当識障害が最も多い．比較的まれであるが，発動性低下・幻覚妄想・脱抑制・性格変化（易怒性）を初発症状とした例も報告されている[59]．進行は緩徐で初期には接触性も保たれており，神経症状も乏しいことから AD と診断されることも少なくないが，発動性低下・思考怠惰・滞続言語などから前頭側頭型認知症（frontotemporal dementia；FTD）と診断された例もある．中期になると，感情・行動

面では，落ち着きのなさや攻撃性，自発性欠如，多幸などが出現することが多い．健忘性失語や反復言語（palilalia）などの言語症状，Klüver-Bucy 症候群や幻覚・妄想などもまれではない．ただし FTD でみられるような反社会的行動や異常行動などはまれである．経過とともにパーキンソン症状や錐体路症状を伴い，さらに進行すると嚥下障害や原始反射も出現し，寝たきりとなり失外套状態となる[59]．現在，DNTC に対して有効性が証明されている薬物治療は存在しない．

4．検査所見

頭部 CT では脳内石灰化が病初期からみられ，病期が進行しても石灰化の程度にはほとんど変化はみられない（図 2-6-4）．石灰化の範囲は，基底核〜小脳歯状核，大脳白質にわたって広範囲に認められる例が多いが，生理的な範囲にとどまる例も報告されている．

頭部 CT あるいは MRI による観察では，大脳萎縮は病初期にはあまり目立たないが，以後しだいに進行する．側頭葉優位に前頭・側頭葉の限局性萎縮を呈する例が典型的であり，左右差は認めないことが多い．側頭葉の萎縮は前方により強いが，FTD でみられるような knife-edged shape にまで至ることはまれである．前頭葉の萎縮は眼窩面に強調されるが，穹隆面により目立つ例も報告されている．進行に伴い，側脳室下角の開大が顕著になってくる．Fahr 病では限局性の脳萎縮を認めないことが鑑別点となる．長期経過例では，periventricular lucency あるいは periventricular hyperintensity が認められることが多い[59]．

おわりに

AGD，SD-NFT，DNTC について，神経病理学的所見を含めて概説した．老年期の精神障害を診療する際にも，常に念頭においておくべき疾患群である．

本稿は，下記の研究費を活用して書かれました．文部科学省科研費基盤研究 C（15K09831，15K09867，16K10251，17K10331），AMED 日本ブレインバンクネットの構築（17dm0107109h0002），AMED 認知症臨床ゲノム情報データベース構築に関する開発研究（17kk0205009s0702），厚生労働科学研究費補助金 難治性疾患等政策研究事業（H29-難治-一般-033），国立精神・神経医療研究センター 精神・神経疾患研究開発費（27-6-2），慈圭精神医学研究所（研究費）．

文　献

1) 安藤　烝, 岡庭　武, 橘　勝也：Pick 病の 1 剖検例. 神経研究の進歩, **9**（1）：181-182（1965）.
2) Bancher C, Egensperger R, Kösel S, Jellinger K, et al.: Low prevalence of apolipoprotein E epsilon 4 allele in the neurofibrillary tangle predominant form of senile dementia. *Acta Neuropathol*, **94**（5）：403-409（1997）.
3) Besser LM, Crary JF, Mock C, Kukull WA : Comparison of symptomatic and asymptomatic persons with primary age-related tauopathy. *Neurology*, **89**（16）：1707-1715（2017）.

4) Braak H, Braak E : Argyrophilic grains ; Characteristic pathology of cerebral cortex in cases of adult onset dementia without Alzheimer changes. *Neurosci Lett*, **76** (1) : 124-127 (1987).

5) Braak H, Braak E : Cortical and subcortical argyrophilic grains characterize a disease associated with adult onset dementia. *Neuropathol Appl Neurobiol*, **15** (1) : 13-26 (1989).

6) Braak H, Braak E : Argyrophilic grain disease ; Frequency of occurrence in different age categories and neuropathological diagnostic criteria. *J Neural Transm (Vienna)*, **105** (8-9) : 801-819 (1998).

7) Crary JF, Trojanowski JQ, Schneider JA, Abisambra JF, et al.: Primary age-related tauopathy (PART) ; A common pathology associated with human aging. *Acta Neuropathol*, **128** (6) : 755-766 (2014).

8) Ding ZT, Wang Y, Jiang YP, Yoshida M, et al.: Argyrophilic grain disease ; Frequency and neuropathology in centenarians. *Acta Neuropathol*, **111** (4) : 320-328 (2006).

9) Ferrer I, Santpere G, van Leeuwen FW : Argyrophilic grain disease. *Brain*, **131** (Pt 6) : 1416-1432 (2008).

10) Fujita D, Terada S, Ishizu H, Yokota O, et al.: Immunohistochemical examination on intracranial calcification in neurodegenerative diseases. *Acta Neuropathol*, **105** (3) : 259-264 (2003).

11) Gil MJ, Serrano S, Manzano MS, Cuadrado ML, et al.: Argyrophilic grain disease presenting as behavioral frontotemporal dementia. *Clin Neuropathol*, **38** (1) : 8-13 (2019).

12) Grinberg LT, Heinsen H : Argyrophilic grain disease ; An update about a frequent cause of dementia. *Dement Neuropsychol*, **3** (1) : 2-7 (2009).

13) Hishikawa N, Hashizume Y, Ujihira N, Okada Y, et al.: Alpha-synuclein-positive structures in association with diffuse neurofibrillary tangles with calcification. *Neuropathol Appl Neurobiol*, **29** (3) : 280-287 (2003).

14) Habuchi C, Iritani S, Sekiguchi H, Torii Y, et al.: Clinicopathological study of diffuse neurofibrillary tangles with calcification ; With special reference to TDP-43 proteinopathy and alpha-synucleinopathy. *J Neurol Sci*, **301** (1-2) : 77-85 (2011).

15) Haraguchi T, Ishizu H, Kawai K, Tanabe Y, et al.: Diffuse neurofibrillary tangles with calcification (a form of dementia) ; X-ray spectrometric evidence of lead accumulation in calcified regions. *Neuroreport*, **12** (6) : 1257-1260 (2001).

16) Haraguchi T, Ishizu H, Takehisa Y, Kawai K, et al.: Lead content of brain tissue in diffuse neurofibrillary tangles with calcification (DNTC) ; The possibility of lead neurotoxicity. *Neuroreport*, **12** (18) : 3887-3890 (2001).

17) Honda H, Sasaki K, Hamasaki H, Shijo M, et al.: Trends in autopsy-verified dementia prevalence over 29 years of the Hisayama study. *Neuropathology*, **36** (4) : 383-387 (2016).

18) Ikeda C, Yokota O, Nagao S, Ishizu H, et al.: Corticobasal degeneration initially developing motor versus non-motor symptoms ; A comparative clinicopathological study. *PSYCHOGERIATRICS*, **14** (3) : 152-164 (2014).

19) Ikeda C, Yokota O, Nagao S, Ishizu H, et al.: The Relationship Between Development of Neuronal and Astrocytic Tau Pathologies in Subcortical Nuclei and Progression of Argyrophilic Grain Disease. *Brain Pathol*, **26** (4) : 488-505 (2016).

20) 池田研二：精神医学と神経病理学の観点から．老年精神医学雑誌，**19**（増刊-Ⅰ）：28-32 (2008).

21) Ikeda K, Akiyama H, Arai T, Sahara N, et al.: A subset of senile dementia with high incidence of the apolipoprotein E epsilon2 allele. *Ann Neurol*, **41** (5) : 693-695 (1997).

22) 石原良子，入谷修司，水野　裕，柴山漠人ほか：石灰沈着を伴うびまん性神経原線維変化病の脳内における金属元素の検討．*Neuropathology*，**25**〔Suppl.〕：126 (2005).

23) Itoh, Yamada M, Yoshida R, Suematsu N, et al.: Dementia characterized by abundant neurofibril-

lary tangles and scarce senile plaques ; A quantitative pathological study. *Eur Neurol*, **36** (2) : 94-97 (1996).

24) Iwasaki Y, Deguchi A, Mori K, Ito M, et al.: An autopsy case of a centenarian with the pathology of senile dementia of the neurofibrillary tangle type. *PSYCHOGERIATRICS*, **17** (2) : 126-129 (2017).

25) Janocko NJ, Brodersen KA, Soto-Ortolaza AI, Ross OA, et al.: Neuropathologically defined subtypes of Alzheimer's disease differ significantly from neurofibrillary tangle-predominant dementia. *Acta Neuropathol*, **124** (5) : 681-692 (2012).

26) Jellinger KA, Bancher C : Senile dementia with tangles (tangle predominant form of senile dementia). *Brain Pathol*, **8** (2) : 367-376 (1998).

27) Jellinger KA, Attems J : Neurofibrillary tangle-predominant dementia ; Comparison with classical Alzheimer disease. *Acta Neuropathol*, **113** (2) : 107-117 (2007).

28) Josephs KA, Murray ME, Tosakulwong N, Whitwell JL, et al.: Tau aggregation influences cognition and hippocampal atrophy in the absence of beta-amyloid ; A clinico-imaging-pathological study of primary age-related tauopathy (PART). *Acta Neuropathol*, **133** (5) : 705-715 (2017).

29) 河上　緒, 新井哲明, 秋山治彦：tangle-predominant dementia （神経原線維変化型老年期認知症）の臨床病理学的特徴. 老年精神医学雑誌, **27** (1)：75-80 (2016).

30) Kawakami I, Hasegawa M, Arai T, Ikeda K, et al.: Tau accumulation in the nucleus accumbens in tangle-predominant dementia. *Acta Neuropathol Commun*, **2** : 40 (2014).

31) 小阪憲司, 柴山漠人, 小林　宏, 星野干城ほか：分類困難な初老期痴呆症の1剖検例. 精神経誌, **75** (1)：18-35 (1973).

32) 小阪憲司：アルツハイマー病, ピック病, Fahr病の特徴を有する初老期痴呆症；「石灰沈着を伴う瀰漫性皮質性神経原線維変化病」の提唱. 老年精神医学雑誌, **3** (7)：743-750 (1992).

33) Kosaka K : Diffuse neurofibrillary tangles with calcification ; A new presenile dementia. *J Neurol Neurosurg Psychiatry*, **57** (5) : 594-596 (1994).

34) Kouri N, Murray ME, Hassan A, Rademakers R, et al.: Neuropathological features of corticobasal degeneration presenting as corticobasal syndrome or Richardson syndrome. *Brain*, **134** (Pt 11) : 3264-3275 (2011).

35) Martinez-Lage P, Munoz DG : Prevalence and disease associations of argyrophilic grains of Braak. *J Neuropathol Exp Neurol*, **56** (2) : 157-164 (1997).

36) Matsui Y, Tanizaki Y, Arima H, Yonemoto K, et al.: Incidence and survival of dementia in a general population of Japanese elderly ; The Hisayama study. *J Neurol Neurosurg Psychiatry*, **80** (4) : 366-370 (2009).

37) Miki T, Yokota O, Ishizu H, Kuroda S, et al.: Behavioral variant of frontotemporal dementia ; Fundamental clinical issues associated with prediction of pathological bases. *Neuropathology*, **36** (4) : 388-404 (2016).

38) 村山繁雄, 齊藤祐子：その他の認知症. タウオパチーによる認知症；DG, NFTD, DNTC. 神経内科, **72** 〔Suppl.6〕：404-408 (2010).

39) 村山繁雄：嗜銀顆粒性認知症. 最新医学, **71** (3月増刊)：699-706 (2016).

40) 長尾茂人, 横田　修, 池田智香子, 三木知子ほか：嗜銀顆粒病. 老年精神医学雑誌, **27** (1)：51-58 (2016).

41) Nagao S, Yokota O, Ikeda C, Takeda N, et al.: Argyrophilic grain disease as a neurodegenerative substrate in late-onset schizophrenia and delusional disorders. *Eur Arch Psychiatry Clin Neurosci*, **264** (4) : 317-331 (2014).

42) Nishida N, Hata Y, Yoshida K, Kinoshita K : Neuropathologic features of suicide victims who presented with acute poststroke depression ; Significance of association with neurodegenerative

disorders. *J Neuropathol Exp Neurol*, **74**（5）：401-410（2015）.

43) Perry DC, Brown JA, Possin KL, Datta S, et al.: Clinicopathological correlations in behavioural variant frontotemporal dementia. *Brain*, **140**（12）: 3329-3345（2017）.

44) Petersen RC, Parisi JE, Dickson DW, Johnson KA, et al.: Neuropathologic features of amnestic mild cognitive impairment. *Arch Neurol*, **63**（5）: 665-672（2006）.

45) Pham CT, de Silva R, Haïk S, Verny M, et al.: Tau-positive grains are constant in centenarians' hippocampus. *Neurobiol Aging*, **32**（7）: 1296-1303（2011）.

46) Rábano A, Rodal I, Cuadros R, Calero M, et al.: Argyrophilic grain pathology as a natural model of tau propagation. *J Alzheimers Dis*, **40**〔Suppl. 1〕: S123-133（2014）.

47) Rodriguez RD, Suemoto CK, Molina M, Nascimento CF, et al.: Argyrophilic Grain Disease ; Demographics, Clinical, and Neuropathological Features From a Large Autopsy Study. *J Neuropathol Exp Neurol*, **75**（7）: 628-635（2016）.

48) 齊藤祐子，村山繁雄：嗜銀顆粒性認知症の鑑別診断．最新医学，**68**（4）：820-826（2013）.

49) 齊藤祐子：嗜銀顆粒性認知症の臨床と診断．老年精神医学雑誌，**27**（増刊-Ⅰ）：80-87（2016）.

50) Saito Y, Nakahara K, Yamanouchi H, Murayama S : Severe involvement of ambient gyrus in dementia with grains. *J Neuropathol Exp Neurol*, **61**（9）: 789-796（2002）.

51) Saito Y, Ruberu NN, Sawabe M, Arai T, et al.: Staging of argyrophilic grains ; An age-associated tauopathy. *J Neuropathol Exp Neurol*, **63**（9）: 911-918（2004）.

52) Saito Y, Murayama S : Neuropathology of mild cognitive impairment. *Neuropathology*, **27**（6）: 578-584（2007）.

53) Santa-Maria I, Haggiagi A, Liu X, Wasserscheid J, et al.: The MAPT H1 haplotype is associated with tangle-predominant dementia. *Acta Neuropathol*, **124**（5）: 693-704（2012）.

54) Shibayama H, Kobayashi H, Nakagawa M, Yamada K, et al.: Non-Alzheimer non-Pick dementia with Fahr's syndrome. *Clin Neuropathol*, **11**（5）: 237-250（1992）.

55) Shioya A, Saito Y, Arima K, Kakuta Y, et al.: Neurodegenerative changes in patients with clinical history of bipolar disorders. *Neuropathology*, **35**（3）: 245-253（2015）.

56) 田辺康之，黒田重利：石灰沈着を伴うびまん性神経原線維変化病（DNTC）．*Dementia Japan*, **15**（1）: 8-15（2001）.

57) Tanabe Y, Ishizu H, Ishiguro K, Itoh N, et al.: Tau pathology in diffuse neurofibrillary tangles with calcification（DNTC）; Biochemical and immunohistochemical investigation. *Neuroreport*, **11**（11）: 2473-2477（2000）.

58) Tatsumi S, Mimuro M, Iwasaki Y, Takahashi R, et al.: Argyrophilic grains are reliable disease-specific features of corticobasal degeneration. *J Neuropathol Exp Neurol*, **73**（1）: 30-38（2014）.

59) 寺田整司：石灰化を伴うびまん性神経原線維変化病（DNTC）．老年精神医学雑誌，**27**（1）: 67-74（2016）.

60) Terada S, Ishizu H, Tanabe Y, Takehisa Y, et al.: Plaque-like structures and arteriosclerotic changes in "diffuse neurofibrillary tangles with calcification"（DNTC）. *Acta Neuropathol*, **102**（6）: 597-603（2001）.

61) Togo T, Cookson N, Dickson DW : Argyrophilic grain disease ; Neuropathology, frequency in a dementia brain bank and lack of relationship with apolipoprotein E. *Brain Pathol*, **12**（1）: 45-52（2002）.

62) Togo T, Sahara N, Yen SH, Cookson N, et al.: Argyrophilic grain disease is a sporadic 4-repeat tauopathy. *J Neuropathol Exp Neurol*, **61**（6）: 547-556（2002）.

63) Tolnay M, Spillantini MG, Goedert M, Ulrich J, et al.: Argyrophilic grain disease ; Widespread hyperphosphorylation of tau protein in limbic neurons. *Acta Neuropathol*, **93**（5）: 477-484

(1997).

64) Tolnay M, Clavaguera F : Argyrophilic grain disease ; A late-onset dementia with distinctive features among tauopathies. *Neuropathology*, **24** (4) : 269-283 (2004).

65) Tsuchiya K, Mitani K, Arai T, Yamada S, et al.: Argyrophilic grain disease mimicking temporal Pick's disease ; A clinical, radiological, and pathological study of an autopsy case with a clinical course of 15 years. *Acta Neuropathol*, **102** (2) : 195-199 (2001).

66) Uchihara T : Pretangles and neurofibrillary changes ; Similarities and differences between AD and CBD based on molecular and morphological evolution. *Neuropathology*, **34** (6) : 571-577 (2014).

67) 鵜飼克行, 小阪憲司：日本における石灰沈着を伴うびまん性神経原線維変化病（小阪・柴山病）. 精神経誌, **119** (7)：463-471 (2017).

68) Ukai K, Shibayama H, Ishihara R, Ozaki N : Distribution of neurofibrillary tangles in diffuse neurofibrillary tangles with calcification. *Psychiatry Clin Neurosci*, **63** (5) : 646-651 (2009).

69) Ukai K, Kosaka K : Diffuse neurofibrillary tangles with calcification (Kosaka-Shibayama disease) in Japan. *Psychiatry Clin Neurosci*, **70** (3) : 131-140 (2016).

70) Ulrich J, Spillantini MG, Goedert M, Dukas L, et al.: Abundant neurofibrillary tangles without senile plaques in a subset of patients with senile dementia. *Neurodegeneration*, **1** : 257-284 (1992).

71) 山田正仁：Senile dementia of the neurofibrillary tangle type（SD-NFT）と Primary age-related tauopathy（PART）の概念をめぐって. *Dementia Japan*, **30** (1)：103-111 (2016).

72) 山田正仁：神経原線維変化型老年期認知症；診断と治療の展望. 老年精神医学雑誌, **27** (増刊-I)：73-79 (2016).

73) 山田正仁：神経原線維変化型老年期認知症. *BRAIN and NERVE*—神経研究の進歩, **70** (5)：533-541 (2018).

74) Yamada M, Itoh Y, Otomo E, Suematsu N, et al.: Dementia of the Alzheimer's type and related dementias in the aged ; DAT subgroups and senile dementia of the neurofibrillary tangle type. *Neuropathology*, **16** (2) : 89-98 (1996).

75) Yamada M, Itoh Y, Sodeyama N, Suematsu N, et al.: Senile dementia of the neurofibrillary tangle type ; A comparison with Alzheimer's disease. *Dement Geriatr Cogn Disord*, **12** (2) : 117-126 (2001).

76) Yamada M : Senile dementia of the neurofibrillary tangle type (tangle-only dementia) ; Neuropathological criteria and clinical guidelines for diagnosis. *Neuropathology*, **23** (4) : 311-317 (2003).

77) 横田　修, 長尾茂人, 池田智香子, 三木知子ほか：嗜銀顆粒病の認知機能障害, 生活障害, 行動・心理症状. 精神医学, **58** (11)：941-951 (2016).

78) Yokota O, Terada S, Ishizu H, Tsuchiya K, et al.: NACP/alpha-synuclein immunoreactivity in diffuse neurofibrillary tangles with calcification (DNTC). *Acta Neuropathol*, **104** (4) : 333-341 (2002).

79) Yokota O, Miki T, Ikeda C, Nagao S, et al.: Neuropathological comorbidity associated with argyrophilic grain disease. *Neuropathology*, **38** (1) : 82-97 (2018).

80) Yoshida K, Hata Y, Kinoshita K, Takashima S, et al.: Incipient progressive supranuclear palsy is more common than expected and may comprise clinicopathological subtypes ; A forensic autopsy series. *Acta Neuropathol*, **133** (5) : 809-823 (2017).

（寺田整司, 横田　修, 三木知子, 竹之下慎太郎, 原口　俊, 石津秀樹, 黒田重利, 山田了士）

■ 第7章 ■

ハンチントン病
運動症状・精神症状と神経病理

はじめに

　ハンチントン病（Huntington disease；HD）は常染色体優性（顕性）遺伝形式をとる神経変性疾患であり，進行性に運動症状，認知機能障害，精神症状をきたす．発症頻度は欧米では5〜10/10万人の頻度であるが，日本ではその10%であるといわれている[19]．発症年齢は2歳ごろ〜80歳代までと幅広く分布しているが，平均して30〜50歳で発症し，平均罹病期間は17〜20年である．単一遺伝子疾患であるが症状の発現様式は多彩で，症例ごとにさまざまな経過をたどる．原因遺伝子は，第4染色体短腕4p16.3上の*HTT*であり，遺伝子産物はハンチンチン（huntingtin）と呼ばれ，CAG のリピート数の異常伸長が病因のトリプレットリピート病およびポリグルタミン病の代表的な疾病である．

　かつてはハンチントン舞踏病と呼ばれていたように運動症状が先行する症例が多い一方で，精神症状を初発症状として，精神科を受診することもまれならずあり，他の精神疾患との鑑別を要する場合も多い．

　本章では，まずHDの一般事項について知識を整理したのち，精神科的問題を端緒としたHDの症例を簡単に呈示し，最後にHDにおける特徴的な神経病理学的所見について紹介する．

Ⅰ．ハンチントン病について

1．歴史背景

　ハンチントン病（HD）は，ジョージ・ハンチントン（George Huntington）[10]により1872年に報告されて以後，一つの疾患単位として認められた．彼は，祖父の代から診察していた患者家系について，遺伝性で難治進行性の舞踏病があることを指摘し，成人に出現し，精神症状や自殺傾向があることを記載した．日本での最初の臨床例は1918年の呉

110 第Ⅱ部　老年期の精神科臨床で遭遇する疾患と臨床神経病理

秀三[13,14]による殺人犯の鑑定例であり，また最初の剖検例は1927年の吉益脩夫[26]による
もので，本稿の症例1と同様に刑務所に入所中，性格変化と不随意運動が出現した症例で
あった[20].

　長らく「ハンチントン舞踏病（Huntington's chorea）」と呼ばれていたが，1980年代に
至って舞踏運動以外の認知機能障害や精神症状が注目されてきたこともあり，ハンチント
ン病と呼称された．1983年には第4染色体の関連が報告され，1993年にHTT遺伝子が同
定され，本疾患において，そのCAGリピート配列が異常伸長していることが示された[1].

2．遺伝子

　HTT遺伝子は67のエクソンからなる189kbの長さを有する遺伝子であり，第1エクソ
ンにCAGのリピート配列を有している．正常のHTT遺伝子のCAGリピート数は6〜26
回程度であるが，28回以上となると複製の不安定性が生じ，生殖細胞形成の際にリピー
トが伸長していく（減ることもあるが頻度は低い）．それにより，親から子どもの代に下
るにつれてCAGリピート数は増大する．とくに卵子よりも精子形成のほうで複製が不安
定になりやすいため，父親からの遺伝では子どものリピート数はより大きくなる．浸透率
はほぼ100%であると一般に思われているが，リピート数が35回までの場合，症状をき
たさない．36〜39回では不完全浸透であり，40回を超えると完全浸透するようにな
る[19,25]．リピート数が発症年齢と相関しており，リピート数が増大するほど，発症年齢は
若くなる傾向にあり，表現促進現象と呼ばれる．

3．臨床症状
1）運動症状

　舞踏運動が特徴的であり，これは，唐突で速い不規則な不随意運動である．四肢や体幹
に出現するため，患者はあたかも踊っているように見える．発症早期には協調運動の微細
な障害と軽微な不随意運動を認めるのみで，「くせ」とか「落ち着きがない」とみなされ
ることが多い．眼球運動障害や舌の持続挺出障害が発症早期にみられる．病期の進行に伴
い舞踏運動が顕在化する．四肢，体幹のどこでも観察できるが，脳神経系では顔しかめ運
動とともに舌，咽頭喉頭の運動が阻害され，発声や発語のコントロール障害，嚥下障害を
きたす．不随意運動は舞踏運動のみならず，ジストニアやアテトーシス，振戦，ミオク
ローヌスが混在することが多い[8].

　ジストニアやパーキンソニズムは経過後半期に出現し，舞踏運動が減衰するにつれて優
勢な症状となる．しかし，若年性HD（20歳以下発症）ではパーキンソニズムが発症時点
から認められる頻度が高く（固縮・無動型：Westphal variant），臨床像は多彩となる．

　ミオクローヌスは若年性HDでよくみられ，けいれんと誤診されることがある．チック
は，まばたき，鼻の攣縮，頭部のぴくつき，鼻を鳴らす，咳，吸い込みなどである．音声
チックが続くと周囲はいらいらしても，患者本人はさほど気にしないということがある[16].

2）認知機能障害

不随意運動に先行して現れることも，遅れて現れることもあるが，ほぼ必発である．特徴としては，遂行機能障害，作業記憶の障害，注意障害，視空間認知障害があり，皮質下性認知症の代表的疾患とされる．経過に伴い，しだいに記銘力低下，判断力低下，学習能力低下が目立つようになる．病状が進行すると失外套状態となる[11]．

3）精神症状

精神症状の特徴として，初期から行動異常が高頻度に現れ，攻撃性，衝動性の亢進や感情の爆発による異常な言動，アルコール乱用，性行為異常，食欲の異常亢進などがみられる．その背後には性格変化と精神症状がある[11]．頻度は報告によりばらつきがあり，性格変化38〜73％[21]，不安34〜61％[21]，抑うつ12.7〜69％[21,22]，強迫症状13.2％[22]，精神病症状1.2〜25％[3,17,21,22]とされ，自殺率は一般人口の5〜10倍に上る[25]．進行するにつれて，不活発さや自発性の低下，根気のなさなども顕在化していく．

若年性HDでは，発症時の精神症状として学業成績の低下や精神発達遅滞，自閉症様の行動障害，注意欠損，摂食障害などがみられることがあり，自殺企図の頻度や薬物中毒も成人型よりも高い．妄想が3〜11％の頻度でみられ，統合失調症と誤診されることもある[8]．

Ⅱ．症例呈示

〈症例1〉死亡時48歳，男性

同胞1人長男．母方にHDの家族歴がある．小学校中学年で両親が離婚し，以後母親に養育された．養育状況は放任であったという．10歳代前半から衝動制御の困難がみられ，窃盗やシンナー乱用，傷害など反社会的な行動を繰り返し，教護院，少年院，刑務所で総計10年間にわたり矯正処遇された．34歳ごろの服役途中に手指振戦が出現．刑務所内では易怒性が強く集団行動ができず，独居房生活となった．手のこわばりがあり，発語が不自由になり，徐々に進行した．満期出所後に精神科病院に入院となり，HDと診断された．立ったまま前屈し両手を床につけているような奇妙な姿勢をとり続けることが目立った．その後，嚥下困難が進行し，誤嚥性肺炎で死亡した．*HTT*遺伝子のCAGリピート数は55回であった．

〈症例2〉死亡時31歳，男性

同胞2人第二子次男．父がHDであることがのちに判明した．難産であり鉗子分娩で出生．発達に問題があり，2歳になっても一人歩きができなかった．小学校時は鏡文字を書いていた．落ち着きなく，徐々に勉強は遅れていった．中学校でいじめに遭い，中学2年生以降不登校となって引きこもり，昼夜逆転の生活を送るようになった．母に対する家庭内暴力もみられた．入浴しなくなり，衣服も替えず歯も磨かず，母親とは会話するものの

112　第Ⅱ部　老年期の精神科臨床で遭遇する疾患と臨床神経病理

独語の量が増えていった．また，時に大声で奇声を上げたり，遠方に住んでいる従兄弟の名前を大声で呼んだりすることもあった．17歳時には，「虫が庭にいる」と言って石鹸を鍋に溶かしてそれを庭にかけていたり，母親が目を離したすきに味噌汁などの中に化学調味料を大量に入れたりといった行動が目立つようになった．18歳時，精神科病院に初診となり，接触性の悪さから自閉症が疑われ，ウェクスラー成人知能検査第Ⅲ版（Wechsler Adult Intelligence Scale-Third Edition；WAIS-Ⅲ）は全検査IQ30，言語性IQ43，動作性IQ40であった．19歳時，裸足のままバスに乗ったり，店内で寝転んで起き上がらなかったり盗食などの行動が悪化したため入院となった．入院後も，女性患者の前で陰部を露出させたり，落ち着きなく徘徊していた．20歳ごろから，動作のなかに余分な動作が多少はいるようになり，21歳時には，腕を放り出したり手指をねじるような動きがみられ，舞踏運動が認められた．その後長期入院となったが，24歳ごろからやや舞踏運動は減少し，臥床状態で過ごすことが多くなっていった．29歳ごろから体重減少が進み，嚥下障害も進行し，死亡した．*HTT* 遺伝子のCAGリピート数は65回であった．

　呈示した症例1は衝動性や反社会的行動が若年から目立った例であり，症例2は初診時に自閉症が疑われていた例である．2症例ともに若年発症の傾向があったが，若年性HDでは精神症状や認知機能障害などの非典型的な症状から始まることがしばしばであり，診断が遅れる可能性が示唆されている[18]．一般にはHDの50〜70％は運動症状で始まるが，30〜50％は精神症状が初発症状であるとされている[4]．精神症状が先行して長期にわたって運動症状を認めなかった症例はいくつも報告されており[11,12]，そのなかにはHDの家族歴がはっきりしない症例も存在する．そのため，日常の精神科臨床においては鑑別診断のひとつとして頭の片隅にとどめておく必要がある．

Ⅲ．神経病理事項

1．肉眼所見

　HDにおいて最も特徴的な所見は線条体の萎縮であり，割面では尾状核の側脳室への膨隆は消失し，その幅がきわめて薄くなる（図2-7-1）．その結果として側脳室前角の拡大が目立ち，これは頭部CTやMRIなどの臨床画像においても生前に確認できることが多い．尾状核，被殻の順に萎縮が強く，次いで線条体から投射を受ける淡蒼球に軽度の萎縮がみられる．進行すると大脳皮質・白質にも萎縮がみられ，それはとくに前頭葉に強いが，のちに全般に萎縮が及び脳幹や小脳も萎縮をきたし，脳重は約20〜25％減少し[9]，肉眼的に「小造りの脳」と表現される．

2．組織所見

　線条体病変は尾状核尾部から始まるといわれており，尾状核頭部，被殻に進行する．ま

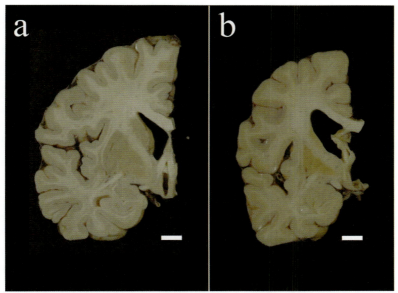

正常対照（a）に比べて，ハンチントン病（b）では線条体の萎縮を認め，尾状核の側脳室前角への膨隆は消失し，側脳室前角の拡大を認める．皮質は前頭葉優位にやや萎縮がみられる．
Scale bars：10 mm

図 2-7-1　ホルマリン固定後脳の冠状断肉眼写真

た，内側から外側，背側から腹側という広がりを示す．側坐核は比較的保たれることが多い[7]．線条体は小型神経細胞と少数の大型神経細胞で構成されており，HDでは小型神経細胞を中心とする細胞脱落，グリオーシス（変性などで細胞が脱落した部位に反応性にアストログリアが集まってくること）の所見がみられる（図 2-7-2）．組織が萎縮するため，見かけ上グリア細胞の密度は高くなる．病期の進行とともに大型細胞も脱落していく．

小型神経細胞は皮質からの連絡を受けているGABA作動性ニューロンであり，大脳皮質-基底核ループを形成している（図 2-7-3）[15]．小型細胞のうち，エンケファリン（enkephalin）を含み淡蒼球外節に投射する細胞が最も侵され，サブスタンスPを含み淡蒼球内節および黒質網様体に投射する細胞は比較的保たれる．したがって，皮質-基底核ループのうち，運動抑制的に働く間接路が選択的に障害されることにより，舞踏病様の不随意運動が生じると考えられている．逆に，固縮・無動をきたすようなタイプのHD（Westphal variant）では，淡蒼球内節に投射する直接路の障害を示唆する報告[2]もなされている．

大脳皮質においては，肉眼的に萎縮が認められる場合でも，顕微鏡上はそれほど神経細胞脱落が明らかでないように見えることがある．これは組織の粗鬆化がなく，グリオーシスもはっきりしないためであるが，定量的な検討では新皮質のⅢ，Ⅴ，Ⅵ層の脱落がみられている[24]．病期が進むと視床下部や黒質，小脳皮質で神経細胞脱落がみられることもある[6]．

ユビキチンやHTT，ポリグルタミンの免疫染色では，HTTタンパクの核内封入体や細

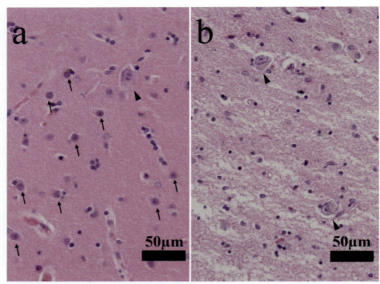

正常対照（a）と比較すると，小型神経細胞（矢印）が脱落してグリオーシス，組織の粗鬆化が目立つ（b）．大型神経細胞（矢頭）は比較的残存している．HE染色，×200

図2-7-2 ハンチントン病の尾状核

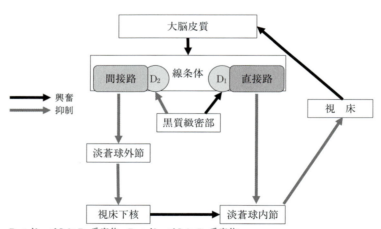

D_1：ドーパミン D_1 受容体，D_2：ドーパミン D_2 受容体
直接路は運動促進的に，間接路は運動抑制的に働く．
(Loonen AJ, Ivanova SA : New insights into the mechanism of drug-induced dyskinesia. *CNS Spectr*, 18 (1) : 15-20, 2013 を参考に筆者らが作成)

図2-7-3 大脳皮質-基底核ループ

胞質内の陽性構造物を同定できる[5]（図2-7-4，図2-7-5）．これらは，線条体だけでなく，大脳皮質，海馬，視床，小脳，黒質，青斑核，橋核，延髄，脊髄など，頻度は部位によって異なるものの中枢神経の広範囲に認められる[6]．

第 7 章　ハンチントン病　115

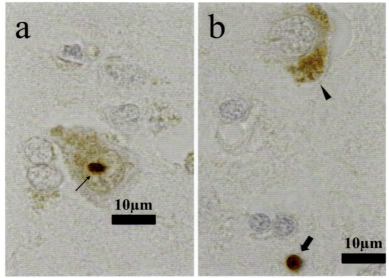

皮質神経細胞の核内封入体（矢印，a），また，細胞質内の顆粒状構造物（矢頭）や神経突起内の異常封入体（太矢印）が認められる（b）．伸長ポリグルタミン鎖に対する免疫染色，×1,000：ホルマリン固定/パラフィン包埋切片

図 2-7-4　異常 HTT タンパクの凝集像（Ⅰ）：神経細胞の核内封入体，細胞質内封入体

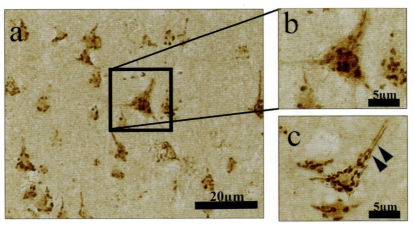

前頭葉皮質の陽性封入体が観察されている．前頭葉皮質内の細胞に陽性産物が広く分布し（a），拡大観察では細胞質内に granule 状の陽性顆粒を多数認める（b）．一部の細胞では，突起内に柵状に陽性産物が沈着しているのが観察される（矢頭，c）．伸長ポリグルタミン鎖に対する免疫染色：Zamboni 固定/凍結切片・浮遊染色法による（染色条件によって，より詳細な像が得られる）．

図 2-7-5　異常 HTT タンパクの凝集像（Ⅱ）：前頭葉皮質の神経細胞内にみられる沈着像

116 第Ⅱ部 老年期の精神科臨床で遭遇する疾患と臨床神経病理

おわりに

　ハンチントン病（HD）は舞踏運動を主徴とする神経疾患としての側面のほかに，多彩な精神症状・性格変化，さらには認知症状態を呈する疾患である．HD の剖検報告は古く19 世紀の後半よりみられるが，舞踏運動と線条体の変性が結びつけられたのは，比較的新しく，20 世紀の前半になってからであった[20,23]．その後，この疾患の病因遺伝子が同定され，それをもとに免疫染色で異常 HTT 陽性構造物が検出できるようになったものの，臨床症状との相関は明らかではなく，とくに HD の精神症状に関してはいくつかの病理所見の報告はあるもののいまだに臨床神経病理学的相関は明確になっていない．疾病克服のためには，今後，症例の蓄積とともに精神症状と神経病理像との関連を明らかにしていく必要がある．しかし，現在，精神科領域では剖検される機会はきわめて少ないため，将来的課題と考えられる．

　症例呈示にあたっては，死体解剖保存法を遵守し個人情報保護に努め，遺族の同意を得た．また，病理標本作成・観察等については，愛知医科大学加齢医科学研究所・吉田眞理教授のご支援・ご指導を賜った．ここに深く謝意を表する．

文　献

1) A novel gene containing a trinucleotide repeat that is expanded and unstable on Huntington's disease chromosomes. The Huntington's Disease Collaborative Research Group. *Cell*, **72**（6）：971-983（1993）.

2) Albin RL, Reiner A, Anderson KD, Penney JB, et al.: Striatal and nigral neuron subpopulations in rigid Huntington's disease ; Implications for the functional anatomy of chorea and rigidity-akinesia. *Ann Neurol*, **27**（4）：357-365（1990）.

3) Cummings JL : Behavioral and psychiatric symptoms associated with Huntington's disease. *Adv Neurol*, **65**：179-186（1995）.

4) Di Maio L, Squitieri F, Napolitano G, Campanella G, et al.: Onset symptoms in 510 patients with Huntington's disease. *J Med Genet*, **30**（4）：289-292（1993）.

5) DiFiglia M, Sapp E, Chase KO, Davies SW, et al.: Aggregation of huntingtin in neuronal intranuclear inclusions and dystrophic neurites in brain. *Science*, **277**（5334）：1990-1993（1997）.

6) Ellison D, Love S, Chimelli L, Harding BN, et al.: Neuropathology ; A Reference Text of CNS Pathology. 3rd ed., 600-604, Mosby, Maryland Heights, MO（2013）.

7) Gomez-Tortosa E, MacDonald ME, Friend JC, Taylor SA, et al.: Quantitative neuropathological changes in presymptomatic Huntington's disease. *Ann Neurol*, **49**（1）：29-34（2001）.

8) 長谷川一子：Huntington 病；疫学，診断，治療．神経治療学，**32**（2）：124-129（2015）.

9) 橋詰良夫，吉田眞理：ハンチントン病；核内封入体は神経組織の変性を説明できるか．病理と臨床，**19**（7）：728-732（2001）.

10) Huntington G : On chorea. *Med Surg Reporter*, **26**：317-321（1872）.

11) 池田研二：その他の変性疾患の病理と精神症状　ハンチントン病；精神症状とその病理学的背景．老年精神医学雑誌，**27**（1）：59-66（2016）.

12) 河上　緒，新里和弘，新井哲明，東　晋二ほか：思春期に窃盗やわいせつ行為などの行動異常が出現し，診断に難渋したハンチントン病の1例．臨床精神医学，**44**（9）：1201-1205（2015）.

13) 呉　秀三：精神病性体質・舞踏病・殺人（鑑定例）．神経学雑誌，**17**：334-348（1918）.

14) 呉　秀三：精神病性体質・舞踏病・殺人（完結）．神経学雑誌，**17**：400-410（1918）．

15) Loonen AJ, Ivanova SA : New insights into the mechanism of drug-induced dyskinesia. *CNS Spectr*, **18**（1）: 15-20（2013）.

16) Novak MJ, Tabrizi SJ : Huntington's disease ; Clinical presentation and treatment. *Int Rev Neurobiol*, **98** : 297-323（2011）.

17) Orth M, Handley OJ, Schwenke C, Dunnett SB, et al.; Investigators of the European Huntington's Disease Network : Observing Huntington's Disease ; The European Huntington's Disease Network's REGISTRY. *Version 2, PLoS Curr*, **2** : RRN1184（2010）.

18) Ribai P, Nguyen K, Hahn-Barma V, Gourfinkel-An I, et al.: Psychiatric and cognitive difficulties as indicators of juvenile huntington disease onset in 29 patients. *Arch Neurol*, **64**（6）: 813-819（2007）.

19) Roos RA : Huntington's disease ; A clinical review. *Orphanet J Rare Dis*, **5** : 40（2010）.

20) 上野秀樹，池田研二：ハンチントン病．病理と臨床，**14**（8）：1003-1007（1996）．

21) van Duijn E, Kingma EM, van der Mast RC : Psychopathology in verified Huntington's disease gene carriers. *J Neuropsychiatry Clin Neurosci*, **19**（4）: 441-448（2007）.

22) van Duijn E, Craufurd D, Hubers AA, Giltay EJ, et al.: Neuropsychiatric symptoms in a European Huntington's disease cohort（REGISTRY）. *J Neurol Neurosurg Psychiatry*, **85**（12）: 1411-1418（2014）.

23) Vonsattel JP, Myers RH, Stevens TJ, Ferrante RJ, et al.: Neuropathological classification of Huntington's disease. *J Neuropathol Exp Neurol*, **44**（6）: 559-577（1985）.

24) Vonsattel JP, DiFiglia M : Huntington disease. *J Neuropathol Exp Neurol*, **57**（5）: 369-384（1998）.

25) Walker FO : Huntington's disease. *Lancet*, **369**（9557）: 218-228（2007）.

26) 吉益脩夫：舞踏病ノ病理．神経学雑誌，**28**：217-243（1927）．

（平野光彬，藤城弘樹，入谷修司）

■ 第8章 ■
アルコール性脳障害の背景病理

はじめに

　アルコール依存症者では軽微なものも含めれば50～75％が何らかの記憶と認知の障害を示すという[7, 22]．認知症をきたすアルコール性脳障害は表2-8-1に示したように一次性と二次性のアルコール性認知症がある．一次性はアルコールおよびその代謝産物（アセトアルデヒド）による直接の脳傷害による狭義のアルコール性認知症であり，二次性はウェルニッケ・コルサコフ脳症に代表されるアルコール脳症と脳梗塞や慢性硬膜下血腫のようにアルコール乱用者に起こりやすい脳疾患によるものに分けることができる．
　本章では，最もよく遭遇する非器質性のアルコール離脱症候群に関連して，認知症をきたす主要な疾患である肝性脳症，ペラグラ脳症，ウェルニッケ・コルサコフ脳症について，さらにコルサコフ脳症との異同で議論のある一次性アルコール性認知症（primary alcoholic dementia；PAD）について，それぞれ臨床と背景病理所見との関係，さらに病理所見が形成されるメカニズムについて解説する．最後に高次脳機能障害を示すがまれな疾患であるMarchiafava-Bignami病，認知症は示さないが重要なアルコール関連脳障害である橋中心髄鞘崩壊症と小脳変性について簡単に紹介する．これらを理解することで，日常臨床においてアルコール性脳障害の理解が深まることを期待する．

Ⅰ．アルコール離脱せん妄で注意すべきこと

　振戦せん妄を含めたアルコール離脱症候群に何らかの背景病理があるかについては多くの研究がなされてきた．Victorら[26]のモノグラフでは多数例の剖検検討から離脱せん妄に特異的な病理所見はなく，可逆性の病態であると断定しており，これが今日では定説となっている．その機序としてアルコール症では長期の過飲でグルタミン酸受容体がアップレギュレート，GABA受容体がダウンレギュレートされた状態にあり，急速な断酒により

120　第Ⅱ部　老年期の精神科臨床で遭遇する疾患と臨床神経病理

表 2-8-1　認知症をきたすアルコール性脳障害

	病　名	主症状	原　因
一次性	一次性アルコール性認知症	浅薄，意欲低下，無関心，注意低下（前頭葉型） 記憶障害を含む全般的認知障害（全般型）	アルコールおよび代謝産物の直接毒性
二次性	ウェルニッケ・コルサコフ脳症	意識障害，眼球運動障害，歩行失調（ウェルニッケ脳症） 記銘力障害，逆向性健忘，失見当，作話（コルサコフ脳症）	ビタミン B_1 欠乏
	ペラグラ脳症	意識障害，皮膚症状，消化器症状，精神症状，神経症状	ニコチン酸欠乏
	肝性脳症	意識障害，精神症状，羽ばたき振戦	肝硬変など肝障害
	多発性脳梗塞など	構音障害，嚥下障害，パーキンソニズム	動脈硬化の促進ほか
	慢性硬膜下血腫	意識障害，言語障害，不全麻痺，認知症状	出血性素因と転倒など
	Marchiafava-Bignami 病	意識障害，けいれん，前頭葉症状（急性期） 半球間離断症状，構音症状（慢性期）	浮腫性傷害？

このほかに認知症はきたさないが，アルコール性脳脊髄障害には橋中心髄鞘崩壊症，アルコール性小脳変性症，アルコール性脊髄症がある.

振戦，幻覚，けいれん発作，自律神経症状，振戦せん妄などが引き起こされるという[24].
　筆者はかつてアルコール症の 34 剖検例を検討したが，そのうちで 8 症例が離脱せん妄を繰り返したあとにせん妄ないし意識障害が遷延化（25〜120 日）してそのまま死に至った症例であった．8 例中 7 例には脳器質病変が確認され，その内訳はウェルニッケ脳症 2 例，ペラグラ脳症 3 例，肝性脳症 1 例，橋中心髄鞘崩壊症 1 例であり，これに慢性硬膜下血腫の合併が 2 例，陳旧性脳梗塞の合併が 2 例であった．この事実は次の点で重要である．アルコール離脱せん妄はたしかに可逆性であり，患者は再飲酒して繰り返し入院してくることが多いので，安易に離脱せん妄の再発と考えてしまい重要なサインを見落とすと死に至るということである．したがって，離脱時に脳器質病変を反映した何らかの神経症状を伴っていないか，検査データはどうか，とくにせん妄が 1 週間を超えて遷延化する場合は単なる離脱せん妄ではない可能性に注意が必要である.

Ⅱ．肝性脳症

　肝性脳症には，重篤な肝障害に伴って起こる脳症と，肝障害があまり目立たない肝脳疾患特殊型がある．肝性脳症の初発症状は挿間性の意識障害である．せん妄，もうろう状態を示したり，単純な意識レベルの低下から昏睡に至るまで同一人であっても変動して出現し，神経症状も多彩である.
　肝性脳症に関する詳しい記載は省略するが，1 つ注意することは，意識障害を示さない

第 8 章　アルコール性脳障害の背景病理　121

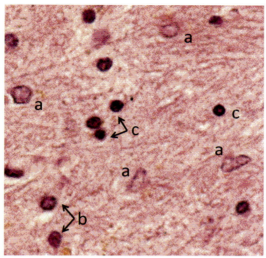

アストロサイト由来のアルツハイマーⅡ型グリア（a）は，正常に見えるアストロサイト（b）やオリゴデンドロサイト（c）より大きく明るい核と目立つ核膜をもつ．
図 2-8-1　肝性脳症の異常なグリア細胞

潜在性肝性脳症といわれる病態が存在することである．臨床像として，精神神経学的に明白な異常は認めず，言語性能力にも異常はないが動作性能力が低下する．患者には自覚症状はなく，周囲もそれと気づかないことが多いが，動作が迅速，正確ではなく，判断や決断力が低下しており，注意が散漫であるので自動車事故や労働災害を起こしやすい．潜在性肝性脳症は顕性のものの 2～3 倍にも上るといわれており，鋭敏な神経機能検査で初めて異常が検出できる潜在性脳症である．臨床的に安定した代償性のアルコール性肝硬変と血中アンモニア値の異常が背景にある[21]．潜在性肝性脳症では高率に頭部 CT で前頭葉萎縮があり，臨床特徴は後述する PAD と一部類似性があるので注意が必要である．

　肝性脳症では基底核や大脳皮質に通常のアストロサイトより大きく，非常に明るい核と目立つ核膜をもち，グリコーゲンが異常に増加したアルツハイマーⅡ型グリア（図 2-8-1）が出現する．Ⅱ型グリアは肝性脳症ではるかに高度に出現するが，脳の外傷，出血，梗塞巣の周囲のように虚血と浮腫を伴う病変部位にも軽度のものがしばしば認められる．このほか，大脳皮質深層に海綿状態が認められることがある．

　肝性脳症を引き起こす主要な因子は高アンモニア血症であり，高アンモニア血症下でⅡ型グリアが形成されることは実験的に証明されている[2]．その形成機序には，アストロサイトの重要な機能である神経細胞へのグルコース輸送と神経伝達物質としてのグルタミン酸代謝の両方が関与している．グルタミン合成酵素は選択的にアストロサイトに局在するが，アストロサイトにおけるグルタミン合成酵素を介してのグルタミン酸と，アンモニアからグルタミンを合成するプロセスは，脳におけるアンモニアを処理する重要な機構である．さらに伝

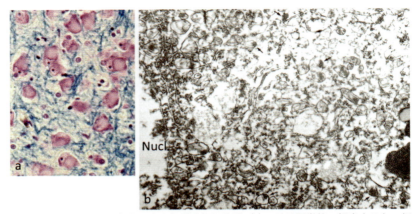

橋核の膨化し，核が偏在する中心色質融解細胞群（a）．電子顕微鏡で観察すると，細胞体には増加し，しばしば封入体（→）を伴うミトコンドリアで満たされている（b）．

図 2-8-2 アルコール性ペラグラ脳症の病理特徴

達物質としてシナプス終末から放出された余剰なグルタミン酸はシナプス周囲のアストロサイトに回収され，再びグルタミンに合成され，シナプス終末に送り返すサイクルが形成されている[6]．グリコーゲンとグルタミン酸は解糖系とTCAサイクル（クエン酸回路）を介してつながっているので，肝性脳症における過剰な処理すべきアンモニアの存在は，グルタミン合成酵素の過活動と，その結果としてその消耗によりアストロサイト内にグリコーゲンの過剰な貯留が引き起こされる．II型グリアはこの一連の細胞内エネルギー代謝異常の形態的表現と考えられている．出血や梗塞巣の周囲にも軽度のものがみられることからわかるように，細胞内エネルギー代謝異常の表現であって肝性脳症のみに特異的な異常所見ではない．

III．ペラグラ脳症

ペラグラ脳症はニコチン酸（ナイアシン）欠乏脳症であり，その初期はアルコール離脱せん妄との区別がむずかしい．主症状としてペラグラの3D（Dermatitis, Diarrhea, Dementia）が有名であるが，アルコール性ペラグラ脳症では皮膚症状と消化器症状は常に認められるものではない[13]．意識障害は必発でせん妄病像を示すことが多く，遷延化する．挿間性に意識清明のときがみられ意識レベルに変動がある．「ペラグラ精神病」の名があるように，不安，抑うつを伴うことが多いほかに躁状態，幻覚症，統合失調症様状態など多彩な病像を示すこともある[13,18]．これらは外因反応型病像としてとらえられている．

ペラグラ脳症の病理特徴は中心色質融解（central chromatolysis）と呼ばれる膨化して核が偏在した異常な神経細胞の出現である（図2-8-2a）．その好発部位は表2-8-2に示した領域であるが，細胞の分布域と出現する神経症状は対応しており，瞳孔障害，視力障害，錐体外路症状（振戦，筋強剛，不随意運動），原始反射，失調，自律神経障害，錐体路徴

表 2-8-2　アルコール性ペラグラ脳症における中心色質融解細胞の好発神経核とその程度

神経核	程　度
ベッツ細胞	＋
小脳歯状核	＋
橋核	＋＋〜＋＋＋
動眼神経核	±〜＋
外転神経核	＋
前庭神経核	＋
舌下神経核	－〜±
迷走神経核	＋〜＋＋
疑核	＋

－；出現なし，±；出現することあり，
＋；軽度，＋＋；中等度，＋＋＋；高度
（自験例での評価）

候（腱反射亢進，病的反射）など多彩な神経症状が現れる．膨化した神経細胞を電子顕微鏡で観察すると，細胞体には異常に増加し，しばしばクリスタの異常や封入体を伴ったミトコンドリアで満たされている（図 2-8-2b）．膨化した細胞の辺縁にはフリーのリボソームが密集している．この所見はペラグラ脳症の発症機序とかかわりがある．ニコチン酸はミトコンドリア内で呼吸（チトクローム）系に必須であるニコチンアミドアデニンジヌクレオチド（nicotinamide adenine dinucleotide；NAD）合成に重要であり，その欠乏でNAD 供給障害が起こり，ミトコンドリアに機能障害が起こる．ミトコンドリアは機能状態により容易に数や形態の異常が起こるので代償性にミトコンドリアが増加する結果，細胞が膨化すると考えられる[11]．ペラグラの中心色質融解はニコチン酸アミドの大量投与で可逆性である．しかし，適切な治療がなされなければ細胞機能は回復されず細胞死に至り，患者は早晩，3D に加えてもう 1 つの D（Death）が起こる．細胞辺縁部のフリーのリボソームの密集は細胞が自己修復しようとしている状態の表現である．

Ⅳ．ウェルニッケ・コルサコフ脳症

　ウェルニッケ・コルサコフ脳症（Wernicke-Korsakoff encephalopathy）はチアミン（ビタミン B_1）欠乏脳症であり，急性期のウェルニッケ脳症期に十分なチアミン投与がなされなければ死に至るか，回復し難い慢性期のコルサコフ脳症に移行する．急性ウェルニッケ脳症患者の約 80％がコルサコフ脳症に移行する[26]．ウェルニッケ脳症では急速に出現する意識障害，眼球運動障害，歩行失調が 3 主徴として有名であるが，実際には 3 主徴が揃うことは少ない．このほかに構音障害，眼振や末梢神経障害が知られている．意識障害は昏睡に陥るようなことは少なく，ごく軽い場合は見逃される可能性がある．意識障害は

124　第Ⅱ部　老年期の精神科臨床で遭遇する疾患と臨床神経病理

いわゆる意識の変容といわれるタイプであることが多く，せん妄状態が最も多い．活発な幻覚や不穏，興奮を示す活動性せん妄以外に，患者は茫乎として無欲状，無関心で集中力を欠き，質問にもあまり答えないし，自分や周囲の状況を把握していない低活動性せん妄を示すこともある．このような意識障害が遷延化する．チアミン投与による反応は意識障害と眼球運動障害が最もよく，次いで失調，構音障害である [15, 26, 27]．

　ウェルニッケ脳症の病理所見は症例により違いはあるが，特徴的な病変分布を示す．乳頭体，第三脳室壁，視床前核および背内側核，脳室周囲の視床下部，中脳水道周囲灰白質，第四脳室底が病変好発領域である（図 2-8-3）[26]．海馬は侵されない．急性期のウェルニッケ脳症の病変部位では内皮細胞が増殖した毛細血管が増加し，内腔が拡大してしばしば漏出性の出血を示す（図 2-8-4a）．血管の周囲にアストロサイトやミクログリアの増殖がある．神経細胞はあまり侵されないのが特徴である．このような病変は可逆性であるが，慢性期（コルサコフ脳症）に至ると種々の程度に組織の粗鬆化と線維性グリオーシスを示す循環障害性梗塞病変に類似する不可逆性病変が形成される（図 2-8-4b～d）．コルサコフ脳症でも神経細胞は保たれる傾向があるところが梗塞巣と異なる．

　コルサコフ脳症では記銘力障害，逆向性健忘，失見当，作話がコルサコフ症候群の 4 徴候として知られるが，このなかで記銘力障害が最も重要で回復し難い [15, 26]．中核症状である記銘力障害と病理の関係を考えるうえで重要なことは，病変の領域，病変の強さ，最初に侵される領域である．乳頭体はほぼ 100％の症例で侵されることと，乳頭体のみが侵された症例が少なからず存在することから，最初に侵されるのは乳頭体であると考えられ，乳頭体のみが侵された場合でも健忘症状が起こる [20]．したがって，記銘力障害の責任病巣は乳頭体と考えられるが，乳頭体-乳頭視床束（Vicq d'Azyr 束）-視床前核が重要とする説，海馬領域は侵されないがパペッツ（Papez）回路や視床背内側核の関与も指摘されている [15]．これらの領域に加えて，コルサコフ脳症の臨床には前頭葉底面の関与も指摘されている [22]．

　ウェルニッケ脳症の発症機序として，アルコールは体内で乳酸となり，乳酸は TCA サイクルで好気性解糖を受けるが，その際，ピルビン酸脱水素酵素にビタミン B_1 が補酵素として消費される．つまり，アルコール摂取の際にはより多くのビタミン B_1 を必要とするのであるが，アルコール依存症者の偏った食習慣等のために，急速なビタミン B_1 欠乏が起こりウェルニッケ脳症を起こす [15]．したがって，アルコール症以外でもウェルニッケ・コルサコフ脳症が起こる．

Ⅴ．一次性アルコール性認知症

　Victor ら [26] は多数の剖検例の検討から，アルコール症に伴う認知障害ないしは中枢神経障害のほとんどはコルサコフ脳症および他の合併症によるものであったとして一次性アルコール性認知症（PAD）の存在を否定している．しかしながら，チアミン欠乏に十分に配

第8章　アルコール性脳障害の背景病理　125

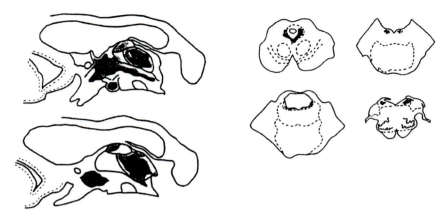

（Victor M, Adams RD, Collins GH : The Wernicke-Korsakoff Syndrome. FA Davis, Philadelphia, PA, 1971）

図 2-8-3　ウェルニッケ・コルサコフ脳症の病変分布

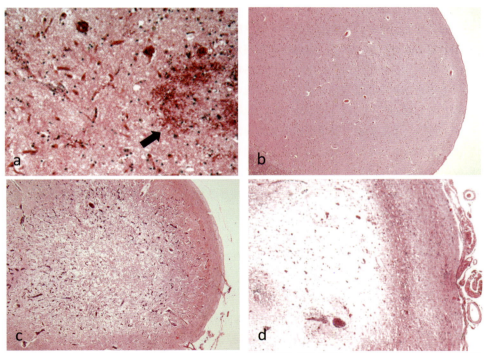

急性期のウェルニッケ脳症の病変部位では増殖した毛細血管と漏出性出血（➡）がみられる（a）．正常な乳頭体（b）に比べて組織が粗鬆となり，ウェルニッケ脳症からコルサコフ脳症に移行しつつある像（c）とグリオーシスを伴う囊胞形成像（d）を示すコルサコフ脳症の乳頭体．

図 2-8-4　ウェルニッケ・コルサコフ脳症の乳頭体病変

126　第Ⅱ部　老年期の精神科臨床で遭遇する疾患と臨床神経病理

慮した動物実験結果や近年の神経画像報告などから，慢性のアルコール乱用により一次性に認知機能障害が起こることが肯定されてきている[1,3,25]．実際にはアルコール依存症者では軽度の潜在性のチアミン欠乏を伴っていることが多く，PADとコルサコフ脳症を明確に区別するのはむずかしいという[7,27]．PADの存在については歴史的に議論があるので，以下で少し詳しく紹介する．

　PADでは認知症に至らない程度の認知機能障害例を含めると，その頻度はアルコール依存症者の約半数に達するとされる[22]．コルサコフ脳症がコルサコフ症候群を特徴とするのに対して，多くのアルコール依存症者が緩徐に進行し，多領域にまたがり，断酒によりいくらかは可逆性の認知障害を示す[1,3,25]．PADはおおむね2型に分けられており，前頭葉型と全般型がある．前頭葉型は明らかな認知症とは言い難いが，その特徴は無為，無関心，自発性低下，浅薄で深刻味なし，楽天的で表面的な思考，意欲低下，注意力の低下，現実検討能力や判断力の低下，段取りができないなど，前頭葉性の認知機能低下が特徴とされている[16,19]．全般型はさらに学習や記憶障害に加えて知覚運動，視空間，抽象思考障害を含む全般的な認知症例で，アルコール症の約10％に及ぶとされる[1,22]．アルコール性認知症例の神経心理学的研究ではコルサコフ脳症型に加えて前頭葉機能障害型と全般性脳機能障害型が認められており，臨床での観察が支持されている[14]．前頭葉型から全般型に進行するのか，それぞれ独立したタイプであるのかは定かではない．

　画像と病理の多くの報告がともに大脳の他の領域に比して前頭葉がアルコール乱用に脆弱であるとしている[1,3,9,25]．前頭葉萎縮について，画像研究では頭部MRIで前頭葉の容積の減少，断酒による萎縮の改善や前頭葉の血流改善が報告されている．容積減少はとくに白質に強調されており，これは単なる水分のロスではなく構造要素が侵され，拡散テンソル画像では前前頭と脳梁にミエリン微細構造の破綻が示されている[23]．このようなミエリンの傷害は断酒により少なくとも一部は可逆性とされ，脳組織の容積の回復は断酒後最初の1か月で著明に起こり，続く6～9か月でも回復は持続するがその程度は緩徐となるという[5]．

　病理報告では古くから脳重量減少が報告されているが，明らかにチアミン欠乏がないアルコール依存症者でも脳萎縮があるという[16]．前頭葉の萎縮に関する報告が多く，小錐体細胞の不規則な脱落，残存細胞の消失前のゴースト像（図2-8-5）[4,12]，Australian Brain Bankの検討では脳萎縮はミエリンの収縮が主であり，樹状突起異常や神経細胞消失も観察され前頭葉で15～23％の神経細胞の減少がある[8]一方で，乳頭体は侵されない．さらに広範な脳回の開大，脳室の拡大，白質の収縮，海馬および中隔領域，小脳の神経細胞脱落も報告されている[7]．

　ヒトの画像と病理所見を裏づける動物実験では栄養障害を防ぐ工夫がなされており，その焦点は前頭葉と海馬領域にあり，サルでの大脳皮質萎縮[17]，齧歯動物モデル実験で前頭葉の皮質と白質の萎縮，前辺縁皮質Ⅰ～Ⅲ層の厚さの減少，海馬での樹状突起の20～60％の減少を伴う神経細胞の10～40％の減少などの報告がある．記憶および学習の障害と病

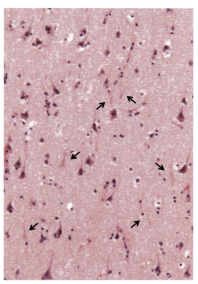

前頭葉皮質Ⅲ層の錐体神経細胞に萎縮から消失に至るゴースト像（→）がみられる．
(池田研二：アルコール性脳障害の神経病理；一次性アルコール性認知症は存在するか？ 剖検報告. 認知神経科学, 15（3）：175-180, 2014)

図 2-8-5　一次性アルコール性認知症例の病理

理変化の相関関係に関して海馬 CA1，CA3 の錐体細胞，苔状線維，CA3 のシナプス，歯状回顆粒細胞の消失，前脳基底部のコリン作動神経細胞の消失の報告があり，そのダメージの程度はアルコールの量に相関していた．長期のエタノール投与は皮質と海馬の神経細胞に神経毒性があると結論されている[1]．

ヒトと動物の病理報告を通覧して気づくことは共通して神経細胞の萎縮（収縮）から消失に至る所見であり，さらに何らかの傷害の痕跡をうかがわせるグリアの反応がみられないことである．これは PAD の病理は疾患特異性がなく緩徐に形成される病変であることを示している．

PAD の機序として，動物実験ではアルコールにより N-メチル-D-アスパラギン酸（N-methyl-D-aspartate；NMDA）受容体がブロックされ，その慢性の抑制により興奮毒性をもつグルタミン酸の放出が増大すること[10]，あるいは，代謝産物の脳内アセトアルデヒド結合物と脳ダメージの関係を示唆する報告や酸化ストレス説[1]が提唱されているが，現時点では不明である．

128　第Ⅱ部　老年期の精神科臨床で遭遇する疾患と臨床神経病理

Ⅵ．その他のアルコール関連脳障害

1．Marchiafava-Bignami 病

　Marchiafava-Bignami 病（Marchiafava-Bignami disease；MBD）は主にアルコール多飲者に生じるまれな疾患である．MRI の拡散強調画像（diffusion weighted image；DWI），FLAIR 画像で脳梁に左右対称性に高信号の限局性病変を示し，とくに DWI では早期から異常信号が出現するとされており画像診断が有用である．画像に対応する病理像は脱髄巣であり軸索は比較的に保たれる．病巣の中心部に嚢胞性壊死や空洞を伴うこともある．病変が半卵円中心や前交連，被殻にみられることもある．このような脱髄性の病理特徴は下記の橋中心髄鞘崩壊症（central pontine myelinolysis；CPM）ときわめて類似しているが MBD と CPM が共存することはまれである．症状は急性期には意識障害，けいれん，前頭葉症状を呈するが急性期（意識障害）を示さない場合もある．意識清明となった慢性期には脳梁病変に伴う失行・失書，触覚性呼称障害などの半球間離断症候や構音障害等を示す．半卵円中心や被殻に病変が及ぶ場合は錐体路，錐体外路症状が現れることもある．

2．橋中心髄鞘崩壊症

　橋中心髄鞘崩壊症（CPM）は死亡率が約 30% に達し，生存しても深刻な運動障害を残すことが多い予後不良な疾患である．画像では橋底部に CT で低吸収域，MRI では T_1 で低信号，T_2 で高信号，FLAIR 画像で著明な高信号を示す．対応する病理所見は橋底部の中心部に左右対称に広がる脱髄巣であり，オリゴデンドログリアが傷害され髄鞘の消失に至るが神経細胞や軸索は比較的によく保たれる．電顕観察でミエリン鞘の膨化，破裂を伴う浮腫性変化が観察される．脳幹部病変に対応して，意識障害，次いで四肢麻痺，仮性球麻痺，閉じ込め症候群や構音障害，嚥下障害などが出現する．病因機序として低ナトリウム血症の急速な補正が有名であるが，浸透圧の急激な変化によるとされ，浸透圧性脱髄症候群と呼ばれている．解剖学的に橋底部は格子状構造をしており，浸透圧変化による浮腫性傷害が起こりやすい（grid effect）．したがって橋以外の領域にも形成されることがあり，橋外髄鞘崩壊症（extrapontine myelinolysis；EPM）として知られる．

3．小脳変性

　アルコール症に小脳変性が起こることが知られているが，2 つ注意すべき点がある．1 つはアルコール離脱時に数日〜数週間にわたって失調症状がみられることがあり，その後消失するがこれは機能的なもので小脳変性に基づくものではない．もう 1 つは小脳変性自体は顕微鏡下でアルコール症の約 10% 程度に認められるとされるが無症候であることが多いことである．萎縮は小脳虫部の前〜中部に最も強く，次いで半球前〜上部に限局する．萎縮領域ではプルキンエ細胞層が侵されやすく，顆粒細胞層が次ぐが顆粒細胞は死後変化が起こりやすいので鑑別が必要である．症状は主に体幹，下肢の小脳性協調運動障害で段

階的に増悪を示すことが多い．病因として，アルコール毒性によるという説とチアミン欠乏によるとする説があるが，動物実験ではアルコールそのものによる小脳変性が示されている．

おわりに

　認知症をきたすアルコール性疾患の臨床と背景病理，病変形成機序について述べた．とくにその存在について議論のある PAD について詳しく解説した．ウェルニッケ・コルサコフ脳症と PAD の異同の問題には，①ヒトでは栄養状態を正確に把握することは困難であり，潜在するウェルニッケ・コルサコフ脳症の存在を否定できないこと[7]，② Victor ら[26]が PAD に特異的な病理所見を見いだせなかったように，PAD のヒト，実験動物の病理はともに消失に至る非特異的な変化であること，が背景にある．古くからアルコール症の脳には高齢者脳にもみられる神経細胞萎縮が知られており，高齢者では前頭葉，次いで海馬領域に生理的脳萎縮が起こる．これらの領域は PAD においてもヒト，実験動物での主病変部位とされている．アルコールの直接毒性とは加齢性変化を促進するようなものかもしれない．さらなる研究の進展を期待する．

文　献

1) Brust JC : Ethanol and cognition ; Indirect effects, neurotoxicity and neuroprotection—A review. *Int J Environ Res Public Health*, **7** (4) : 1540-1557 (2010).
2) Cavanagh JB, Kyu MH : Type Ⅱ Alzheimer change experimentally produced in astrocytes in the rat. *J Neurol Sci*, **12** (1) : 63-75 (1971).
3) Costin BN, Miles MF : Molecular and neurologic responses to chronic alcohol use. *Handb Clin Neurol*, **125** : 157-171 (2014).
4) Courville CB, Myers RO : Effects of extraneous poisons on the nervous system ; Ⅱ. The alcohols. *Bull Los Angel Neuro Soc*, **19** (2) : 66-95 (1955).
5) Gazdzinski S, Durazzo TC, Meyerhoff DJ : Temporal dynamics and determinants of whole brain tissue volume changes during recovery from alcohol dependence. *Drug Alcohol Depend*, **78** (3) : 263-273 (2005).
6) Hamberger A, Chiang GH, Sandoval E, Cotman CW : Glutamate as a CNS transmitter ; Ⅱ. Regulation of synthesis in the releasable pool. *Brain Res*, **168** (3) : 531-541 (1979).
7) Harper C : The neuropathology of alcohol-specific brain damage, or does alcohol damage the brain? *J Neuropathol Exp Neurol*, **57** (2) : 101-110 (1998).
8) Harper C, Dixon G, Sheedy D, Garrick T : Neuropathological alterations in alcoholic brains ; Studies arising from the New South Wales Tissue Resource Centre. *Prog Neuropsychopharmacol Biol Psychiatry*, **27** (6) : 951-961 (2003).
9) Harper C, Matsumoto I : Ethanol and brain damage. *Curr Opin Pharmacol*, **5** (1) : 73-78 (2005).
10) Hoffman PL : Glutamate receptors in alcohol withdrawal-induced neurotoxicity. *Metab Brain Dis*, **10** (1) : 73-79 (1995).
11) 池田研二，牧野　裕，水上勝義，入谷修司ほか：ペラグラ性 chromatolytic neuronal changes の超微構造について．*Dementia*, **4** (3)：259-264 (1990).

12) 池田研二：アルコール性脳障害の神経病理；一次性アルコール性認知症は存在するか？ 剖検報告. 認知神経科学, **15**（3）：175-180（2014）.

13) 石井惟友, 西原康雄, 鈴木高秋, 菊池昌弘：Pellagra sine Pelle Agra；精神科・神経内科領域の気付かれない疾患. 精神医学, **23**（2）：143-151（1981）.

14) 鹿島晴雄, 加藤元一郎：アルコール痴呆；神経心理学類型. 日本臨牀, **55**（特別号1）：311-318（1997）.

15) 小阪憲司, 池田研二：ウェルニッケ・コルサコフ脳症. 星和書店, 東京（1984）.

16) Kril JJ, Halliday GM : Brain shrinkage in alcoholics ; A decade on and what have we learned? *Prog Neurobiol*, **58**（4）: 381-387（1999）.

17) Kroenke CD, Rohlfing T, Park B, Sullivan EV, et al.: Monkeys that voluntarily and chronically drink alcohol damage their brains ; A longitudinal MRI study. *Neuropsychopharmacology*, **39**（4）: 823-830（2013）.

18) López M, Olivares JM, Berrios GE : Pellagra encephalopathy in the context of alcoholism ; Review and case report. *Alcohol Alcohol*, **49**（1）: 38-41（2014）.

19) Mechtcheriakov S, Brenneis C, Egger K, Koppelstaetter F, et al.: A widespread distinct pattern of cerebral atrophy in patients with alcohol addiction revealed by voxel-based morphometry. *J Neurol Neurosurg Psychiatry*, **78**（6）: 610-614（2007）.

20) Mehraein P, Rothemund E : Neuromorphologische Grundlagen des amnestischen Syndrom. *Arch Psychiatr Nervenkr*, **222**（2-3）: 153-176（1976）.

21) Nardone R, Taylor AC, Höller Y, Brigo F, et al.: Minimal hepatic encephalopathy ; A review. *Neurosci Res*, **111** : 1-12（2016）.

22) Roberto M, Schweitzer P, Madamba SG, Stouffer DG, et al.: Acute and chronic ethanol alter glutamatergic transmission in rat central amygdala ; An in vitro and in vivo analysis. *J Neurosci*, **24**（7）: 1594-1603（2004）.

23) Parsons OA, Nixon SJ : Neurobehavioral sequelae of alcoholism. *Neurol Clin*, **11**（1）: 205-218（1993）.

24) Pfefferbaum A, Sullivan EV : Disruption of brain white matter microstructure by excessive intracellular and extracellular fluid in alcoholism ; Evidence from diffusion tensor imaging. *Neuropsychopharmacology*, **30**（2）: 423-432（2005）.

25) Vetreno RP, Hall JM, Savage LM : Alcohol-related amnesia and dementia ; Animal models have revealed the contributions of different etiological factors on neuropathology, neurochemical dysfunction and cognitive impairment. *Neurobiol Learn Mem*, **96**（4）: 596-608（2011）.

26) Victor M, Adams RD, Collins GH : The Wernicke-Korsakoff Syndrome. F.A. Davis, Philadelphia, PA（1971）.

27) Victor M, Adams RD, Collins GH : The Wernicke-Korsakoff Syndrome and Related Neurological Disorders Due to Alcoholism and Malnutrition. F.A. Davis, Philadelphia, PA（1989）.

（池田研二）

■ 第9章 ■
クロイツフェルト・ヤコブ病

はじめに

　クロイツフェルト・ヤコブ病（Creuztfeldt-Jakob disease；CJD）は，感染性を有する異常プリオンタンパク（prion protein；PrP^{Sc}）の中枢神経系への蓄積によって発症する致死的疾患であり，年間 100 万人に 1 人程度の頻度で発症する．原因によって孤発性，感染性，遺伝性に分けられ，孤発性が約80％を占める．確定診断には病理学的検索が必須であるが，わが国における CJD の剖検率は 15％程度で，欧米に比して低い．

Ⅰ．クロイツフェルト・ヤコブ病の分類と臨床症状

　孤発性 CJD の典型例では急速進行性の認知機能障害，頭部 MRI 拡散強調像（diffusion weighted image）での大脳皮質や線条体の高信号（図 2-9-1A），ミオクローヌス，脳波での周期性同期性放電（periodic synchronous discharge；PSD，図 2-9-1B）を呈し，臨床診断は比較的容易であるが，これらの所見を呈さない非典型例もある．

　感染性 CJD は，わが国では硬膜移植後 CJD（dura mater graft-associated CJD；dCJD）が大部分を占める．臨床病理学的には，孤発性 CJD の典型例と区別できない非プラーク型 dCJD と，緩徐進行性の経過を示すプラーク型 dCJD に分けられる．遺伝性 CJD は PrP 遺伝子変異部位により臨床病理所見が異なり，非典型的な所見を呈する例が多い．わが国で最も頻度の高い V180I 遺伝性 CJD（コドン 180 がバリンからイソロイシンへ変異）は浸透率が低く，通常は家族歴を認めず，①高齢発症，②症状の緩徐な進行，③脳波で PSD を認めない，等の特徴を呈する．

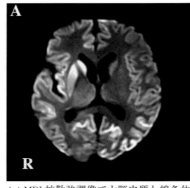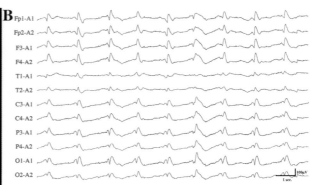

A：MRI 拡散強調像で大脳皮質と線条体に広範な高信号を認める.
B：脳波では，約 1Hz の頻度で全誘導に出現する周期性同期性放電（PSD）を認める.

図 2-9-1　クロイツフェルト・ヤコブ病（CJD）典型例の頭部 MRI と脳波所見

表 2-9-1　孤発性クロイツフェルト・ヤコブ病（CJD）の各亜型の臨床病理学的特徴

	MM1 型	MV1 型	MM2-皮質型
プリオンタンパク遺伝子コドン 129 多型	Met/Met	Met/Val	Met/Met
プリオンタンパク型	1 型	1 型	2 型
以前の分類	古典型，ミオクローヌス型，Heidenhain 型		以前は未報告
頻度			
欧米例（％）	67.6	2.7	2
本邦例（％）	85.3（MM1 + 2 の 6.7％を含む）	2.7	6.7
臨床所見			
発症年齢（歳）	65.5（42〜91）	62.1（51〜72）	64.3（49〜77）
全経過（月）	3.9（1〜18）	4.9（2.5〜9）	15.7（9〜36）
臨床症候	典型的な CJD の経過，急速進行性の認知症，視覚症状		進行性認知症
ミオクローヌスの出現率（％）	97	100	67
PSD の出現率（％）	80	71.4	0
脳脊髄液中の 14-3-3 タンパク	陽性	陽性	陽性
病理学的所見			
神経病理所見	典型的な海綿状変化，病変はしばしば後頭葉に強い傾向		大型で癒合する空胞，小脳は保たれる
異常プリオンタンパク沈着	シナプス型		空胞周囲の沈着

Met；メチオニン，Val；バリン，PSD；脳波上の周期性同期性放電
（Iwasaki Y：Creutzfeldt-Jakob disease. *Neuropathology*, 37（2）：174-188, 2017 より改変引用）

Ⅱ. 孤発性クロイツフェルト・ヤコブ病の分類

　孤発性 CJD は PrP 型（プロテアーゼ抵抗性 PrP のウエスタンブロット解析で，糖鎖のない non-glycoform band が 21kDa 付近に出現する 1 型 PrP，19kDa 付近に出現する 2 型 PrP）と，PrP 遺伝子のコドン 129 多型（メチオニンをホモでもつ MM 型，バリンをヘテロにもつ MV 型，バリンをホモでもつ VV 型）の組合せにより，MM1，MM2，MV1，MV2，VV1，VV2 の 6 型に分類され，MM2 型はさらに臨床病理所見により皮質型と視床型に分けられる（表 2-9-1）[2,5]．MM1 型が最も頻度が高く，MV1 型とともに典型的な CJD の臨床病理所見を呈する．わが国では欧米に比べて MM2 型の頻度が高く，MV2 型の頻度は低い．MV1 型，VV2 型はわが国ではきわめてまれであり，VV1 型の報告はない．

MM2-視床型	MV2 型	VV1 型	VV2 型
Met/Met	Met/Val	Val/Val	Val/Val
2 型 視床変性症 （孤発性致死性不眠症）	2 型 クールー斑型	1 型 以前は未報告	2 型 失調型， Brownell-Oppenheimer 型
2 4.0（MM2-皮質＋視床型の 1.3%を含む）	9 1.3	1 0	15.7 0
52.3（36〜71） 15.6（8〜24） 不眠，精神的過活動，失調，認知症 50	59.4（40〜81） 17.1（5〜72） 進行性の認知症と失調，長期経過 77	39.3（24〜49） 15.3（14〜16） 比較的若年発症，進行性認知症 67	61.3（41〜80） 6.5（3〜18） 失調症状で発症，認知症はのちに出現 66
0 陰性	7.7 一部で陽性	0 陽性	7.1 陽性
視床と下オリーブ核の高度障害，大脳皮質，基底核，小脳病変はほとんどない （弱いシナプス型）	VV2 型と類似，小脳にクールー斑 VV2 型と類似するがプラーク型，局所的沈着が目立つ	大脳皮質と線条体の障害が強い，小脳，脳幹は保たれる きわめて弱いシナプス型	脳幹など皮質下諸核の障害が強い，海綿状変化は皮質深層に限局 プラーク型，局所的沈着，神経細胞周囲型

134　第Ⅱ部　老年期の精神科臨床で遭遇する疾患と臨床神経病理

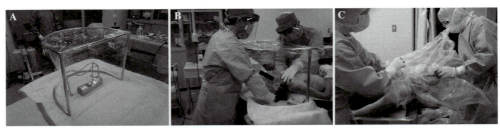

血液，髄液，骨粉等の飛散を防ぐ開頭補助具（A），愛知医科大学（B），および関連病院（C）におけるCJDの剖検．

図 2-9-2　CJDの病理解剖

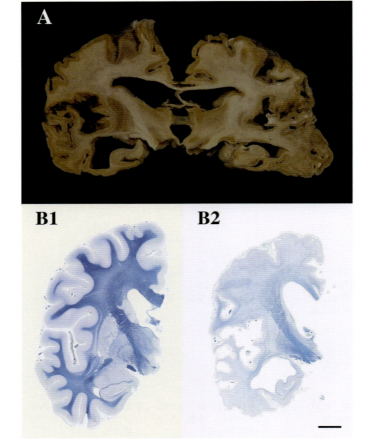

A：長期経過例では，大脳の皮質と白質，基底核，視床は高度に萎縮し，脳室が拡大する．海馬は相対的に保たれる（ホルマリン固定後の大脳冠状断，全経過31か月のMM1型例）．
B1：亜急性海綿状脳症では大脳白質は保たれ，大脳萎縮は目立たない（全経過4か月のMM1型例）．B2：全脳型では大脳皮質，基底核，視床の萎縮に加えて，広範な大脳白質の萎縮と髄鞘脱落が認められる（全経過24か月のMM1型例）．K-B染色，Scale bar：10 mm

図 2-9-3　CJD剖検脳の肉眼所見と髄鞘染色のルーペ像

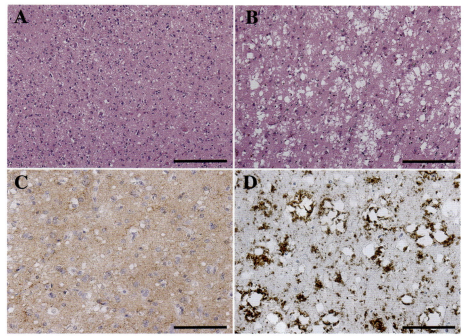

A：MM1 型で観察される，小型で境界明瞭な無数の空胞（全経過 4 か月例）．
B：MM2-皮質型で観察される，癒合してブドウの房状に集簇する空胞．MM1 型と比べて，空胞は数倍大きい（全経過 5 か月例）．
C：MM1 型のシナプス型 PrP 沈着．微細顆粒状の PrP 沈着が神経線維網に，びまん性に認められる（全経過 3 か月例）．
D：MM2-皮質型の空胞周囲型 PrP 沈着．強い PrP 沈着を空胞周囲に認める（B と同一例）．
A, B：H-E 染色，C, D：抗 PrP 抗体（3F4）を用いた免疫染色．Scale bar：A, B；200 μm, C, D；100 μm

図 2-9-4　孤発性 CJD の大脳皮質の海綿状変化と異常プリオンタンパク（PrP）沈着

Ⅲ．クロイツフェルト・ヤコブ病の剖検と標本作製

　CJD の剖検は，ガイドラインを参照すれば一般病院でも可能である[3,4]．剖検は作業域を限定し，吸水性の防水シートを解剖台と床に敷き，乾式で行う（図 2-9-2）．開頭の際は，血液や脳脊髄液が飛散しないよう頭部をビニール袋などで被い，ペーパータオルで吸収しながら行う．PrP のウエスタンブロット解析のため未固定脳を一部凍結保存する．メスなどの用具はできる限りディスポーザブルを用い，再利用する電気鋸の刃などは 1〜5％ の次亜塩素酸ナトリウム溶液に浸したのち，オートクレーブ処理する．切り出したブロックは，ギ酸処理したあとに，パラフィン包埋する．99％ ギ酸に 1 時間浸すことにより感染性はほぼ失活すると考えられ，処理後は通常手順で標本作製が可能である．
　抗 PrP 抗体を用いた免疫染色には，オートクレーブによる前処置（hydrolytic autoclaving method）が必要である．切片を脱パラフィン後，水洗してから塩酸溶液に浸して 121℃

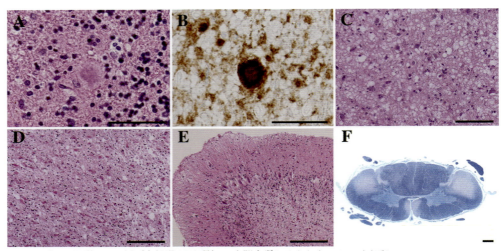

A，B：プラーク型dCJD例（全経過26か月）の小脳皮質にみられたアミロイド斑．
C：V180I遺伝性CJD例（全経過33か月）の大脳皮質の特徴的な海綿状変化．
MM1型孤発性CJDの大脳白質病変（D，全経過16か月例），小脳皮質病変（E，全経過9か月例），脊髄の錐体路変性（F，全経過20か月例）．
A，C〜E：H-E染色，B：抗PrP抗体（3F4）を用いた免疫染色，F：K-B染色．Scale bar：A，B；50 μm，C；100 μm，D，E；200 μm，F；1 mm

図 2-9-5　CJDの代表的な神経病理所見

で10分間のオートクレーブ処理を行う．一次抗体には，モノクローナル抗体3F4（DAKO社，SIGNET社，等）が一般的に用いられる．

Ⅳ．クロイツフェルト・ヤコブ病の神経病理学的特徴

　CJDの病理所見は，①海綿状変化（spongiform change），②グリオーシス，とくに肥胖性アストロサイト（hypertrophic astrocyte）の増生，③神経線維網（neuropil）の粗鬆化，④神経細胞脱落，⑤異常PrPの沈着が特徴であり，炎症細胞浸潤や神経食現象（neuronophagia）はみられない．

　肉眼所見では，経過の短い例では脳萎縮は目立たないが，経過に伴って大脳，小脳が萎縮し，脳溝は拡大する．大脳冠状断では大脳皮質や白質，基底核，視床の萎縮，脳室拡大を呈するが，アルツハイマー病や低酸素脳症とは対照的に，海馬が相対的に保たれるのが特徴である（図 2-9-3A）．欧米では大脳白質が保たれる亜急性海綿状脳症（subacute spongiform encephalopathy；SSE，図 2-9-3B1）がほとんどであるが，わが国では大脳白質が広範に障害される全脳型（panencephalopathic-type，図 2-9-3B2）が約半数を占める．

　典型的な海綿状変化は，MM1型孤発性CJDの大脳皮質で観察され，神経線維網に小型で癒合しない無数の空胞（fine vacuole）を認める（図 2-9-4A）．神経線維網の粗鬆化が進行し，高度のグリオーシスを呈した状態は海綿状態（status spongiosus）と呼ばれる．ア

第9章　クロイツフェルト・ヤコブ病　137

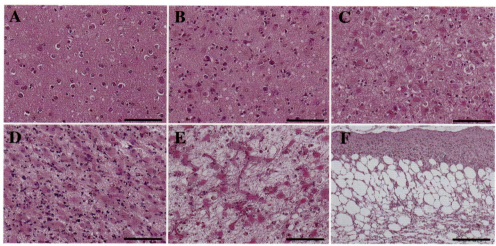

A：ステージⅠ；神経線維網に軽度の海綿状変化．グリオーシスはないか軽度で，肥胖性アストロサイトの増生はみられない（全経過2か月例）．
B：ステージⅡ；海綿状変化とグリオーシスが目立ち，肥胖性アストロサイトの増生を認める．神経線維網に粗鬆化はまだないか軽度で，神経細胞脱落はまだない（全経過4か月例）．
C：ステージⅢ；神経線維網の粗鬆化により空胞はやや不明瞭となり，肥胖性アストロサイトの増生が著明となる．神経細胞脱落が軽度に認められ，残存する神経細胞の一部は inflated neuron の像を示す（全経過5か月例）．
D：ステージⅣ；神経線維網の粗鬆化と肥胖性アストロサイトの増生が高度となり，空胞は不明瞭となる．神経細胞脱落が目立つ（全経過11か月例）．
E：ステージⅤ；神経線維網は高度に粗鬆化し，線維性グリオーシス，マクロファージがみられ，神経細胞はほぼ脱落する（全経過24か月例）．
F：ステージⅥ；大型の空洞が皮質深層から形成され，内部にマクロファージを認める．肥胖性アストロサイトはむしろ減少する（全経過32か月例）．
H-E 染色，Scale bar：A〜E；100μm，F；500μm
図 2-9-6　MM1型孤発性 CJD の大脳新皮質病変のステージング

ルツハイマー病やレビー小体型認知症でみられる海綿状変化は皮質第Ⅱ〜Ⅲ層に目立つが，CJD では皮質全層にみられる傾向がある．MM2-皮質型では，大型で癒合する特徴的な空胞（large confluent vacuole）が認められる（図 2-9-4B）．抗 PrP 抗体を用いた免疫染色では，MM1 型ではびまん性，微細顆粒状のシナプス型 PrP 沈着（synaptic-type，図 2-9-4C），MM2-皮質型では空胞周囲型 PrP 沈着（perivacuolar-type，図 2-9-4D）が認められる．Fine vacuole を呈する部位はシナプス型 PrP 沈着を呈し，ウエスタンブロット解析を施行しなくても1型 PrP の沈着が推定され，large confluent vacuole を呈する部位は空胞周囲型 PrP 沈着を呈し，2型 PrP 沈着が示唆される．MV2 型やプラーク型 dCJD では，大脳皮質や小脳にアミロイド斑（クールー斑）を認め（図 2-9-5A），免疫染色で強く染色される（図 2-9-5B）．V180I 遺伝性 CJD では，大小不同で癒合しない特徴的な空胞（various-sized and non-confluent vacuole）が認められるが（図 2-9-5C），免疫染色での染色性は非常に弱い．

　CJD の病変分布には系統性があり，各亜型によって異なる．典型例では発生学的に新

138　第Ⅱ部　老年期の精神科臨床で遭遇する疾患と臨床神経病理

表 2-9-2　MM1 型孤発性クロイツフェルト・ヤコブ病（CJD）の大脳新皮質各ステージにおける神経病

大脳新皮質ステージ	対応する臨床症状				おおよその全経過	海綿状変化
	MRI 拡散強調像の高信号	PSD	ミオクローヌス	無動性無言状態		
ステージⅠ	＋	－または＋	－または＋	－	2 か月以内	軽度
ステージⅡ	＋	＋	＋	＋または－	2〜5 か月	軽度〜中等度
ステージⅢ	＋	＋	＋	＋または－	5〜12 か月	中等度
ステージⅣ	＋または－	＋または－	＋または－	＋	10〜16 か月	高度
ステージⅤ	－	－	－	＋	12 か月以上	高度（海綿状態）
ステージⅥ	－	－	－	＋	20 か月以上	高度（大型の空洞形成）

PSD；脳波上の周期性同期性放電，SSE；亜急性海綿状脳症，PE-type；panencephalopathic-type（全脳型）
（Iwasaki Y, Tatsumi S, Mimuro M, Kitamoto T, et al.: Relation between clinical findings and progression of cerebral *Neurol Sci*, 341（1-2）：97-104, 2014 より改変引用）

しい大脳新皮質が強く障害され，古い部位である海馬，脳幹，脊髄は保たれる傾向がある．大脳新皮質でも，中心前回は比較的保たれる．基底核病変は線条体に強く，視床病変は内側核群に強い．海馬〜海馬支脚には海綿状変化を認めるものの，神経細胞は長期経過例でも残存し，グリオーシスも軽い．大脳白質は，長期経過例において髄鞘染色の淡明化，肥胖性アストロサイトの増生，マクロファージの出現を認める（図 2-9-5D）．CJD の大脳白質病変は，主に皮質病変による二次変性と考えられている．小脳では分子層の萎縮，顆粒細胞の減少が高度となるが，プルキンエ細胞層，歯状核は保たれる傾向がある（図 2-9-5E）．脳幹，脊髄では，長期経過に伴って四丘体や黒質のグリオーシス，橋核のグリオーシスと神経細胞脱落，遠位部優位の錐体路変性を認める（図 2-9-5F）．下オリーブ核は典型例では保たれるが，MM2-視床型では高度の変性を呈する．

　大脳皮質以外の PrP 沈着は基底核（とくに線条体），視床，小脳の分子層と顆粒細胞層，脳幹被蓋，黒質，橋核，下オリーブ核，脊髄後角に強く認められる．病変が高度となり神経細胞脱落や神経線維網の粗鬆化が進行すると，PrP 沈着は減弱傾向を示す．通常は，白質に PrP 沈着はみられないが，長期経過例では大脳皮質深層〜白質にかけて小型の斑状沈着を認めることがある．

Ⅴ．クロイツフェルト・ヤコブ病の大脳皮質病変の進展と臨床症状との関連

　CJD の最も早期の病理学的変化は PrP の沈着であり，次いで海綿状変化が出現するが，

理所見の特徴と臨床症状

グリオーシス	対応する病理所見				病理学的分類	おおよその脳重
	神経線維網の粗鬆化	神経細胞脱落	Inflated neuron	大脳新皮質の層構造		
なし～軽度（肥胖性アストロサイトの増生なし）	なし	なし	なし	保持	SSE	1,200 g 以上
軽度（肥胖性アストロサイトの増生あり）	なし～ごく軽度	なし	なし	保持	SSE	1,100 ～ 1,300 g
中等度	軽度	軽度	少数	保持	SSE or PE-type	1,000～1,200 g
高度	中等度～高度	中等度	多数	不明瞭	SSE or PE-type	900～1,100 g
高度	高度	高度	減少	消失	PE-type	1,000 g 以下
高度（むしろ減弱傾向）	高度	ほぼ消失	消失	消失	PE-type	800 g 以下

cortical pathology in MM1-type sporadic Creutzfeldt-Jakob disease ; Proposed staging of cerebral cortical pathology. *J*

これらの所見は臨床症状出現の数か月前から始まっている．次いでグリオーシス，神経線維網の粗鬆化，神経細胞脱落の順に病理学的変化は進展する．典型例では，比較的均一な大脳新皮質病変の進行がみられ，ステージング（図2-9-6）が可能である[1,2]．このステージングはH-E（ヘマトキシリン・エオジン）染色のみで判定可能であり，ステージを判定することにより，死亡時の臨床症候，全経過，脳重をある程度推測可能である（表2-9-2）[1,2]．

MRI拡散強調像の高信号は海綿状変化を反映している．ミオクローヌスと脳波でのPSDは，大脳皮質における肥胖性アストロサイトの増生や神経線維網の粗鬆化に伴って出現すると考えられ，神経細胞脱落が始まると無動性無言に至ると推定されている．

おわりに

CJDに対する根本的な治療法は現時点でまだない．患者が無動性無言状態に至るとわが国では経管栄養が施行される場合が多いが，欧米では延命治療は施行されず，衰弱死する例が多い．MM1型孤発性CJDの全経過は，欧米では平均3.9か月であるが[5]，わが国では平均13.5か月である[1]．

文　献

1) Iwasaki Y, Tatsumi S, Mimuro M, Kitamoto T, et al.: Relation between clinical findings and progression of cerebral cortical pathology in MM1-type sporadic Creutzfeldt-Jakob disease ; Proposed staging of cerebral cortical pathology. *J Neurol Sci*, **341** (1-2) : 97-104 (2014).

140　第Ⅱ部　老年期の精神科臨床で遭遇する疾患と臨床神経病理

2）Iwasaki Y : Creutzfeldt-Jakob disease. *Neuropathology*, **37**（2）: 174-188（2017）.
3）厚生労働科学研究費補助金・難治性疾患克服研究事業　プリオン病及び遅発性ウイルス感染症に関する調査研究班（主任研究者：水澤英洋，編集責任者：黒岩義之）「プリオン病感染予防ガイドライン（2008年版）要約」.（2008）. Available at : http://prion.umin.jp/guideline/cjd_2008summary.pdf
4）厚生労働科学研究費補助金・難治性疾患等政策研究事業（難治性疾患政策研究事業）プリオン病及び遅発性ウイルス感染症に関する調査研究班（研究代表者：山田正仁），厚生労働行政推進調査事業費補助金・難治性疾患等政策研究事業（難治性疾患政策研究事業）プリオン病のサーベイランスと感染予防に関する調査研究班（研究代表者：水澤英洋）「プリオン病診療ガイドライン2017」.（2017）. Available at : http://prion.umin.jp/guideline/guideline_2017.pdf
5）Parchi P, Giese A, Capellari S, Brown P, et al.: Classification of sporadic Creutzfeldt-Jakob disease based on molecular and phenotypic analysis of 300 subjects. *Ann Neurol*, **46**（2）: 224-233（1999）.

（岩崎　靖）

■ 第10章 ■

脳血管障害の病理
臨床と画像との関連

はじめに

　精神科領域で脳血管障害が臨床的に問題となる場合は，精神症状や認知症あるいは認知機能低下の背景疾患として脳血管障害を鑑別する場面が多いと考えられる．三大脳血管障害は，脳梗塞，脳出血，クモ膜下出血であり，頻度は順におおむね75％，20％，5％である．脳梗塞は心原性脳塞栓症，アテローム血栓症，ラクナ梗塞に分類されている．血管障害による認知症あるいは認知機能低下をきたす病態には，臨床的にいわゆる卒中発作の病歴を確認できない場合も含まれ，画像で多発性ラクナ梗塞，びまん性白質病変を確認して初めて脳血管障害の関与を認識することも少なくない．

　脳血管障害に起因する認知症の名称として，歴史的には「動脈硬化性認知症」あるいは「多発梗塞性認知症」などの名称が用いられてきた．しかし，責任病巣が曖昧であること，さまざまな認知機能障害を十分に説明できないことなどから，脳血管障害により生じる認知症の総称として，血管性認知症（vascular dementia；VaD）が一般的な名称として用いられるようになってきた．

　血管障害で生じる症候は病巣部位によって大きく規定される．VaDにおいても，脳卒中に続発し，病巣部位を反映した脱落症状が出現する病型がある一方で，皮質下あるいは皮質内の小血管病によって緩徐に発症し，注意機能や遂行機能などの障害を主症状とする病型が存在している．

　病理学的なVaDの診断には，病巣部位，病巣の大きさと数，びまん性白質病変の合併の有無，加齢性変化や神経変性疾患などの合併病変の有無などが問題となる．VaDでは，現在，脳小血管病（cerebral small vessel disease）として総称されているびまん性白質病変を惹起する慢性的な灌流障害を基盤とする病態機序が注目されている．

　本章では，病理学的に認知症の背景が脳の小血管を巻き込む病態として動脈硬化に起因する脳小血管病，遺伝性脳小血管病，脳アミロイド血管症を取り上げて概説する．

142 第Ⅱ部 老年期の精神科臨床で遭遇する疾患と臨床神経病理

表 2-10-1 血管性認知症の分類と背景病理

血管性認知症の型	画像所見と病理学的変化
①多発梗塞性認知症（multi-infarct dementia, cortical vascular dementia）	多発性皮質梗塞
②小血管病変性認知症（small vessel dementia, subcortical vascular dementia）	多発性ラクナ梗塞，ビンスワンガー型白質変性（白質の髄鞘脱落とグリオーシス）
③認知症発症に重要な機能をもつ単一領域の梗塞（strategic infarct dementia）	尾状核，視床，角回などの単一病変の脳梗塞
④低灌流性認知症（hypoperfusion dementia）	分水嶺領域の梗塞，白質病変（白質の不全軟化巣）
⑤出血性認知症（hemorrhagic dementia）	出血性病変，アミロイド血管症に伴う出血性病変を含む
⑥遺伝性血管性認知症（hereditary vascular dementia）	CADASIL，CARASIL あるいはファブリー病など
⑦心血管疾患を伴うアルツハイマー病（Alzheimer's disease with cardiovascular disease）	混合型認知症すなわち血管障害性病変とAD病理の共存（内側側頭葉萎縮，老人斑と神経原線維変化を伴う）

CADASIL；cerebral autosomal dominant arteriopathy with subcortical infarcts and leukoencephalopathy，CARASIL；cerebral autosomal recessive arteriopathy with subcortical infarcts and leukoencephalopathy，AD：アルツハイマー病
(O'Brien JT, Thomas A : Vascular dementia. *Lancet*, 386（10004）: 1698-1706, 2015 より改変引用)

Ⅰ．血管性認知症の診断基準

　VaD にはさまざまな診断基準が提唱されてきた．基本的に多発性脳梗塞や大脳白質病変を VaD の背景病理として重要視している．2015 年の O'Brien と Thomas[17]の VaD の分類と背景病理では 7 つに分類されている（表 2-10-1）．すなわち，①多発梗塞性認知症，②小血管病変性認知症，③認知症発症に重要な機能をもつ単一領域の梗塞（尾状核，視床，角回などの単一病変），④低灌流性認知症，⑤出血性認知症，⑥遺伝性血管性認知症，⑦心血管疾患を伴うアルツハイマー病（Alzheimer's disease；AD）である．この分類では，血管障害性病変と AD 病理の共存といういわゆる混合型認知症のタイプが新たに追加されている．提唱されている診断基準は必ずしも一定の指標が示されているわけではないため，診断基準によって VaD と診断される頻度が異なってくることが指摘されている[22]．

Ⅱ．血管性認知症の疫学

　わが国の療養型病院の 239 剖検例では，VaD は 22%，AD は 46%，混合型は 6% と報告されている[1]．オーストリアの 1,500 剖検例の検討では，純粋な VaD の頻度は 2% とされ，VaD の頻度は必ずしも一定しない[8]．頻度の違いは，コホートの属性，認知症の発症から病理診断の時期までに加わった病理像の解析のむずかしさなどが関与していると考えられる．

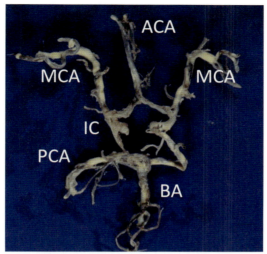

BA；脳底動脈（basilar artery），IC；内頸動脈（internal carotid artery），ACA；前大脳動脈（anterior cerebral artery），MCA；中大脳動脈（middle cerebral artery），PCA；後大脳動脈（posterior cerebral artery）

図 2-10-1　ウィリス動脈輪の粥状硬化

Ⅲ．脳血管の病理学的変化

　脳の小血管（small vessel）は，"Greenfield's Neuropathology（Ninth Edition）"によると，脳表のクモ膜下腔のleptomeningeal arteryから分枝し，皮質や深部白質，深部灰白質に分布する径400～900 μmの穿通枝動脈として定義されている[10]．小血管の解釈は神経病理施設間でばらつきがあり，「径500 μm未満の血管」あるいは「皮質よりも深部に存在する血管」という定義を用いる施設も存在している[21]．

　頭蓋内血管であるウィリス（Willis）動脈輪を構成する椎骨脳底動脈や内頸動脈，またそこから分枝する主幹動脈の変化として最も高頻度にみられるのは，高血圧症や糖尿病，加齢などに関連する粥状硬化（atherosclerosis）である（図2-10-1）．血管の拡張や蛇行，粥腫による黄色調変化を認め，組織学的には内膜の増殖と線維性肥厚，コレステロール結晶による裂隙，マクロファージ（macrophage）の浸潤，中膜平滑筋の消失を認め，高度になると内腔狭窄や閉塞をきたす（図2-10-2）．

　小血管には小動脈（small arteries），細動脈（arterioles），毛細血管（capillaries），小静脈（small veins）が含まれる．小血管の病理学的変化は，粥状硬化，血管壁が血漿成分の浸潤などによりエオジン好性均一無構造に変化するフィブリノイド壊死（fibrinoid necrosis），脂肪硝子変性（lipohyalinosis），血管壁が硝子様に変性した細動脈硬化（arteriolosclerosis）が観察される（図2-10-3）．

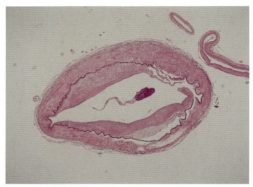

内膜の線維性肥厚，内腔の拡張を認める．
図 2-10-2　脳底動脈の粥状硬化

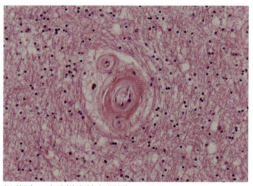

細動脈の硝子様変性と肥厚がみられる．
図 2-10-3　大脳白質の細動脈硬化

Ⅳ．動脈硬化性血管病変性認知症

　小血管病変性認知症は，脳の細小動脈硬化による深部白質や脳室周囲白質の広範な白質病変を特徴とし，古典的にはビンスワンガー（Binswanger）病と呼称され，VaDの診断基準においてはビンスワンガー症候群，皮質下血管性認知症とされる病態である．

　病理学的には，U-fiber を残して白質のびまん性の髄鞘淡明化（図2-10-4）を認め，白質のオリゴデンドログリアの減少，軸索の減少，細小動脈硬化を認める．大脳白質や深部灰白質のラクナ梗塞（図2-10-5），血管周囲腔の拡大（図2-10-6），微小出血（図2-10-7）などを認める．大脳白質の細小動脈硬化が直接的に白質のびまん性の髄鞘脱落の原因となっているという，明確な根拠は乏しい．動物実験では主幹動脈の狭窄による慢性低灌流障害が白質選択的な病変形成に影響していることが推測されている[25,26]．

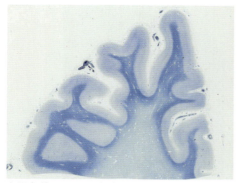

大脳白質はU-fiberを残してびまん性の髄鞘染色性低下を示す．

図 2-10-4　ビンスワンガー型白質病変

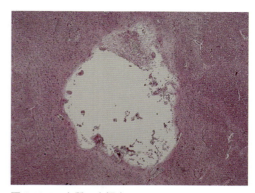

図 2-10-5　白質の小梗塞

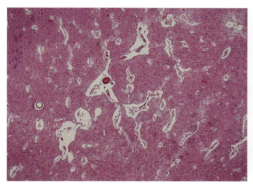

図 2-10-6　被殻の血管周囲腔の拡大と小梗塞

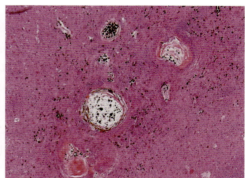

図 2-10-7　橋底部の陳旧性微小出血

V. 遺伝性脳小血管病

代表的な疾患である CADASIL（cerebral autosomal dominant arteriopathy with subcortical infarcts and leukoencephalopathy）と CARASIL（cerebral autosomal recessive arteriopathy with subcortical infarcts and leukoencephalopathy）を概説する．

1. CADASIL

CADASIL は *NOTCH3* 遺伝子の一塩基置換によって起こる，常染色体顕性（優性）遺伝形式の脳小血管病である[9]．典型例では，初期症状として 20～30 歳代に前兆を伴う片頭痛が始まる．40～60 歳ごろに，うつ症状などの気分障害を呈し，一過性脳虚血発作や小梗塞発作を繰り返すようになる．認知機能障害は，50～60 歳ごろに顕在化する．実行機能障害や作業記憶の障害で始まり，徐々に顕在化し，抑うつや感情鈍麻などの精神症状を

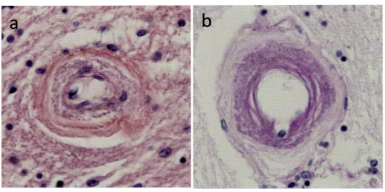

細動脈中膜の顆粒状構造物．ヘマトキシリン-エオジン（H-E）染色（a），細動脈中膜の PAS 染色陽性顆粒状構造物（b）．
図 2-10-8　CADASIL の組織所見

伴う．多くは脳梗塞を発症後，再発を繰り返して 15〜20 年にわたり身体症状や認知機能障害が進行して死亡する[20]．発症年齢や，症状の進行は同じ *NOTCH3* 遺伝子の変異，あるいは同一家系内でも異なることが報告されている[9]．

　遺伝子診断された CADASIL には，定型的な臨床症状や経過を示さない例も報告されており，片頭痛の有無，遺伝形式，発症年齢，高血圧や喫煙などの脳卒中危険因子などから，CADASIL を簡単に除外診断すべきではないことに留意が必要である．

　CADASIL の病変は，中枢神経系の細小動脈にある．クモ膜下腔の細小動脈，大脳の髄質動脈の中膜平滑筋層細胞が変性し，エオジン好性の微細な顆粒状物質が沈着する．この顆粒状物質は PAS 染色やトルイジンブルー染色で陽性を示す（図 2-10-8）．電子顕微鏡では，細小動脈壁に顆粒状オスミウム物質（granular osmiophilic materials ; GOM）を認める．これは電子密度の高い 10〜15 nm の微細顆粒が 0.2〜0.8 μm の大きさに集積したもので限界膜はない．

2．CARASIL

　1976 年に前田ら[12]は，いとこ婚の両親をもつ非高血圧性ビンスワンガー型白質脳症を呈する若年性認知症の同胞例を報告した．これが現在の CARASIL の報告例のはじめである[34]．病理所見では，大脳半球の白質，線条体，橋に多発性の軟化巣を認めた．脳血管は脳表や皮質内を走行する動脈の所見は乏しいものの，髄質動脈に顕著な内膜肥厚を認めた．1995 年には Fukutake ら[3]が，既報告例を含め 9 家系 17 例の日本人症例をまとめて報告した．Fukutake らは，特徴として，常染色体潜性（劣性）遺伝形式，比較的進行の速い若年発症の運動障害，偽性球麻痺や認知機能障害，若年からの禿頭や腰椎症の合併，高血圧などの明らかな危険因子を認めないこと，病理学的所見として，U-fiber が保たれるびまん性白質脳症を呈するなどの所見から新たな症候群であると提唱した．2009 年に Hara

ら[4]によって5家系6例の遺伝子解析によりCARASILの原因遺伝子として*HTRA1*（high temperature required serine peptidase A1）が同定され，一つの疾患単位であることが確立された．HaraらはHTRA1遺伝子変異によりserine protease activityが低下し，transforming growth factor-β（TGF-β）familyのシグナル伝達への抑制が低下することを明らかにした．

CARASILは潜性（劣性）遺伝と考えられてきたが，近年，*HTRA1*遺伝子のヘテロ複合変異を有する脳小血管病家系がVerduraら[36]によって報告された．わが国においても*NOTCH3*変異が否定された症例の解析から*HTRA1*遺伝子のヘテロ複合変異を有する症例が報告された[16]．*HTRA1*遺伝子変異が関連する脳小血管病は，従来予想されていたより多数存在することが示唆されている．

典型例は，神経症状に先行して10〜30歳代にかけて禿頭や変形性脊椎症を呈し，20〜30歳代で脳卒中，認知機能障害，歩行障害を呈する．認知機能障害は遂行機能障害で始まることが多く，しばしば気分障害を合併する．遺伝子検査で確定された18例の解析では，脳卒中，認知機能障害，歩行障害の合併率はそれぞれ27.8%，66.7%，94.4%であり，禿頭，変形性脊椎症の合併率はそれぞれ72.2%，88.9%であった．脳卒中の危険因子である高血圧，糖尿病，脂質異常症の合併は認められなかった．CADASILで認められる片頭痛はCARASILでは報告されていない[14]．

CARASILの特徴的なMRI所見は，病初期から外包を含む前頭葉優位の広範な大脳白質の信号異常と側頭極病変である（図2-10-9）．この傾向は，頻度の高いCADASILと共通している[15]．

CARASILの剖検例の検索では，大脳白質，基底核，脳幹に多発性の軟化巣がみられ，U-fiberは保たれているが，大脳白質のびまん性の髄鞘の染色性の低下を認める[2,7,29,33]（図2-10-9）．血管の変化は，クモ膜下腔の動脈から白質や大脳基底核の細小動脈まで広範囲にみられる．内弾性板の断裂，重複・蛇行，間隙形成を認める（図2-10-10）．中膜平滑筋細胞の変性消失により，中膜の硝子様変性，菲薄化をきたし，また抗smooth muscle-actin抗体の免疫染色では染色性を失う[19]．しばしば肥厚した内膜にアクチン抗体で染色される平滑筋由来細胞"myointimal cell"を伴う．

Ⅵ．脳アミロイド血管症

1．脳アミロイド血管症

脳アミロイド血管症（cerebral amyloid angiopathy；CAA）は，脳血管にアミロイドが沈着するために発生するさまざまな脳循環障害性疾患の総称である．CAAは沈着するアミロイドの種類および遺伝子変異の有無によって分類されるが，Aβ型CAAの頻度が高く重要である．

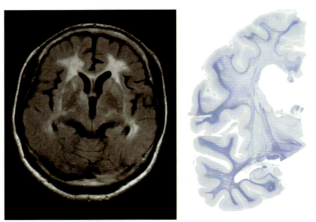

MRI FLAIR 画像では大脳白質の高信号を認め，病理学的には大脳白質の髄鞘淡明化を認める．

図 2-10-9　CARASIL の神経画像と組織所見

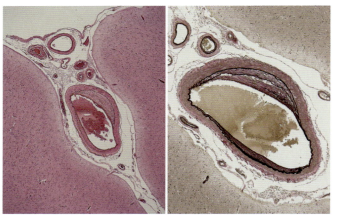

クモ膜下腔の血管の内膜の線維性増殖と内弾性板の重複化を認める．

図 2-10-10　CARASIL における血管の変化

2．Aβ 型 CAA の疫学

　孤発性 Aβ 型 CAA は加齢とともに増加し，60 歳以上の 10〜50%[30,37]にみられ，90 歳以上では 74%[30]に達する．わが国の久山町研究[13]では 40 歳以上の連続 400 剖検例において 91 例（23%）に CAA が認められ，年齢別頻度では，40 歳代：0%，50 歳代：5.7%，60 歳代：10.8%，70 歳代：20.6%，80 歳代：37.0%，90 歳以上：45.1% と加齢に伴って CAA 頻度が上昇することが明らかである．男性（18.3%）より女性（28.0%）に頻度が高かった[13]．また，AD 患者の 80〜90% に CAA がみられる[30,37]．わが国の CAA 関連脳出血の有病率は人口（＞55 歳）10 万人対 7.49 人と報告されている[6,31]．

第 10 章　脳血管障害の病理　149

表 2-10-2　脳アミロイド血管症（CAA）関連脳出血に関するボストン診断基準

・確実（definite CAA）
　剖検による完全な脳の検索により以下の 3 点が証明される.
　1．脳葉型，皮質あるいは皮質 / 皮質下出血
　2．CAA 関連血管変化[*1] を伴う高度な CAA
　3．他の原因病変の欠如

・ほぼ確実（生検組織の陽性所見を伴う：probable CAA with supporting pathology）
　臨床データおよび病理組織（血腫吸引標本あるいは皮質生検）が以下の 3 点を示す.
　1．脳葉型，皮質あるいは皮質 / 皮質下出血
　2．標本内に CAA
　3．他の原因病変の欠如

・臨床的にほぼ確実（probable CAA）
　臨床データおよび MRI/CT が以下の 3 点を示す.
　1．脳葉型，皮質あるいは皮質 / 皮質下に限局する多発性出血（小脳出血を含む）
　2．年齢 55 歳以上
　3．他の出血の原因[*2] の欠如

・疑い（possible CAA）
　臨床データおよび MRI/CT が以下の 3 点を示す.
　1．脳葉型，皮質あるいは皮質 / 皮質下の単発性出血
　2．年齢 55 歳以上
　3．他の出血の原因[*2] の欠如

[*1] CAA 関連血管変化：フィブリノイド壊死を伴う微小動脈瘤形成など.
[*2] 他の出血の原因：ワルファリン過量（INR > 3.0），頭部外傷，虚血性脳血管障害，脳腫瘍，血管奇形，血管炎，血液疾患あるいは凝固異常
アミロイドーシスに関する調査研究班による診断基準（2003 年）では高血圧症（収縮期血圧 160 mmHg 以上，または拡張期血圧 95 mmHg 以上，または降圧薬内服歴がある，のいずれかに当てはまること）[6].
（Knudsen KA, Rosand J, Karluk D, Greenberg SM : Clinical diagnosis of cerebral amyloid angiopathy ; Validation of the Boston criteria. *Neurology*, 56（4）: 537-539, 2001）

3．Aβ 型 CAA の診断基準

　CAA は臨床的所見，神経画像所見および病理学的所見に基づいて診断される. 最も確実な診断法は病理学的検索によるもので，剖検による検索，脳生検や血腫除去術の検体が対象となる. 広く用いられているボストン診断基準を表 2-10-2 に示す [11].

4．CAA の病理

　Aβ はクモ膜下腔と大脳皮質内の中小動脈壁の中膜と外膜，毛細血管や静脈にも沈着する（図 2-10-11）. Aβ の沈着により中膜は好酸性，硝子様変化をきたし，血管壁は肥厚する. Congo red 染色ではピンク色を呈し，偏光下でみると黄緑色（"apple green"）に光り，複屈折性を示す. Aβ の免疫染色では，初期の沈着は細小動脈の中膜外層と外膜から始まり，やがて中膜全層に及び，内膜にも沈着が達するが，内皮細胞には沈着がみられない. 大脳皮質では後頭葉により高度で，小脳にもみられるが，白質，大脳基底核，視床，脳幹部，脊髄にはまれである.

　Aβ の沈着により血管壁の脆弱化，内腔の狭窄や閉塞，炎症性変化を伴う肉芽腫形成，

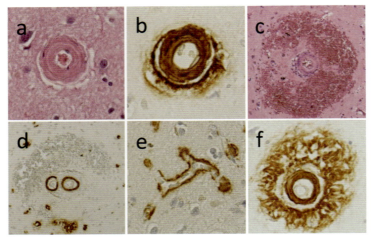

Aβ沈着により好酸性硝子様変化を示す血管壁（a），Aβ免疫染色（b），微小出血は血管からの漏出性出血の像を示す（c）．微小出血内のAβ免疫染色陽性血管（cの連続切片，d），毛細血管のAβ沈着（CapCAA，e），dysholic change（血管周囲へのAβの染み出し，f）．

図2-10-11　脳アミロイド血管症（CAA）の組織所見

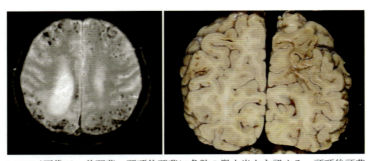

MRI T_2^*画像で，前頭葉，頭頂後頭葉に多数の微小出血を認める．頭頂後頭葉の冠状断では，微小出血による多数のヘモジデリン沈着と軟化巣を認める．

図2-10-12　脳アミロイド血管症（CAA）の神経画像と肉眼所見

透過性亢進などが起こり，脳葉型脳出血，微小出血や微小梗塞，クモ膜下出血，脳血管炎などの多彩な病変を惹起する（図2-10-12，図2-10-13）．CAAは高齢者の脳血管に高頻度にみられ，また老人斑を形成するADに高率に合併する．CAAによる皮質微小出血，皮質微小梗塞，出血後のヘモジデローシス，白質の慢性的な血流低下は認知機能に影響を与え，ADに認められる白質病変の原因となりうる[27,28]．

5．Aβ関連血管炎

　CAAは脳肉芽腫性血管炎（granulomatous angiitis of the central nervous system；GANS）

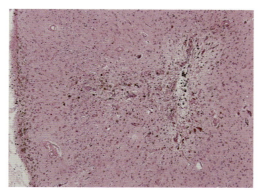

陳旧性微小出血後の皮質内と脳表の多数のヘモジデリン沈着を認める．

図 2-10-13　脳アミロイド血管症（CAA）による陳旧性微小出血

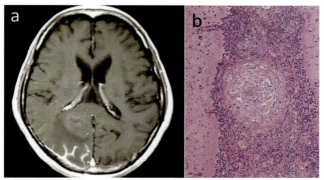

MRI Gd 造影画像では頭頂後頭葉のクモ膜下腔が脳溝に沿って造影される（a）．クモ膜下腔のリンパ球浸潤と血管壁への多核巨細胞浸潤（b）を認める．

図 2-10-14　Aβ 関連血管炎（ABRA）の神経画像と組織所見

を起こし，病理組織学的に髄膜や脳実質の中・小血管に巨細胞の出現を伴う中枢神経系に限局する血管炎を起こす場合があり，Aβ 関連血管炎（amyloid-β-related angiitis；ABRA）と称される[24]（図 2-10-14）．ABRA は血管壁に沈着した Aβ に対し免疫反応が惹起され，肉芽腫性変化を伴う血管炎を生じると想定される．発症年齢や臨床症状，画像所見などから，Aβ 沈着を伴わない原発性中枢神経系血管炎とも，CAA とも異なる傾向を有し，臨床的・画像的にも鑑別できる可能性が指摘されている[23]．脳生検によりクモ膜下腔の血管などの Aβ 沈着により確定診断が行われる．ABRA は副腎皮質ステロイドやシクロホスファミドなどの免疫抑制剤が有効であったとの報告があり，脳生検による確定診断が重要である[5,18,32,35]．CAA 関連血管炎では初老期に発症する例も存在する点に留意する必要がある．

152　第Ⅱ部　老年期の精神科臨床で遭遇する疾患と臨床神経病理

おわりに

　脳血管障害のなかでびまん性大脳白質病変や多発性脳梗塞を起こして認知症の背景病理となる脳小血管病を取り上げて概説した．臨床経過は必ずしも卒中発作を伴わない場合もあり，画像所見を含めた評価が重要である．

文　献

1) Akatsu H, Takahashi M, Matsukawa N, Ishikawa Y, et al.: Subtype analysis of neuropathologically diagnosed patients in a Japanese geriatric hospital. *J Neurol Sci*, **196** (1-2) : 63-69 (2002).

2) Arima K, Yanagawa S, Ito N, Ikeda S : Cerebral arterial pathology of CADASIL and CARASIL (Maeda syndrome). *Neuropathology*, **23** (4) : 327-334 (2003).

3) Fukutake T, Hirayama K : Familial young-adult-onset arteriosclerotic leukoencephalopathy with alopecia and lumbago without arterial hypertension. *Eur Neurol*, **35** (2) : 69-79 (1995).

4) Hara K, Shiga A, Fukutake T, Nozaki H, et al.: Association of HTRA1 mutations and familial ischemic cerebral small-vessel disease. *N Engl J Med*, **360** (17) : 1729-1739 (2009).

5) Hashizume Y, Yoshida M, Suzuki E, Hirayama M : A 65-year-old man with headaches and left homonymous hemianopsia. *Neuropathology*, **24** (4) : 350-353 (2004).

6) 廣畑美枝，山田正仁：脳アミロイドアンギオパチーの疫学と病態．医学のあゆみ，**229** (5) : 409-414 (2009).

7) Ito S, Takao M, Fukutake T, Hatsuta H, et al.: Histopathologic Analysis of Cerebral Autosomal Recessive Arteriopathy with Subcortical Infarcts and Leukoencephalopathy (CARASIL) ; A Report of a New Genetically Confirmed Case and Comparison to 2 Previous Cases. *J Neuropathol Exp Neurol*, **75** (11) : 1020-1030 (2016).

8) Jellinger KA, Attems J : Neuropathological evaluation of mixed dementia. *J Neurol Sci*, **257** (1-2) : 80-87 (2007).

9) Joutel A, Corpechot C, Ducros A, Vahedi K, et al.: Notch3 mutations in CADASIL, a hereditary adult-onset condition causing stroke and dementia. *Nature*, **383** (6602) : 707-710 (1996).

10) Kalaria R, Ferrer I, Love S : Chapter 2 vascular disease, hypoxia and related conditions. *In* Greenfield's Neuropathology, 9th ed., ed. by Love S, Budka H, Ironside JW, Perry A, 59-209, CPC press, New York (2015).

11) Knudsen KA, Rosand J, Karluk D, Greenberg SM : Clinical diagnosis of cerebral amyloid angiopathy ; Validation of the Boston criteria. *Neurology*, **56** (4) : 537-539 (2001).

12) Maeda S, Nakayama H, Isaka K, Aihara Y, et al.: Familial unusual encephalopathy of Binswanger's type without hypertension. *Folia Psychiatr Neurol Jpn*, **30** (2) : 165-177 (1976).

13) Masuda J, Tanaka K, Ueda K, Omae T : Autopsy study of incidence and distribution of cerebral amyloid angiopathy in Hisayama, Japan. *Stroke*, **19** (2) : 205-210 (1988).

14) Nozaki H, Nishizawa M, Onodera O : Features of cerebral autosomal recessive arteriopathy with subcortical infarcts and leukoencephalopathy. *Stroke*, **45** (11) : 3447-3453 (2014).

15) Nozaki H, Sekine Y, Fukutake T, Nishimoto Y, et al.: Characteristic features and progression of abnormalities on MRI for CARASIL. *Neurology*, **85** (5) : 459-463 (2015).

16) Nozaki H, Kato T, Nihonmatsu M, Saito Y, et al.: Distinct molecular mechanisms of HTRA1 mutants in manifesting heterozygotes with CARASIL. *Neurology*, **86** (21) : 1964-1974 (2016).

17) O'Brien JT, Thomas A : Vascular dementia. *Lancet*, **386** (10004) : 1698-1706 (2015).

18) 小倉　礼，守吉秀行，中井紀嘉，西田　卓ほか：ε4/ε2 のアポリポ蛋白E遺伝子型を有した Amyloid-β-related cerebral angiitis の 1 例．臨床神経学，**55** (8) : 561-566 (2015).

19) Oide T, Nakayama H, Yanagawa S, Ito N, et al.: Extensive loss of arterial medial smooth muscle cells and mural extracellular matrix in cerebral autosomal recessive arteriopathy with subcortical infarcts and leukoencephalopathy (CARASIL). *Neuropathology*, **28** (2) : 132-142 (2008).

20) Opherk C, Peters N, Herzog J, Luedtke R, et al.: Long-term prognosis and causes of death in CADASIL ; A retrospective study in 411 patients. *Brain*, **127** (Pt 11) : 2533-2539 (2004).

21) Pantoni L, Sarti C, Alafuzoff I, Jellinger K, et al.: Postmortem examination of vascular lesions in cognitive impairment ; A survey among neuropathological services. *Stroke*, **37** (4) : 1005-1009 (2006).

22) Pohjasvaara T, Mäntylä R, Ylikoski R, Kaste M, et al.: Comparison of different clinical criteria (DSM-Ⅲ, ADDTC, ICD-10, NINDS-AIREN, DSM-Ⅳ) for the diagnosis of vascular dementia. National Institute of Neurological Disorders and Stroke-Association Internationale pour la Recherche et l'Enseignement en Neurosciences. *Stroke*, **31** (12) : 2952-2957 (2000).

23) Salvarani C, Hunder GG, Morris JM, Brown RD Jr, et al.: Aβ-related angitis ; Comparison with CAA without inflammation and primary CNS vasculitis. *Neurology*, **81** (18) : 1596-1603 (2013).

24) Scolding NJ, Joseph F, Kirby PA, Mazanti I, et al.: Aβ-related angiitis ; Primary angiitis of the central nervous system associated with cerebral amyloid angiopathy. *Brain*, **128** (Pt 3) : 500-515 (2005).

25) Shibata M, Ohtani R, Ihara M, Tomimoto H : White matter lesions and glial activation in a novel mouse model of chronic cerebral hypoperfusion. *Stroke*, **35** (11) : 2598-2603 (2004).

26) Shibata M, Yamasaki N, Miyakawa T, Kalaria RN, et al.: Selective impairment of working memory in a mouse model of chronic cerebral hypoperfusion. *Stroke*, **38** (10) : 2826-2832 (2007).

27) Thal DR, Ghebremedhin E, Orantes M, Wiestler OD : Vascular pathology in Alzheimer disease ; Correlation of cerebral amyloid angiopathy and arteriosclerosis/lipohyalinosis with cognitive decline. *J Neuropathol Exp Neurol*, **62** (12) : 1287-1301 (2003).

28) Thal DR, Griffin WS, Braak H : Parenchymal and vascular Abeta-deposition and its effects on the degeneration of neurons and cognition in Alzheimer's disease. *J Cell Mol Med*, **12** (5B) : 1848-1862 (2008).

29) Tikka S, Baumann M, Siitonen M, Pasanen P, et al.: CADASIL and CARASIL. *Brain Pathol*, **24** (5) : 525-544 (2014).

30) Yamada M : Cerebral amyloid angiopathy ; An overview. *Neuropathology*, **20** (1) : 8-22 (2000).

31) Yamada M : Risk factors for cerebral amyloid angiopathy in the elderly. *Ann N Y Acad Sci*, **977** : 37-44 (2002).

32) 山田新一，熱田直樹，茂木禧昌，橋詰良夫ほか：早期のステロイド治療が有効であった中枢神経の肉芽腫性血管炎の1例．臨床神経学，**43** (8)：503-506 (2003).

33) Yanagawa S, Ito N, Arima K, Ikeda S : Cerebral autosomal recessive arteriopathy with subcortical infarcts and leukoencephalopathy. *Neurology*, **58** (5) : 817-820 (2002).

34) Yokoi S, Nakayama H : Chronic progressive leukoencephalopathy with systemic arteriosclerosis in young adults. *Clin Neuropathol*, **4** (4) : 165-173 (1985).

35) 吉田眞理，三室マヤ，橋詰良夫，早川恵理ほか：脳肉芽腫性血管炎とβアミロイド沈着．月刊神経内科，**70** (2)：180-187 (2009).

36) Verdura E, Hervé D, Scharrer E, Amador Mdel M, et al.: Heterozygous HTRA1 mutations are associated with autosomal dominant cerebral small vessel disease. *Brain*, **138** (Pt 8) : 2347-2358 (2015)

37) Zhang-Nunes SX, Maat-Schieman ML, van Duinen SG, Roos RA, et al.: The cerebral beta-amyloid angiopathies ; Hereditary and sporadic. *Brain Pathol*, **16** (1) : 30-39 (2006).

（吉田眞理）

第Ⅲ部
認知症外来における神経病理学的アプローチ

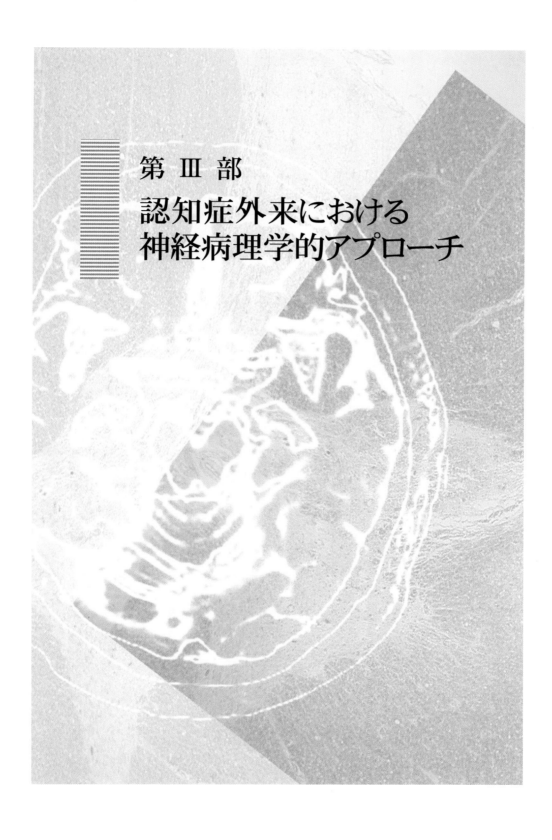

■ 第 1 章 ■

臨床精神医学と臨床神経病理の接点（1）
Prodromal DLB の多様性と脳病理

はじめに

　レビー小体病（Lewy body disease ; LBD）とは，パーキンソン病（Parkinson's disease ; PD）やパーキンソン病認知症（Parkinson's disease dementia ; PDD），レビー小体型認知症（dementia with Lewy bodies ; DLB）を包括する臨床現場における汎用性のある呼称であり，小阪ら[23]によって 1980 年に詳述されている．神経病理学的には，レビー病理の脳内分布によって，脳幹型（brainstem-predominant LBD ; BLBD），辺縁（移行）型（limbic/transitional LBD ; TLBD），びまん・新皮質型（diffuse neocortical LBD ; DLBD）に分類され（図 3-1-1）[6]，改訂された DLB 病理診断基準では，扁桃体優位型（amygdala-predominant）と嗅球限局型（olfactory bulb only）が追加された（表 3-1-1）[20, 23]．Prodromal DLB の明確な定義は確立されていないが，McKeith ら[25]は，3 つの臨床亜型を提案している．すなわち，高次脳機能障害を示唆する臨床症状を呈する状態として，軽度認知障害（mild cognitive impairment ; MCI）発症型（DLB-MCI onset），せん妄発症型（DLB-delirium onset），精神症状発症型（DLB-psychiatric onset）に分類している．

　本章では，DLB の病理学的背景について述べ，次に 3 つの臨床亜型に基づき，臨床病理学的に prodromal DLB について考察する．

Ⅰ. Probable DLB と prodromal DLB の病理学的背景

　メイヨークリニックの縦断追跡調査では，生前に probable DLB の臨床診断基準を満たした症例のうち 70〜80％が DLBD で，残りが TLBD であった[9, 11]．1990 年に Kosaka[24]が 37 症例の DLBD の臨床経過をまとめた報告では，アルツハイマー型病理を伴わない 2 症例を除く 35 症例（95％）で認知症症状を認めた．つまり，DLBD の症例のほとんどが認知症症状を呈すると考えられる．偶発的レビー病理の病変分布を検討した研究[10]では，必

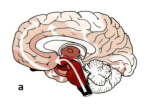
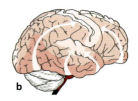
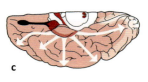
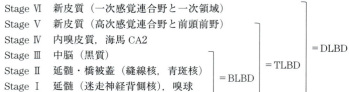

BLBD；brainstem-predominant（脳幹型）Lewy body disease（LBD），TLBD；transitional（辺縁／移行型）LBD，DLBD；diffuse neocortical（びまん・新皮質型）LBD
(Braak H, Del Tredici K, Rüb U, de Vos RA, et al.: Staging of brain pathology related to sporadic Parkinson's disease. Neurobiol Aging, 24（2）: 197-211, 2003 より改変引用)

図 3-1-1 パーキンソン病ブラークステージ：レビー病理の脳内進展様式

表 3-1-1 レビー小体型認知症（DLB）の病理診断基準

		アルツハイマー病理変化		
		NIA-AA none/low (NFT Braak 0-Ⅱ)	NIA-AA intermediate (NFT Braak Ⅲ-Ⅳ)	NIA-AA high (NFT Braak Ⅴ-Ⅵ)
レビー病理	びまん・新皮質型	high	high	intermediate
	辺縁（移行）型	high	intermediate	low
	脳幹型 扁桃体優位型 嗅球限局型	low	low	low

NIA-AA；National Institute on Aging-Alzheimer's Association 診断基準[20]，NFT Braak；神経原線維変化ブラークステージ，high；high-likelihood，intermediate；intermediate-likelihood，low；low-likelihood
(McKeith IG, Boeve BF, Dickson DW, Halliday G, et al.: Diagnosis and management of dementia with Lewy bodies；Fourth consensus report of the DLB Consortium. Neurology, 89（1）: 88-100, 2017 より作成)

ずしも PD ブラーク（Braak）ステージ[6]に合致せず，prodromal DLB の多様性が明らかとなっている．扁桃体優位型と嗅球限局型は，BLBD とともに low-likelihood のカテゴリーに分類され，とくにアルツハイマー病理との関係が示唆されている．また，PD ブラークステージⅢ-Ⅵ[6]の上昇に伴い，Mini-Mental State Examination（MMSE）得点の中央値が有意に低下することが明らかとなっている[7]．PD ブラークステージⅣ-Ⅴ が辺縁（移行）型にほぼ一致し，TLBD を経由して DLBD に進展することから，高次脳機能障害の存在が想定される prodromal DLB の病理学的背景は，TLBD を満たさない状態，ある

いは TLBD が主体だと推測される．

Ⅱ．軽度認知障害発症型（DLB-MCI onset）

　DLB の臨床診断基準[26]では「顕著な，あるいは持続する記憶障害は病初期には必ずし
も生じないが，進行とともに顕在化する．注意障害・遂行機能障害・視覚認知障害が病初
期から顕著に生じるかもしれない」と記載されている．多くのアルツハイマー病
（Alzheimer's disease；AD）患者では，エピソード記憶障害として出現する進行性の記憶
障害が中核の症状となり，amnestic MCI が AD 発症の前駆状態として確立されている．
一方，DLB-MCI については，nonamnestic MCI が約 2/3 を占めることが報告されている[8]．
Kosaka の臨床病理学的検討では，アルツハイマー型病理を伴う DLBD（common form）
では，初発症状が記憶障害（57.1％）であり，DLB-MCI onset に分類されると考えられ，
慎重に AD との鑑別診断を行う必要がある[24,25]．特発性レム睡眠行動障害（REM sleep be-
havior disorder；RBD）患者においても，注意障害や視覚認知障害を呈する MCI 症例が明
らかとなっている．これまで特発性 RBD 患者の剖検 2 症例は，いずれも BLBD と考えら
れるが，詳細な認知機能については記載されていない[4,33]．特発性 RBD は，近年の縦断
追跡調査の結果から，高率に神経変性疾患を発症することが明らかとなっており，DLB
の前駆状態として整合性がある[21]．

Ⅲ．せん妄発症型（DLB-delirium onset）

　せん妄発症型では，認知症発症の数か月〜数年前にエピソードが生じる．臨床研究では，
AD 症例の 7％にせん妄が先行していたのに対して，DLB 症例の 25％にせん妄の既往を認
めた[34]．また，Auning ら[2]の報告によると，認知症発症前にせん妄・意識の動揺が DLB
症例では 42％に認められたのに対して，AD 症例では 13％であった．Jicha ら[22]は，臨床
病理学的に MCI 症例の臨床的特徴を比較したところ，幻覚・せん妄が DLB-MCI 群では
44％に認められたが，AD-MCI 群では認められなかった．Sunwoo ら[30]は，術後せん妄が
DLB/PDD における徴候と類似しているため，胃がん摘出術後せん妄の有無によって，術
後標本における α-シヌクレイン免疫染色による陽性構造物の出現頻度について調査した．
なお，術前にパーキンソン症状と認知症の既往がある者は除外されている．その結果，術
後せん妄を呈しなかった群では，1/16 症例（6.3％）のみでリン酸化 α-シヌクレイン陽性
構造物を認めたのに対して，術後せん妄を呈した群では 7/16 症例（43.8％）と高頻度で
あった．筆者らは，心不全の悪化を契機にせん妄を生じ，明らかな認知症症状を認めず，
約 1 年後に剖検に至った辺縁（移行）型レビー病理の 1 症例を報告した[14]．アルツハイ
マー型病理は，神経原線維変化ブラークステージがⅢ，老人斑は中等度（Consortium to
Establish a Registry for Alzheimer's Disease〈CERAD〉）で，また嗜銀顆粒を伴っていた．

160 第Ⅲ部 認知症外来における神経病理学的アプローチ

せん妄が改善した時点では，MMSE 25 点であり，介護サービスを利用しつつ，死亡に至る再入院まで独居生活を送っていた．高次脳機能障害の存在が想定される prodromal DLB として，TLBD が一つの病理学的背景と考えられた症例である．

Ⅳ．精神症状発症型（DLB-psychiatric onset）

　Galvin ら [17] は，PDD/DLB と最終的に臨床診断された 962 症例の介護者を対象として，初期診断名が多様であったことを報告している．すなわち，24%が精神疾患と初期診断され，19%が大うつ病性障害，3%が双極性障害，2%が統合失調症であった．高橋ら [31] の精神科領域での臨床研究によると，DLB の臨床診断に至った 55 症例の初期診断名では，46%が大うつ病であった．一方で，初期診断が DLB であった症例は 22%にすぎず，双極性障害，妄想性障害，疼痛性障害など診断名は多岐にわたっており，DLB の前駆・初期段階においては他の精神疾患と診断される可能性が高いことを示した．また，probable DLB 90 症例の臨床研究 [12] では，18%の患者において，記憶障害の出現に先行して，抗うつ薬による薬物治療が行われていた．このように DLB では，抑うつが前駆する症例が少なくないと考えられる [16]．Tsopelas ら [32] は，生前に認知症を認めない老年期うつ病の 153 剖検例を対象として，病理学的背景について臨床・病理学的検討を行った．その結果，生前に診断された抑うつは，皮質下（青斑核と黒質）のレビー病理と相関していた．また，皮質下と皮質の血管病変やアルツハイマー型病理との関連は認められなかったが，青斑核においてのみ神経原線維変化と相関傾向がみられた．これらの結果は，DLB の発症前に抑うつ症状が先行し，大脳皮質よりも脳幹諸核にレビー病理が出現する病理学的背景を踏まえると整合性があると考えられる．Nagao ら [27] の報告では，65 歳以上発症のうつ病剖検例において 5 例中 3 症例（60%）にレビー病理（BLBD，TLBD，DLBD 各 1 症例ずつ）を認め，対照群（10.7%）に比較して有意に高頻度であり，高齢発症のうつ病との関係を支持している．

　Kosaka [24] による DLBD 37 症例の初発症状の臨床病理学的検討では，common form（17.9%），pure form（22.2%）にそれぞれ精神病状態が認められた．ただし，これらの精神病症状については，気分障害との関係など不明であり，さらなる検討が必要である．精神科病院の剖検例 212 症例を対象とした臨床病理学的検討 [3] では，15 症例（死亡時平均年齢 86 歳）にレビー小体を認め，初回入院時年齢は 41 歳であった．レビー小体の有無で 2 群を比較した場合，初回入院時のパラノイアの診断名の割合が，対照群の 19%に対して，50%と有意に高かった．また，電気けいれん療法を受けている割合も 21%（対照群 2%）と有意に高かった．

　Onofrj ら [28] の臨床研究では，DLB の確定診断前に，しばしば身体表現性障害（DSM-Ⅳ）が先行することが指摘されている．DLB 15/124 症例（12%），PD 29/412 症例（7%）にさまざまな身体表現性障害が先行していたのに対して，その他の神経変性疾患（406 症

例）では 0～3％ と少なかった．筆者らは，顕著な身体愁訴を認め，約 1 年間の経過ののち，剖検に至った TLBD の 1 症例を報告した [13]．アルツハイマー型病理は，神経原線維変化ブラークステージが II で，多数の老人斑を認めた．死亡約 1 か月前の MMSE は 21 点で独居であり，TLBD では認知機能が比較的保持される可能性がある．本症例では，進行性の記憶障害を認めており，DLB-MCI onset に分類すべきかもしれない．

V．脳内アミロイド沈着と認知機能低下

Halliday と McCann [19] は，PD 患者の 20 年以上に及ぶ臨床病理学的縦断研究によって，PD/PDD/DLB の 3 亜型に分類し，脳内アミロイド沈着とレビー病理の脳内の広がりに相違があることを示した．PD 亜型では，50 歳代発症で臨床経過が長期に及び，病理学的には PD ブラークステージに合致するレビー病理の脳内進展様式を示し，大脳皮質のアミロイド斑は乏しかった．DLB 亜型は，罹病期間が短く，病初期から認知症を発症し，そのほとんどで皮質型レビー小体の病変が強いと同時に多くのアミロイド斑を伴っていた（⇒ p. 45 の図 2-2-3 参照）．脳内アミロイド沈着と認知機能低下の関係について，PD のみならず DLB においても，臨床病理学的研究結果を支持する髄液・神経画像所見の報告が蓄積されつつある [1, 15, 21, 29]．Bousiges ら [5] は，prodromal DLB 群（MMSE 平均 27 点）では，脳脊髄液 $A\beta42$ の低下は軽度であり，DLB 群（MMSE 平均 21 点）において，prodromal AD/AD dementia 群と同様に有意な低値を示した．一方で，prodromal DLB/DLB 群で脳脊髄液中の総タウ，リン酸化タウは，正常対照群と同じであり，prodromal AD/AD dementia 群と比較して，有意に低値であった．今後の縦断追跡調査により，LBD における認知機能低下の予測因子としての $A\beta$ の脳内蓄積の経時的変化について明らかにする必要がある．

VI．パーキンソン症状について

パーキンソン症状の発現には，中脳黒質緻密部ドパミン神経の変性・脱落が関与している．運動症状の発現時には，黒質ドパミン神経細胞数が 40～60％ 減少していることが知られ，DLB/PDD における生前の Unified Parkinson's Disease Rating Scale（UPDRS）運動スコアと黒質の神経細胞脱落の程度が相関することが報告されている [18]．DLB では黒質ドパミン神経細胞の脱落がパーキンソン症状を呈する閾値に達する時期に前後して認知症症状をきたし，prodromal DLB の黒質ドパミン神経細胞数は保持されることが想定される [21]．改訂された DLB の病理診断基準 [26] では，黒質神経細胞脱落を半定量的に評価し，パーキンソン症状の有無を記載することが推奨された．明らかなパーキンソン症状や認知症を認めない症例の臨床病理学的知見が蓄積されることで，レビー小体病（LBD）の多様な臨床像の解明が期待される．

162　第Ⅲ部　認知症外来における神経病理学的アプローチ

おわりに

　ドパミントランスポーターイメージをはじめとした神経画像の発達や，DLB に疾患特異性の高いレム睡眠行動障害（RBD）の診断的意義が明確にされたことから，生前に病理学的背景を意識した臨床診断の機会が増加している．さらに末梢神経を用いた生前の病理診断の試みがすでに実施されている[15]．とくに高齢発症の精神疾患の脳病態の知見は乏しく，LBD が病理学的背景のひとつである可能性がある．Prodromal DLB の多様性を解明するうえで，臨床病理学的理解は重要であり，LBD の診断率の向上が期待される．

文　献

1) Abdelnour C, van Steenoven I, Londos E, Blanc F, et al.: Alzheimer's disease cerebrospinal fluid biomarkers predict cognitive decline in lewy body dementia. *Mov Disord*, **31**（8）: 1203-1208（2016）.
2) Auning E, Rongve A, Fladby T, Booij J, et al.: Early and presenting symptoms of dementia with Lewy bodies. *Dement Geriatr Cogn Disord*, **32**（3）: 202-208（2011）.
3) Birkett DP, Desouky A, Han L, Kaufman M : Lewy bodies in psychiatric patients. *Int J Geriatr Psychiatry*, **7** : 235-240（1992）.
4) Boeve BF, Dickson DW, Olson EJ, Shepard JW, et al.: Insights into REM sleep behavior disorder pathophysiology in brainstem-predominant Lewy body disease. *Sleep Med*, **8**（1）: 60-64（2007）.
5) Bousiges O, Cretin B, Lavaux T, Philippi N, et al.: Diagnostic Value of Cerebrospinal Fluid Biomarkers（Phospho-Tau181, total-Tau, Aβ42, and Aβ40）in Prodromal Stage of Alzheimer's Disease and Dementia with Lewy Bodies. *J Alzheimer Dis*, **51**（4）: 1069-1083（2016）.
6) Braak H, Del Tredici K, Rüb U, de Vos RA, et al.: Staging of brain pathology related to sporadic Parkinson's disease. *Neurobiol Aging*, **24**（2）: 197-211（2003）.
7) Braak H, Rüb U, Jansen Steur EN, Del Tredici K, et al.: Cognitive status correlates with neuropathologic stage in Parkinson disease. *Neurology*, **64**（8）: 1404-1410（2005）.
8) Ferman TJ, Smith GE, Kantarci K, Boeve BF, et al.: Nonamnestic mild cognitive impairment progresses to dementia with Lewy bodies. *Neurology*, **81**（23）: 2032-2038（2013）.
9) Ferman TJ, Aoki N, Crook JE, Murray ME, et al.: The limbic and neocortical contribution of α-synuclein, tau, and amyloid β to disease duration in dementia with Lewy bodies. *Alzheimers Dement*, **14**（3）: 330-339（2018）.
10) Frigerio R, Fujishiro H, Ahn TB, Josephs KA, et al.: Incidental Lewy body disease ; Do some cases represent preclinical dementia with Lewy bodies? *Neurobiol Aging*, **32**（5）: 857-863（2011）.
11) Fujishiro H, Ferman TJ, Boeve BF, Smith GE, et al.: Validation of the neuropathologic criteria of the third consortium for dementia with Lewy bodies for prospectively diagnosed cases. *J Neuropathol Exp Neurol*, **67**（7）: 649-656（2008）.
12) Fujishiro H, Iseki E, Nakamura S, Kasanuki K, et al.: Dementia with Lewy bodies ; Early diagnostic challenges. *PSYCHOGERIATRICS*, **13**（2）: 128-138（2013）.
13) Fujishiro H, Iritani S, Sekiguchi H, Habuchi C, et al.: Hypochondriasis as early manifestation of dementia with Lewy bodies ; An autopsied case report. *PSYCHOGERIATRICS*, **16**（2）: 139-144（2016）.
14) Fujishiro H, Kawakami I, Oshima K, Niizato K, et al.: Delirium prior to dementia as a clinical

phenotype of Lewy body disease ; An autopsied case report. *Int Psychogeriatr*, **29**（4）：687-689（2017）.

15）藤城弘樹：レビー小体型認知症の早期診断の現状と課題. *Dementia Japan*, **31**（3）：321-332（2017）.

16）藤城弘樹：高齢発症うつ病とレビー小体病. 最新醫學, **73**（5）：710-714（2018）.

17）Galvin JE, Duda JE, Kaufer DI, Lippa CF, et al.: Lewy body dementia ; The caregiver experience of clinical care. *Parkinsonism Relat Disord*, **16**（6）：388-392（2010）.

18）Greffard S, Verny M, Bonnet AM, Beinis JY, et al.: Motor score of the Unified Parkinson Disease Rating Scale as a good predictor of Lewy body-associated neuronal loss in the substantia nigra. *Arch Neurol*, **63**（4）：584-588（2006）.

19）Halliday GM, McCann H : The progression of pathology in Parkinson's disease. *Ann N Y Acad Sci*, **1184**：188-195（2010）.

20）Hyman BT, Phelps CH, Beach TG, Bigio EH, et al.: National Institute on Aging-Alzheimer's Association guidelines for the neuropathologic assessment of Alzheimer's disease. *Alzheimers Dement*, **8**（1）：1-13（2012）.

21）井関栄三（編）：レビー小体型認知症；臨床と病態. 中外医学社, 東京（2014）.

22）Jicha GA, Schmitt FA, Abner E, Nelson PT, et al.: Prodromal clinical manifestations of neuropathologically confirmed Lewy body disease. *Neurobiol Aging*, **31**（10）：1805-1813（2010）.

23）小阪憲司, 松下正明, 小柳新策, Mehraein P：“Lewy 小体病” の臨床神経病理学的研究. 精神経誌, **82**（5）：292-311（1980）.

24）Kosaka K : Diffuse Lewy body disease in Japan. *J Neurol*, **237**（3）：197-204（1990）.

25）McKeith I, Taylor JP, Thomas A, Donaghy P, et al. : Revisiting DLB Diagnosis ; A Consideration of Prodromal DLB and of the Diagnostic Overlap With Alzheimer Disease. *J Geriatr Psychiatry Neurol*, **29**（5）：249-253（2016）.

26）McKeith IG, Boeve BF, Dickson DW, Halliday G, et al.: Diagnosis and management of dementia with Lewy bodies ; Fourth consensus report of the DLB Consortium. *Neurology*, **89**（1）：88-100（2017）.

27）Nagao S, Yokota O, Ikeda C, Takeda N, et al.: Argyrophilic grain disease as a neurodegenerative substrate in late-onset schizophrenia and delusional disorders. *Eur Arch Psychiatry Clin Neurosci*, **264**（4）：317-331（2014）.

28）Onofrj M, Bonanni L, Manzoli L, Thomas A : Cohort study on somatoform disorders in Parkinson disease and dementia with Lewy bodies. *Neurology*, **74**（20）：1598-1606（2010）.

29）Sarro L, Senjem ML, Lundt ES, Przybelski SA, et al.: Amyloid-β deposition and regional grey matter atrophy rates in dementia with Lewy bodies. *Brain*, **139**（Pt 10）：2740-2750（2016）.

30）Sunwoo MK, Hong JY, Choi J, Park HJ, et al.: α-Synuclein pathology is related to postoperative delirium in patients undergoing gastrectomy. *Neurology*, **80**（9）：810-813（2013）.

31）高橋　晶, 水上勝義, 朝田　隆：レビー小体型認知症（DLB）の前駆症状・初期症状. 老年精神医学雑誌, **22**（増刊-I）：60-64（2011）.

32）Tsopelas C, Stewart R, Savva GM, Brayne C, et al.: Neuropathological correlates of late-life depression in older people. *Br J Psychiatry*, **198**（2）：109-114（2011）.

33）Uchiyama M, Isse K, Tanaka K, Yokota N, et al.: Incidental Lewy body disease in a patient with REM sleep behavior disorder. *Neurology*, **45**（4）：709-712（1995）.

34）Vardy E, Holt R, Gerhard A, Richardson A, et al.: History of a suspected delirium is more common in dementia with Lewy bodies than Alzheimer's disease ; A retrospective study. *Int J Geriatr Psychiatry*, **29**（2）：178-181（2014）.

（藤城弘樹, 鳥居洋太, 入谷修司）

■ 第２章 ■

臨床精神医学と臨床神経病理の接点（2）

いわゆる老年期精神病の背景病理

はじめに

　わが国では高齢発症の幻覚妄想状態の診断にあたって，老年期精神病（senile psycho-
sis）という診断名が汎用されてきた．老年期精神病および老年期精神障害とは，中年期
以降に幻覚や妄想を主体とする精神症状が初発し，経過の中期まで認知機能障害を伴わな
い病態を総称している．高齢者の幻覚妄想状態については，歴史的に Bleuler[2]が提唱した
遅発性統合失調症や，Roth と Morrissey[16]による遅発性パラフレニーの分類が知られてい
る．操作的診断基準の導入とともに同病態は統合失調症や妄想性障害に組み入れられてき
たが，特定の診断項目に位置づけされておらず，その概念はやや曖昧である．2000 年に，
国際的なコンセンサスとして 40 歳以降で発症するものを遅発性統合失調症（late-onset
schizophrenia），60 歳以上で発症するものを最遅発性統合失調症様精神病（very-late-onset
schizophrenia-like psychosis）とすることが提唱され[8]，今日ではこの分類に基づいて診
断がなされることが多い．

　本章では，器質的基盤をもつ老年期精神障害の特徴を概説し，さらに同病態を伴う認知
症疾患のうち，とくに神経原線維変化型老年期認知症（tangle-predominant dementia
〈TPD〉）に焦点をあてて，これまでの報告を紹介したい．

Ⅰ．器質的基盤をもつ老年期精神障害の特徴

　老年期精神障害は一般的に女性に多いとされ[9, 16]，妄想は断片的でとりとめがなく，空
想的，夢幻様であり，系統化しない[9]．しかし，時に確信性が強く，系統立った持続性の
妄想がみられることがある．慢性アルコール中毒の嫉妬妄想などでその傾向が強いとされ
る．妄想の内容は具象的で作為体験を伴わず，妄想の対象は隣人や家族など身近な人物で
あることが多い．被害的な妄想が多く，関係念慮や嫉妬妄想も好発する．記憶障害を伴う

166 第Ⅲ部　認知症外来における神経病理学的アプローチ

ことが多いが，認知機能障害の進行によって妄想は形骸化する．これらには病前性格や社会的孤立などの生活環境，身体的状況が影響する[9]．

Ⅱ．老年期精神障害をきたす認知症疾患

　高齢者の幻覚妄想状態は原則的にあらゆる脳器質疾患に現れうるが，とくにアルツハイマー型認知症（Alzheimer's disease；AD），血管性認知症，レビー小体型認知症（dementia with Lewy bodies；DLB），前頭側頭型認知症，脳腫瘍などがよく知られている．側頭葉てんかん，頭部外傷，ハンチントン病，プリオン病，正常圧水頭症，進行性核上性麻痺（progressive supranuclear palsy；PSP），大脳皮質基底核変性症（corticobasal degeneration；CBD），嗜銀顆粒病（argyrophilic grain disease；AGD），遺伝性白質脳症，多発性硬化症などの疾患も同様の病態を示すことがある．多くの疾患の臨床像・神経病理像は，本書『認知症専門医のための臨床神経病理学』の各章にいずれも詳しく述べられており，参照していただきたい．

Ⅲ．老年期精神障害の病理学的検討

　老年期精神障害の背景病理を検討した報告は非常に少ない．文献的には1960年代から報告がなされているが，その当時の診断基準に沿って検討されているため老年期精神障害のなかに感情障害や重度の認知症疾患を含めて検討した報告が散見される[1,14]．
　わが国でも，近年，精神科領域から同病態における系統研究がなされている．Nagaoら[15]は，40歳以降発症の遅発性精神病性障害（late-onset schizophrenia and delusional disorders；LOSD）23例，40歳以上にその他の精神疾患を初発した22例（うつ病11例，人格障害6例，双極性障害2例，神経症性障害3例），同年齢の正常高齢者71例を検討し，全LOSDのうち，レビー小体関連疾患（Lewy body disease；LBD）6例（26.1%），AGD 5例（21.7%），CBD 1例（4.3%）との結果を報告した．LOSD群では，病理学的に単独でADの診断基準を満たす症例はなく，AGD，LBD，CBDの合計頻度はLOSD群では正常対照群に比べて有意に高かったと報告した．さらに精神症状を有するAGDでは，病理学的に変性を伴わない精神疾患群と比較して，幻覚妄想の頻度が有意に高く（$p = 0.0162$），病変分布は辺縁系領域にほぼ限局していたと述べている．
　池田は，東京都精神医学総合研究所において1975〜1993年に集積された連続剖検例のうち，老年期精神障害・老年期うつ病の35例を検討した．その結果，器質的基盤を有する症例は24例あり，そのうちADが10例（41.7%）と最も多く，次いでAD以外のタウオパチーが8例（33.3%）であり，その内訳はTPD 3例（12.5%），AGD 2例（8.3%），PSP 1例（4.2%），分類不能のタウオパチー2例（8.3%）であったと報告した（未発表）．
　これらの系統研究から，辺縁系領域におけるタウ病理と幻覚妄想との関連性が少なから

ず示唆される.

Ⅳ. 神経原線維変化型老年期認知症と老年期精神障害

海外における検討では，Bozikas ら[3]は入院中の高齢発症の統合失調症患者 18 例（40 歳以降発症：10 例，40 歳以下発症：8 例）の神経原線維変化（neurofibrillary tangle ; NFT）の進展領域を検討し，40 歳以降の発症群では，新皮質にまで NFT が進展する Braak stage Ⅴ 以上の AD 病理をもつ例は 1 例もなく，全例が Braak stage Ⅲ，もしくはそれ以下を示し，NFT は海馬辺縁系領域に限局することを報告している.

Casanova ら[4]は 64 例の統合失調症（妄想性障害含む）と正常高齢者群を対象に検討を行い，40 歳以降発症群 34 例では 58.8%（40 歳以前発症群 30 例は 36.7%）が Braak stage Ⅲ，Ⅳを示し，正常高齢者群と比較して有意に高いことを示した．とくに高齢発症の統合失調症群では海馬 CA1 領域において神経細胞脱落を伴わない高密度の NFT 蓄積が認められ[5]，全脳においてアミロイドの蓄積は病理学的に軽度，もしくはほとんど認められず，これらの遅発性精神病性障害の病理像はきわめて TPD に近いと述べている[6].

一方で，TPD は歴史的にも幻視，幻聴，妄想，抑うつ，躁状態などの精神症候を高頻度に合併することが報告されている[10]．巣症状は伴わず，認知機能低下は軽度であることから軽度認知障害（mild cognitive impairment ; MCI）と診断されることも多い．近年，筆者らは TPD の系統的臨床病理研究のなかで，同疾患に遅発性精神病性障害を示す一群があることを報告した[12,13]．東京都医学総合研究所認知症プロジェクトをはじめとする国内の多施設から収集した TPD 22 例中，遅発性精神病性障害が 4 例（18%）と，AD 12 例（55%）に次いで高頻度であることを示した．TPD 全例における初期症状を調べると，記憶障害が 13 例（59%）に次いで，妄想が 11 例（50%）と 2 番目に多く，全経過を通してみられる精神症状においても，16 例（72.7%）が妄想を有していた．妄想は，被害妄想が多く，体系化されず，身近な者が対象になる傾向にあり，脳器質性疾患によくみられる妄想の特徴と合致していた[13].

詳しい病理像は本書 第Ⅱ部第 6 章「嗜銀顆粒病・tangle-predominant dementia・DNTC」を参照していただきたいが，TPD の病理学的主座は海馬領域をはじめとする辺縁系領域にあり，側坐核，扁桃体，マイネルト核，背側縫線核などの皮質下においても神経細胞内，神経突起内，一部グリア細胞にタウ病理を認める[7,12,13]（図 3-2-1）．同疾患における精神症候に関しては，海馬を中心とした辺縁系領域におけるタウ異常蓄積によって何らかの機能異常が生じていることが示唆される．とくに側坐核は海馬領域や前頭前野とともに中脳辺縁系ドーパミン系路を構成し，報酬系，情動行動，認知行動における重要な神経核である．同部位は統合失調症における神経画像および分子薬理学的研究により，かねてより機能異常が示唆されてきた．老年期における精神症候の発現には心理的・社会的・身体的因子による関与が少なからず影響していると思われるが，辺縁系領域のタウ病理が妄想をはじめ

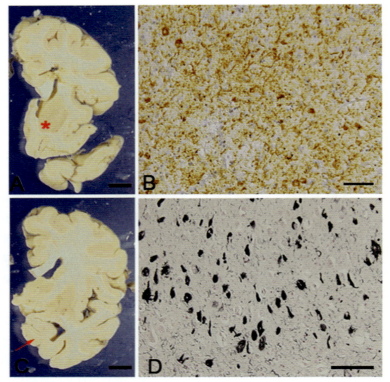

A：92歳女性の剖検脳（尾状核頭を通る前頭断スライス）弱拡大像．側坐核（＊）に明らかな萎縮は認めない．
B：側坐核の強拡大像（AT8染色，4％パラフォルムアルデヒド固定凍結切片）．神経細胞内，神経突起内に陽性像を認める．
C：Aと同一症例（海馬前方部を通る前頭断スライス）の弱拡大像．側頭葉内側部の萎縮はADと比較して軽度である．
D：海馬傍回の強拡大像（ガリアス・ブラーク染色，パラフィン切片）．神経細胞内，神経突起内に無数の神経原線維変化（NFT）形成を認める．
Scale bars：A，C；1 cm，B，D；100 μm

図 3-2-1　tangle-predominant dementia（TPD）のマクロ病理所見および免疫組織学的所見

とする老年期精神障害の一因となっている可能性がある．近年，病理学的に加齢性変化（Braak stage Ⅰ～Ⅱ）とされていた例から TPD に相当する症例までを包含したかたちで疾患概念が再構築され，NFT が海馬領域を中心に出現し，アミロイドβ（Aβ）沈着はないかあっても軽度である一群を primary age-related tauopathy（PART）と呼ぶことが提唱された[7]．さらに PART は，臨床的に suspected non-Alzheimer pathophysiology（SNAP）と呼ばれる一群の少なくとも一部に相当することが報告されており[11]，今後はアミロイド PET とタウ PET を組み合わせた縦断研究によって臨床像がさらに明らかになっていくものと思われる．

おわりに

　近年の研究では TPD をはじめとする辺縁系の高度タウ病変と老年期精神障害との関連を示唆する報告が多くなされているが，老年期精神障害の器質的基盤はいまだ解明されていない点が多く，さらなる研究が期待される．病態解明には，神経画像を用いた機能研究とともに剖検例の蓄積が重要である．

文　　献

1) Blessed G : Clinicopathological studies in mental disorder of old age ; The Newcastle studies 1963-1977. *In* Contemporary Theses in Psychiatry, ed. by Davison K, Kerr A, 314-321, Alden, Oxford（1989）.

2) Bleuler M : Late schizophrenic clinical pictures. *Fortschr Neurol Psychiatr,* **15** : 259-290（1943）.

3) Bozikas VP, Kövari E, Bouras C, Karavatos A : Neurofibrillary tangles in elderly patients with late onset schizophrenia. *Neurosci Lett,* **324**（2）: 109-112（2002）.

4) Casanova MF, Stevens JR, Brown R, Royston C, et al.: Disentangling the pathology of schizophrenia and paraphrenia. *Acta Neuropathol,* **103**（4）: 313-320（2002）.

5) Casanova MF : Preservation of hippocampal pyramidal cells in paraphrenia. *Schizophr Res,* **62**（1-2）: 141-146（2003）.

6) Casanova MF : The pathology of paraphrenia. *Curr Psychiatry Rep,* **12**（3）: 196-201（2010）.

7) Crary JF, Trojanowski JQ, Schneider JA, Abisambra JF, et al.: Primary age-related tauopathy（PART）; A common pathology associated with human aging. *Acta Neuropathol,* **128**（6）: 755-766（2014）.

8) Howard R, Rabins PV, Seeman MV, Jeste DV : Late-onset schizophrenia and very-late-onset schizophrenia-like psychosis ; An international consensus. The International Late-Onset Schizophrenia Group. *Am J Psychiatry,* **157**（2）: 172-178（2000）.

9) 池田研二：老年期の幻覚妄想と脳病変．（松下正明編）新世紀の精神科治療・第3巻；老年期の幻覚妄想―老年期精神科疾患の治療論，90-128，中山書店．東京（2005）.

10) Jellinger KA, Attems J : Neurofibrillary tangle-predominant dementia ; Comparison with classical Alzheimer disease. *Acta Neuropathol,* **113**（2）: 107-117（2007）.

11) Josephs KA, Murray ME, Tosakulwong N, Whitwell JL, et al.: Tau aggregation influences cognition and hippocampal atrophy in the absence of beta-amyloid ; A clinico-imaging-pathological study of primary age-related tauopathy（PART）. *Acta Neuropathol,* **133**（5）: 705-715（2017）.

12) Kawakami I, Hasegawa M, Arai T, Ikeda K, et al.: Tau accumulation in the nucleus accumbens in tangle-predominant dementia. *Acta Neuropathol Commun,* **2** : 40（2014）.

13) 河上　緒，新井哲明，秋山治彦：tangle-predominant dementia（神経原線維変化型老年期認知症）の臨床病理学的特徴．老年精神医学雑誌，**27**（1）: 75-80（2016）.

14) Kay DW : Outcome and cause of death in mental disorders of old age ; A long-term follow-up study of functional and organic psychoses. *Acta Psychiatr Scand,* **38** : 249-276（1962）.

15) Nagao S, Yokota O, Ikeda C, Takeda N, et al.: Argyrophilic grain disease as a neurodegenerative substrate in late-onset schizophrenia and delusional disorders. *Eur Arch Psychiatry Clin Neurosci,* **264**（4）: 317-331（2014）.

16) Roth M, Morrissey JD : Problems in the diagnosis and classification of mental disorders in old age ; With a study of case material. *J Ment Sci,* **98**（410）: 66-80（1952）.

（河上　緒）

■ 第3章 ■

神経画像はどこまで神経病理像を
反映させうるか
その可能性と限界

はじめに

　脳の病的変化は，変性，壊死などによる形態の異常を反映した形態的変化，および，形態は保たれているものの血流・代謝低下など機能の異常を反映した機能的変化に分けることができる．一方，中枢神経疾患の種類はアルツハイマー病（Alzheimer's disease ; AD），レビー小体型認知症（dementia with Lewy bodies ; DLB），嗜銀顆粒病（argyrophilic grain disease ; AGD），進行性核上性麻痺（progressive supranuclear palsy ; PSP），大脳皮質基底核変性症（corticobasal degeneration ; CBD）などの神経変性疾患に加えて，血管障害，腫瘍性病変，内分泌・代謝異常，感染症，正常圧水頭症など多彩である．そのため，画像検査には病的変化をとらえることに加え，多彩な疾患の鑑別，予後の推定，さらには治療効果のモニタリングなど多くの役割が期待されている．

　本章では，形態画像，機能画像や画像解析法の特徴を述べる総論，実際の症例を呈示する各論に分けて，神経画像診断の可能性と限界を解説する．

Ⅰ．総　　論

1．形態画像；病的変化を信号，吸収値変化として描出しうる画像検査

　形態的変化をとらえうる形態画像として，日常臨床ではコンピュータ断層撮影法（computed tomography ; CT），磁気共鳴画像（magnetic resonance imaging ; MRI）が普遍的に行われている．CT は放射線の組織による吸収の違いを画像化した検査であり，空気，骨，軟部組織の区分を行うことが可能である．安価かつ短時間に施行可能であるため，粗大な脳血管障害に加え，全身の腫瘍性病変や外傷性変化，熱源の有無をはじめとしたスクリーニングに適している．また，後述する MRI と比較して，空間分解能が高いため，横断像のみならず，矢状断像，冠状断像などの多断面再構成（multiplanar reconstruction ;

172　第Ⅲ部　認知症外来における神経病理学的アプローチ

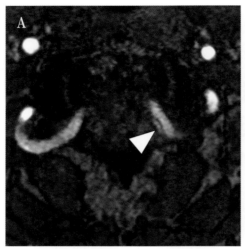 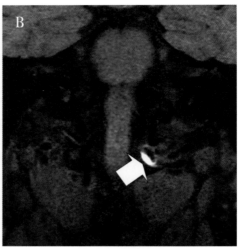

MRA の元画像でも解離を示唆する偽腔が描出されているが（A，矢頭），CUBE 法による high resolution vessel wall imaging は血栓閉塞した偽腔が明瞭な高信号として描出できるため，左椎骨動脈解離の診断により有用である（B，矢印）．

図 3-3-1　椎骨動脈解離と臨床診断されている 50 歳代男性

MPR）や volume rendering 像をはじめとした 3 次元画像再構成により，多方向での評価をより容易に行うことができる．また，造影剤を併用した場合，MRI よりもさらに広範囲の動静脈の血行動態を評価することが可能である[3]．

　一方，MRI は組織内のプロトンの状態を画像化した検査であり，CT よりも組織による性状の違いをより明瞭に描出することができる．この高いコントラスト分解能に加え，放射線被曝がないことから，MRI は中枢神経疾患の画像診断において中心的な役割を担っている．一般的な T_1 強調像，T_2 強調像，FLAIR 像に加えて，T_2^* 強調像，拡散強調像，MR angiography（MRA）などさまざまな撮像法を組み合わせることにより，梗塞などの虚血性変化，出血，浮腫，腫瘍，動脈硬化や動脈瘤をはじめとした血管病変など多種多様な病態の評価が可能となる．神経変性疾患の画像診断では萎縮の検出が最も重要である．CT でもある程度の評価は可能であるが，コントラスト分解能の制限があるため，薄いスライス厚の gradient echo 法による 3D（three-dimensional）T_1 強調像がより有用である[4]．また，変性した組織内における水分子の拡散運動の変化をとらえうる拡散テンソル像や拡散尖度像，微細な鉄沈着を評価しうる磁化率強調像，血管壁のより正確な評価が可能な high resolution vessel wall imaging，黒質変性を評価しうる neuromelanin imaging や nigrosome imaging など，特定の病態を描出しうる撮像法を有することも MRI の大きな利点である[9,11,12,14]（図 3-3-1）．

2．機能画像；形態画像よりも鋭敏に病的変化をとらえうる画像検査
　形態画像での異常所見は中枢神経疾患の診断に有用であるが，必ずしも特異的ではない．

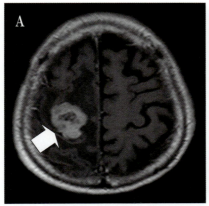
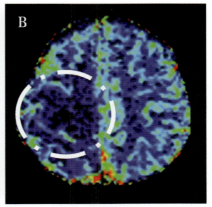

造影T₁強調像では右前頭葉皮質下に中心部を除き，比較的均一に造影されている腫瘍性病変があり，周囲に浮腫や脳溝の狭小化を伴っている（A，矢印）．一方，灌流強調像では病変部の脳血液量は乏しく，血管新生の乏しい病変であることを示唆する（B，円）．造影効果と血管新生の解離は悪性リンパ腫に特徴的な所見であり，本症例も悪性リンパ腫再発と診断された．

図3-3-2　悪性リンパ腫，膀胱がんの既往があり，両者の鑑別が問題となった80歳代男性

ゆえに，形態的変化と異なる病的変化を評価しうる画像検査が必要となる．単光子放出コンピュータ断層撮影法（single photon emission computed tomography；SPECT）は種々の薬剤を放射性同位体で標識することにより，脳血流，ドパミントランスポーター，心臓交感神経，脳脊髄液循環に関連した病的変化を評価することができる．一方で，保険適用やサイクロトロンの問題があるため，日常臨床での施行は容易ではないものの，ポジトロン断層撮影法（positron emission tomography；PET）を用いることにより，SPECTでは困難な糖代謝の変化やアミロイド，タウ沈着の評価が可能となる．

とくに機能画像が有用といえるのは，失語を伴うADの左側頭葉および頭頂葉，CBDの前頭葉および頭頂葉の非対称性の血流・代謝低下など形態画像でとらえがたい軽微な変化の検出である．また，心臓交感神経SPECTのように，形態画像では評価できない心臓交感神経の障害はDLBなどの診断に重要な役割を果たしている[17]．

形態的変化の評価に用いられることが多いCTやMRIも造影剤の併用や特殊な撮像法を用いることにより，脳血流量，脳血液量，平均通過時間，到達時間の評価が可能となる[2]（図3-3-2）．加えて，組織内の嫌気性代謝，脂質代謝，細胞膜代謝，グリア細胞増殖の観点から，脳腫瘍，脱髄，代謝性疾患の診断に有用な情報を提供しうるMR spectroscopy（MRS）や脳活動に伴う血流変化を信号変化としてとらえうるfunctional MRI（fMRI）と，機能的変化の評価においてもMRIは一定の役割を果たすことが可能である[18]．

3．画像解析法；視覚的評価を補完する診断補助手法

疾患ごとに特徴的な形態や機能的変化をきたすため，その検出は画像診断に大きく寄与

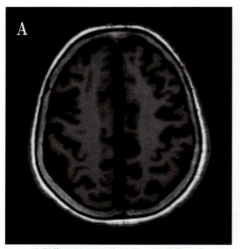 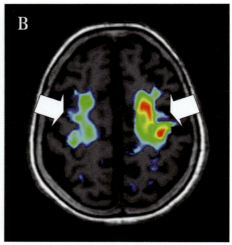

3DT₁強調像では両側前頭葉，頭頂葉に萎縮があるが，局在は指摘しがたい（A）．一方，VSRAD advance®における白質解析では両側前頭葉に左側優位かつ中心前回優位に萎縮の局在が存在することが描出されている（B，矢印）．

図 3-3-3　原発性進行性失語と臨床診断されている 70 歳代女性

する．視覚的評価が画像診断の基本であるが，AD で初期から障害されうる嗅内皮質や後部帯状回，CBD で障害される前頭葉白質など，視覚的に萎縮や機能低下をとらえがたい領域が存在する．同様に，発症早期症例における軽微な変化や，進行期で全体に萎縮が高度進行した症例における相対的な変化も視覚的な評価は容易ではない．このように視覚的評価が困難な場合は，コンピュータを用いた画像解析法が診断精度の向上に用いられている[15]（図 3-3-3）．特定の組織のみの評価を行う関心領域法とボクセル単位でより広範な組織を評価する画像統計解析法が代表的な画像解析法である．

MRI での正中矢状断像における中脳被蓋の断面積測定や中脳被蓋，橋の断面積およびその比や，さらに上小脳脚，中小脳脚の計測を加えた MR parkinsonism index（MRPI），SPECT での ¹²³I-MIBG による心縦隔比（heart to mediastinum ratio；H/M 比）や ¹²³I-FP-CIT による線条体の特異的結合比（specific binding ratio；SBR）がパーキンソン症候群の鑑別に用いられている代表的な関心領域法である[17]．画像統計解析のソフトウェアである Voxel-based Specific Regional analysis system for Alzheimer's Disease（VSRAD®），easy Z-score Imaging System（eZIS®），three-dimensional stereotactic surface projection（3D-SSP，脳統計解析パッケージ；AZE VirtualPlace 隼®）は，脳全体を統計解析することにより，容積や血流の増減をボクセル単位で同定している．特定の組織の評価に限定される関心領域法と異なり，画像統計解析法は仮説の有無にかかわらず特定の要因に関連する異常部位を全脳から自動的に検出できるという利点がある．

さらに特殊な解析として，脳内における鉄沈着など磁化率の微細な変化を評価する定量

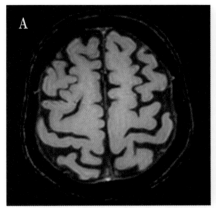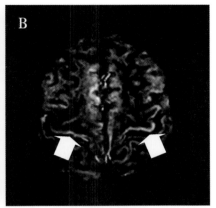

gradient echo 法の 3DT$_1$ 強調像では異常の指摘は困難だが（A），定量的磁化率マッピングを行うことにより，両側中心前回皮質に鉄沈着を示唆する磁化率変化が存在することが明瞭となる（B，矢印）．

図 3-3-4 認知症を伴う筋萎縮性側索硬化症と臨床診断されている 60 歳代女性

的磁化率マッピング（quantitative susceptibility mapping；QSM），ダイナミック造影 MRI による血液脳関門の評価があり，従来の画像診断で検出困難であった病的変化の描出が可能となっている[1]（図 3-3-4）．

II. 各 論

1．神経画像診断の可能性；病理診断に先んじる点

　形態画像，機能画像のいずれにせよ画像検査は，空間分解能は半値幅で 0.35〜15 mm 程度と制限があるため，病的なタンパクの蓄積や神経細胞の脱落，腫瘍細胞の増殖など中枢神経疾患の診断に必要な病理学的変化をとらえられないことが最大の弱点である[8]．しかしながら，生体内での動的変化をとらえられること，脳の機能的変化をとらえられること，組織の断片のみならず中枢神経全体を俯瞰的に評価できること，実寸以上に病的変化を強調しうる撮像法を用いることが可能であることなど，病理診断にはない利点も多くある．また，病理診断に先んじて，神経画像診断で提唱された病態も報告されている．

1）画像検査による動的変化の評価

　AD における海馬や海馬傍回，PSP における中脳被蓋，上小脳脚や淡蒼球，CBD における前頭頭頂葉など病態ごとに脆弱な部位の萎縮を検出することが神経変性疾患の診断に欠かせない[5]．しかしながら，異なる疾患が類似した萎縮を呈することがあるため，鑑別は必ずしも容易ではない．そのような場合，経時的な変化に着目すると鑑別が可能になることがある．たとえば，海馬，海馬傍回の萎縮は AD に特徴的であるが，AGD などその他の病態でも類似した所見を呈することがあるため，鑑別は必ずしも容易ではない[13]．そのよ

176　第Ⅲ部　認知症外来における神経病理学的アプローチ

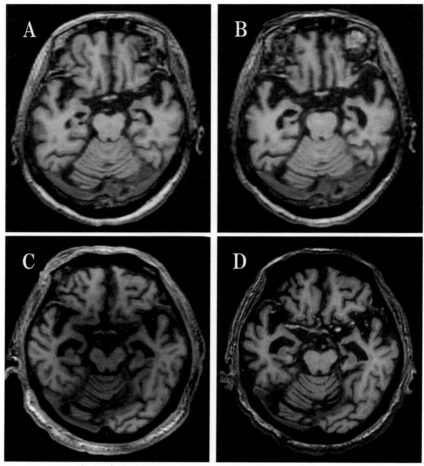

アルツハイマー病は4年間の経過で両側側脳室下角の拡大や扁桃体の萎縮が進行している（A→B）．一方，嗜銀顆粒病は4年間の経過で両側下角の拡大や扁桃体の萎縮にほとんど変化はない（C→D）．

図3-3-5　アルツハイマー病，嗜銀顆粒病と病理診断された2症例

うな場合，経時的な萎縮の進行が両者の鑑別の一助となることがある（図3-3-5）．
　また，画像検査は血流の可視化が可能である．MRAはtime of flight法が普及しており，この手法では血管内腔の形態のみならず，血管内の流速が病変の描出に影響している．この原理を理解していると，硬膜動静脈瘻のように正常と異なる血行動態を呈する病態をより容易に診断できるようになる．造影剤を併用したtime resolved MRAや4D-CT angiographyはより詳細な血行動態の変化を描出しうる（図3-3-6）．

2）画像検査による病的変化の強調
　前述したとおり，画像検査は空間分解能に制限があるが，造影剤や特殊なMRIの撮像法を用いることにより，病変を通常のサイズよりも大きく描出することが可能である．磁

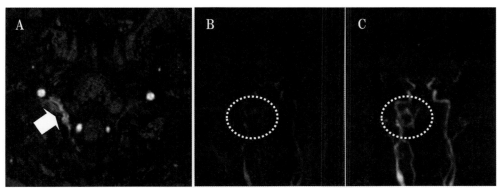

MRAの元画像では右舌下神経管を中心に異常な血流上昇が描出されている（A, 矢印）. time resolved MRAは右舌下神経管に正常な動脈と同様のタイミングで描出される短絡が存在することを明瞭に描出している（B, C, 円）.

図 3-3-6　右舌下神経管の硬膜動静脈瘻と臨床診断されている 70 歳代男性

化率強調像と minimum intensity projection 法を組み合わせることにより，症例によってはマクロ標本以上に microbleeds を明瞭に描出できることもある．

3）神経画像診断により確立した病態

　画像検査は非侵襲的に施行可能であるため，病理診断に先んじて注目されるようになった病態も報告されている．その代表例は中枢神経におけるガドリニウム蓄積である．従来から，腎機能低下例における全身のガドリニウム沈着として，腎性全身性線維症が知られていた．しかしながら，中枢神経系のおけるガドリニウム造影剤の蓄積が着目されるようになったのは，頭部MRI T_1 強調像において，小脳歯状核，淡蒼球などの信号上昇が着目されたことに端を発する[6]．

2．神経画像診断の限界；病理診断に劣る点

　さまざまな中枢神経系疾患に特徴的な画像所見を画像検査で検出することが神経画像診断において，最も期待されている点である．しかしながら，形態的変化の乏しい病初期では，形態画像のみでは異常所見を検出することは容易ではない．加えて，特徴的な画像所見でも常に疾患特異的とは限らず，異なる疾患が類似した画像所見を呈しうる．このように，画像検査のみでは診断が困難な病態も多く存在する．また，単一の病態でも画像検査に用いる検査機器の種類や画像解析法により，画像所見や解析結果が一定しないという標準化の問題もはらんでいる．

1）形態画像の限界

　病初期では，神経変性疾患に特徴的な信号変化や萎縮が乏しいことがあり，形態画像での視覚的評価が困難なことがある．一方で，PSPのように単一の病態が異なる画像所見を呈することも知られている[16]．また，空間分解能の制限などがあるため，病理診断より

178　第Ⅲ部　認知症外来における神経病理学的アプローチ

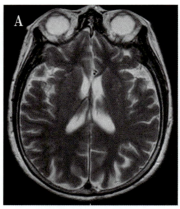
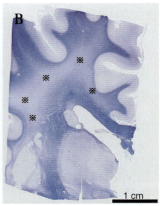

MRI T$_2$ 強調像では大脳白質病変は指摘できないが（A），Klüver-Barrera 染色では大脳深部白質の髄鞘染色性の低下が描出されている（B，※印）．

図 3-3-7　アルツハイマー病と運動ニューロン疾患の合併と病理診断された 70 歳代女性

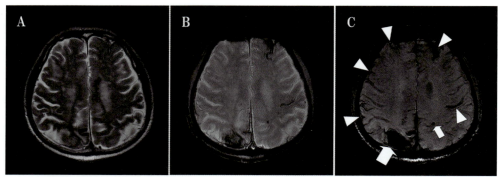

MRI T$_2$ 強調像（A）や T$_2$*強調像（B）と比較して，3DT$_2$*強調像は右頭頂葉の皮質下出血後変化（C，矢印），左頭頂葉の微小出血（C，小矢印）や両側大脳の脳表ヘモジデリン沈着をより明瞭に描出している（C，矢頭）．

図 3-3-8　アミロイドアンギオパチーと臨床診断されている 70 歳代男性

も異常所見を過小評価することがある（図 3-3-7）．

2）画像所見の非特異性

　種々の神経変性疾患を内包する大脳皮質基底核症候群における大脳の非対称性萎縮，種々のパーキンソン症候群における黒質変性のように，異なる病態が類似した画像所見を呈することがある[7, 19]．これは，神経変性疾患の画像所見は背景病理そのものよりも，むしろ病態を反映することを示唆している．

3）標準化の問題

　単一の病態でも画像検査の種類により，描出がまったく変化しうる（図 3-3-8）．また，画像解析法によっても解析後の数値などが変化する．そのため，病態の評価に適した撮像

プロトコルの使用や施設間のファントム実験を応用した標準化ソフトウェアの使用が推奨される[10].

おわりに

画像検査は形態的，機能的変化に加えて，動的変化もとらえることが可能であり，種々の中枢神経疾患の診断に有用な検査である．ただし，空間分解能の制限，特異性や標準化に問題点をはらんでいるため，病理学的変化を必ずしもとらえられるとは限らない．それゆえ，病期や臨床症状，その他の検査結果も考慮した総合的な診断が必要であることを理解しておく必要がある．

文　献

1) Acosta-Cabronero J, Cardenas-Blanco A, Betts MJ, Butryn M, et al.: The whole-brain pattern of magnetic susceptibility perturbations in Parkinson's disease. *Brain*, **140** (1) : 118-131 (2017).

2) Al-Okaili RN, Krejza J, Woo JH, Wolf RL, et al.: Intraaxial brain masses ; MR imaging-based diagnostic strategy—Initial experience. *Radiology*, **243** (2) : 539-550 (2007).

3) Biswas S, Chandran A, Radon M, Puthuran M, et al.: Accuracy of four-dimensional CT angiography in detection and characterisation of arteriovenous malformations and dural arteriovenous fistulas. *Neuroradiol J*, **28** (4) : 376-384 (2015).

4) Filippi M, Agosta F, Barkhof F, Dubois B, et al.; European Federation of the Neurologic Societies : EFNS task force ; The use of neuroimaging in the diagnosis of dementia. *Eur J Neurol*, **19** (12) : e131-140, 1487-1501 (2012).

5) Harper L, Barkhof F, Scheltens P, Schott JM, et al.: An algorithmic approach to structural imaging in dementia. *J Neurol Neurosurg Psychiatry*, **85** (6) : 692-698 (2014).

6) Kanda T, Nakai Y, Oba H, Toyoda K, et al.: Gadolinium deposition in the brain. *Magn Reson Imaging*, **34** (10) : 1346-1350 (2016).

7) Kashihara K, Shinya T, Higaki F : Reduction of neuromelanin-positive nigral volume in patients with MSA, PSP and CBD. *Intern Med*, **50** (16) : 1683-1687 (2011).

8) Lin E, Alessio A : What are the basic concepts of temporal, contrast, and spatial resolution in cardiac CT? *J Cardiovasc Comput Tomogr*, **3** (6) : 403-408 (2009).

9) Madokoro Y, Sakurai K, Kato D, Kondo Y, et al.: Utility of T1- and T2-Weighted High-Resolution Vessel Wall Imaging for the Diagnosis and Follow Up of Isolated Posterior Inferior Cerebellar Artery Dissection with Ischemic Stroke ; Report of 4 Cases and Review of the Literature. *J Stroke Cerebrovasc Dis*, **26** (11) : 2645-2651 (2017).

10) Nakajima K, Okuda K, Yoshimura M, Matsuo S, et al.: Multicenter cross-calibration of I-123 metaiodobenzylguanidine heart-to-mediastinum ratios to overcome camera-collimator variations. *J Nucl Cardiol*, **21** (5) : 970-978 (2014).

11) Nam Y, Gho SM, Kim DH, Kim EY, et al.: Imaging of nigrosome 1 in substantia nigra at 3T using multiecho susceptibility map-weighted imaging (SMWI). *J Magn Reson Imaging*, **46** (2) : 528-536 (2017).

12) Ohtsuka C, Sasaki M, Konno K, Kato K, et al.: Differentiation of early-stage parkinsonisms using neuromelanin-sensitive magnetic resonance imaging. *Parkinsonism Relat Disord*, **20** (7) : 755-760 (2014).

180 第Ⅲ部 認知症外来における神経病理学的アプローチ

13) Raji CA, Lopez OL, Kuller LH, Carmichael OT, et al.: Age, Alzheimer disease, and brain structure. *Neurology*, **73** (22) : 1899-1905 (2009).

14) Sakurai K, Miura T, Sagisaka T, Hattori M, et al.: Evaluation of luminal and vessel wall abnormalities in subacute and other stages of intracranial vertebrobasilar artery dissections using the volume isotropic turbo-spin-echo acquisition (VISTA) sequence ; A preliminary study. *J Neuroradiol*, **40** (1) : 19-28 (2013).

15) Sakurai K, Imabayashi E, Tokumaru AM, Hasebe S, et al.: The feasibility of white matter volume reduction analysis using SPM8 plus DARTEL for the diagnosis of patients with clinically diagnosed corticobasal syndrome and Richardson's syndrome. *Neuroimage Clin*, **7** : 605-610 (2014).

16) Sakurai K, Tokumaru AM, Shimoji K, Murayama S, et al.: Beyond the midbrain atrophy ; Wide spectrum of structural MRI finding in cases of pathologically proven progressive supranuclear palsy. *Neuroradiology*, **59** (5) : 431-443 (2017).

17) Shimizu S, Hirao K, Kanetaka H, Namioka N, et al.: Utility of the combination of DAT SPECT and MIBG myocardial scintigraphy in differentiating dementia with Lewy bodies from Alzheimer's disease. *Eur J Nucl Med Mol Imaging*, **43** (1) : 184-192 (2016).

18) Wang Q, Zhang H, Zhang J, Wu C, et al.: The diagnostic performance of magnetic resonance spectroscopy in differentiating high-from low-grade gliomas ; A systematic review and meta-analysis. *Eur Radiol*, **26** (8) : 2670-2684 (2016).

19) Whitwell JL, Jack CR Jr, Boeve BF, Parisi JE, et al.: Imaging correlates of pathology in corticobasal syndrome. *Neurology*, **75** (21) : 1879-1887 (2010).

（櫻井圭太，德丸阿耶，打田佑人，菅　博人）

索　　引

【あ行】

アイソフォーム·····················34,52
アウグステ・D·················5,7,31,33
亜急性海綿状脳症·············134,136,138
悪性リンパ腫·····························173
アストログリア·························113
アストロサイト·······23,25,35,56,57,75,78,121,124
アストロサイトの増生·················55,69
アストロサイトの反応·····················24
アストロサイト病変·················77,78,79
アテトーシス·····························110
アテローム血栓症·························141
アパシー·································46
アポトーシス·························22,33
アポトーシス・カスケード後期·············34
アミロイドアンギオパチー·················178
アミロイドイメージング·····················97
アミロイド塊·····························35
アミロイド沈着·························46,173
アミロイド斑·············43,45,136,137,161
アミロイドβ·····························168
アミロイドβタンパク質·················34,97
アミロイドβ42···························35
アルコール関連脳障害·····················128
アルコール性脳障害·····················119,120
アルコール性ペラグラ脳症·············122,123
アルコール乱用·························111
アルコール離脱症候群·····················119
アルコール離脱せん妄·················119,120
アルツハイマー，アロイス·······5,7,8,31,32,33
アルツハイマー型認知症·················15,166
アルツハイマー型病理·····················159
アルツハイマー型老年期認知症·············21
アルツハイマーⅡ型グリア·················121
アルツハイマー病
　·······5,6,7,11,21,31,33,65,83,91,142,159,171,176,178
アルツハイマー病（AD）脳の2大病理·········34
アルツハイマー病病理·····················44
アルツハイマー病理·············41,43,44,46
アルツハイマー病理変化·····················47

α-シヌクレイン·····················43,46,101
αBクリスタリン陽性·····················78
移行型·························46,47,157,158
意識障害·················120,122,123,128
易刺激性·····························74,99
異常HTTタンパクの凝集像·················115
異常HTT陽性構造物·····················116
異常構造物（封入体）·····················16
異常PrPの沈着·························136
異常封入体·····························115
異常プリオンタンパク·····················131
異常プリオンタンパク沈着·············132,135
位置覚障害·····························74
一次運動野·····················37,75,78,82
一次感覚連合野·························44,158
一次性アルコール性認知症·······119,120,124,127
一次変性·································22
一次領域·····························44,158
一過性脳虚血発作·························145
遺伝性血管性認知症·····················142
遺伝性CJD·····························131
遺伝性脳小血管病·························145
遺伝性白質脳症·························166
易怒性·································94
意味性認知症·················51,58,61,65,68
意味性認知症のMRI画像·················59
意味性認知症の割面·····················60
意味性認知症の脳外観·····················59
意味性認知症の脳血流SPECT画像·············59
意味性認知症のルーペ像·················60
ウィリス動脈輪·························143
ウェクスラー成人知能検査第Ⅲ版·············112
ウエスタンブロット解析·················133,135
ウェルニッケ・コルサコフ脳症·······120,123,125,129
ウェルニッケ脳症·············120,123,124
迂回回·····························92,93
うつ·································84
うつ病·································95
運動障害·····························146
運動症状·················109,110,112,161
運動スコア·····························161

運動ニューロン疾患‥‥‥‥‥‥‥‥178
運動ニューロン疾患型‥‥‥‥‥‥‥51
運動ニューロン障害‥‥‥‥‥65,66,68
運動野‥‥‥‥‥‥‥‥‥‥‥‥54,67
壊死‥‥‥‥‥‥‥‥‥‥‥‥‥‥22
エピソード記憶障害‥‥‥‥‥‥‥159
嚥下障害‥‥‥‥‥‥‥‥‥‥74,110
エンケファリン‥‥‥‥‥‥‥‥‥113
延髄‥‥‥‥‥‥‥‥‥‥‥‥44,158
大型神経細胞‥‥‥‥‥‥‥‥‥114
大型の空洞‥‥‥‥‥‥‥‥‥‥137
オートクレーブ処理‥‥‥‥‥‥‥136
オートクレーブによる前処置‥‥‥135
オヌフ核‥‥‥‥‥‥‥‥‥‥‥67
オリゴデンドログリア‥‥‥25,128,144
オリゴデンドロサイト‥‥‥75,92,121
オリゴマーAβ‥‥‥‥‥‥‥‥‥36
オリゴマー仮説‥‥‥‥‥‥‥‥35

【か行】

下位運動ニューロン‥‥‥‥‥‥‥66
外傷性ヒステリー‥‥‥‥‥‥‥‥5
改訂長谷川式簡易知能評価スケール‥58
外転神経核‥‥‥‥‥‥‥‥‥‥67
海馬‥‥‥‥18,20,34,36,37,42,43,57,69,74,76,79,92,93,
　　　　96,101,114,126,127,134,136,158,167,175
海馬顆粒細胞‥‥‥‥‥‥‥‥58,60
海馬硬化‥‥‥‥‥‥‥‥‥‥‥37
海馬CA1錐体細胞‥‥‥‥‥‥‥57
海馬体‥‥‥‥‥‥‥18,20,33,55,57
海馬台‥‥‥‥‥‥‥‥‥‥‥18,20
海馬傍回‥‥‥18,20,21,33,43,96,102,168,175
海馬傍回の萎縮‥‥‥‥‥‥‥‥33
海馬領域‥‥‥17,18,20,27,33,96,97,98,124,126,129,167,168
海馬領域の萎縮‥‥‥‥‥‥‥18,20
海綿状態‥‥‥‥‥‥‥23,101,121,136
海綿状変化‥‥‥‥42,135,136,137,138,139
ガウプ，ロベルト‥‥‥‥‥‥‥‥8
角回‥‥‥‥‥‥‥‥‥‥‥‥‥142
拡散強調像‥‥‥‥‥‥‥‥‥‥172
拡散尖度‥‥‥‥‥‥‥‥‥‥‥172
拡散テンソル‥‥‥‥‥‥‥‥‥172
核上性眼球運動障害‥‥‥‥‥‥73
核上性垂直性注視麻痺‥‥‥‥‥84
仮性球麻痺‥‥‥‥‥‥‥‥‥‥73
画像解析法‥‥‥‥‥‥‥‥‥‥173
画像統計解析法‥‥‥‥‥‥‥‥174
下側頭回‥‥‥‥‥‥‥‥‥‥‥54
可塑性‥‥‥‥‥‥‥‥‥‥‥‥37

活動性せん妄‥‥‥‥‥‥‥‥‥124
ガドリニウム造影剤‥‥‥‥‥‥177
ガドリニウム蓄積‥‥‥‥‥‥‥177
下方視制限‥‥‥‥‥‥‥‥‥‥73
過眠‥‥‥‥‥‥‥‥‥‥‥‥‥46
顆粒空胞変性‥‥‥‥‥‥‥‥‥36
顆粒状オスミウム物質‥‥‥‥‥146
顆粒状構造物‥‥‥‥‥‥‥‥‥115
眼球運動障害‥‥‥‥‥85,110,123
関係念慮‥‥‥‥‥‥‥‥‥‥‥165
感情表出の変化‥‥‥‥‥‥‥‥66
緩徐進行性皮質性認知症‥‥‥‥101
関心領域法‥‥‥‥‥‥‥‥‥‥174
肝性脳症‥‥‥‥‥‥‥‥‥120,121
間接路‥‥‥‥‥‥‥‥‥‥‥‥114
感染性CJD‥‥‥‥‥‥‥‥‥‥131
肝脳疾患特殊型‥‥‥‥‥‥‥‥120
間脳・脳幹型‥‥‥‥‥‥‥‥‥41
灌流強調像‥‥‥‥‥‥‥‥‥‥173
偽性球麻痺‥‥‥‥‥‥‥‥‥‥146
基底核ドパミントランスポーターイメージ‥‥47
基底核ドパミントランスポーターの取り込み低下‥‥46
基底核病変‥‥‥‥‥‥‥‥‥‥138
機能円柱‥‥‥‥‥‥‥‥‥‥‥27
機能画像‥‥‥‥‥‥‥‥‥‥‥172
機能的変化‥‥‥‥‥‥‥‥171,175
気分障害‥‥‥‥‥‥‥‥‥145,147
記銘力障害‥‥‥‥‥‥‥‥102,124
記銘力低下‥‥‥‥‥‥‥‥‥‥94
逆向性健忘‥‥‥‥‥‥‥‥‥‥124
嗅覚障害‥‥‥‥‥‥‥‥‥‥46,48
嗅球‥‥‥‥‥‥‥‥‥‥44,45,158
嗅球限局型‥‥‥‥‥‥46,47,157,158
嗅内皮質‥‥‥‥‥‥‥‥‥36,174
嗅内野‥‥‥‥‥‥‥‥‥18,20,35
穹窿面‥‥‥‥‥‥‥‥‥‥75,77,78
橋‥‥‥‥‥‥‥‥‥58,77,146,174
橋外髄鞘崩壊症‥‥‥‥‥‥‥‥128
橋核‥‥‥‥‥‥74,75,78,114,122,138
共感の欠如‥‥‥‥‥‥‥‥‥‥65
橋中心髄鞘崩壊症‥‥‥‥‥120,128
橋底部‥‥‥‥‥‥‥‥‥‥128,145
橋被蓋‥‥‥‥‥‥‥‥‥43,44,158
筋萎縮性側索硬化症‥‥53,65,68,69,175
筋強剛‥‥‥‥‥‥‥‥‥73,84,122
空間分解能‥‥‥‥‥‥‥‥171,175
偶発的レビー小体病‥‥‥‥‥‥44
空胞‥‥‥‥‥‥‥‥‥‥‥‥‥137
空胞周囲型PrP沈着‥‥‥‥‥135,137

索　引　183

クエン酸回路・・・・・・・・・・・・・・・・・・・122
グッデン交連・・・・・・・・・・・・・・・・・・・・5
グッデン徴候・・・・・・・・・・・・・・・・・・・・5
クモ膜下出血・・・・・・・・・・・・・・・・・・141
クラーク柱・・・・・・・・・・・・・・・・・・・・67
グラニュリン・・・・・・・・・・・・・・・・・・68
グリア細胞・・・・・・・・・・・22,57,73,113,121,167
グリア細胞質内封入体・・・・・・・・・・・・・・67
グリア細胞の増加・・・・・・・・・・・・・・・・22
グリア細胞の反応・・・・・・・・・・・・・・22,23
グリージンガー，ヴィルヘルム・・・・・・・・・4
グリオーシス・・・55,60,96,101,102,113,114,136,137,138,139
グルタミン・・・・・・・・・・・・・・・・・・・122
グルタミン酸・・・・・・・・・・・・・・・・・・122
グルタミン酸受容体・・・・・・・・・・・・・・119
クールー斑・・・・・・・・・・・・・・・・・・・137
呉秀三・・・・・・・・・・・・・・・・・・・・8,109
クレペリン，エミール・・・・・・・・・・5,8,31
クロイツフェルト，ハンス・ゲルハルト・・・・7
クロイツフェルト・ヤコブ病・・・・・・7,131,132,135,136
経嗅内野・・・・・・・・・・・・・・・・・・・18,35
形態画像・・・・・・・・・・・・・・・・・・171,177
形態的変化・・・・・・・・・・・・・・・・・・・171
頸椎側索の変性・・・・・・・・・・・・・・・・・69
系統発生・・・・・・・・・・・・・・・・・・・・37
軽度認知障害・・・・・・・・・・・・・・・・94,167
軽度認知障害発症型・・・・・・・・・・・・157,159
頸部のジストニア・・・・・・・・・・・・・・・・73
血液脳関門・・・・・・・・・・・・・・・・・25,175
血管周囲腔・・・・・・・・・・・・・・・・・・・26
血管周囲腔の拡大・・・・・・・・・・・・・・144,145
血管性認知症・・・・・・・・・・・・・15,141,142,166
血管病変・・・・・・・・・・・・・・・・37,160,172
ゲノム精神医学・・・・・・・・・・・・・・・・・11
原因タンパク・・・・・・・・・・・・・・・・・・16
幻覚・・・・・・・・・・・・・・44,84,103,120,159,165
幻覚妄想状態・・・・・・・・・・・・・・82,165,166
幻視・・・・・・・・・・・・・・・・・・・・46,167
原始反射・・・・・・・・・・・・・・・・・・・122
幻聴・・・・・・・・・・・・・・・・・・・・・167
見当識障害・・・・・・・・・・・・・・・・・・102
原発性進行性失語・・・・・・・・・・・・・・・174
原発性側索硬化症・・・・・・・・・・・66,68,80,81
腱反射亢進・・・・・・・・・・・・・・・・・・123
健忘性失語・・・・・・・・・・・・・・・・・・103
抗アミロイドβ抗体・・・・・・・・・・・・・・34
高アンモニア血症・・・・・・・・・・・・・・・121
好塩基性封入体病・・・・・・・・・・・・・・67,68
構音障害・・・・・・・・・・・・・・・・・・・・73

攻撃性の亢進・・・・・・・・・・・・・・・・・111
好酸性硝子様変化・・・・・・・・・・・・・・・150
高次感覚連合野・・・・・・・・・・・・・・44,158
拘縮・・・・・・・・・・・・・・・・・・・・・・74
高次連合野・・・・・・・・・・・・・・・・・・37
後大脳動脈・・・・・・・・・・・・・・・・・・143
行動異常・・・・・・・・・・・・・・・・・・99,111
行動異常型前頭側頭型認知症（FTD）・・・・51,65,68,80,81
行動障害型前頭側頭型認知症（FTD）・・・・51,94
行動・心理症状・・・・・・・・・・・・・・・35,94
行動変化・・・・・・・・・・・・・・・・・・・・84
興奮・・・・・・・・・・・・・・・・・・・・・・84
硬膜移植後CJD・・・・・・・・・・・・・・・・131
抗リン酸化タウ抗体・・・・・・・・・・・・・・34
抗リン酸化TDP-43〔pS409/410〕免疫染色・・・61
高齢者ブレインバンク・・・・・・・・・・・62,102
交連線維・・・・・・・・・・・・・・・・・・・・24
小型神経細胞・・・・・・・・・・・・・・・113,114
語義失語・・・・・・・・・・・・・・・・・・・・58
黒質・・・・・・36,42,43,44,74,75,77,78,80,113,138,158,160,161
黒質神経細胞脱落・・・・・・・・・・・・・・・・44
黒質線条体ドパミン系神経・・・・・・・・・・・43
黒質緻密部・・・・・・・・・・・・・・・・・43,114
黒質ドパミン神経細胞・・・・・・・・・・・・・161
黒質ドパミン神経細胞脱落・・・・・・・・・・・45
黒質網様体・・・・・・・・・・・・・・・・・・113
心の理論の障害・・・・・・・・・・・・・・・・・66
小阪・柴山病・・・・・・・・・・・・・・・・・101
固縮・無動型・・・・・・・・・・・・・・・・・110
呼称障害・・・・・・・・・・・・・・・・・・・・58
ゴースト・・・・・・・・・・・・・・・・・126,127
個体発生・・・・・・・・・・・・・・・・・・・・37
小造りの脳・・・・・・・・・・・・・・・・・・112
コドン129多型・・・・・・・・・・・・・・・132,133
孤発性クロイツフェルト・ヤコブ病（CJD）・・131,132,133
孤発性致死性不眠症・・・・・・・・・・・・・・133
コルサコフ症候群・・・・・・・・・・・・・・・126
コルサコフ脳症・・・・・・・・・・・・・120,123,124
混合型認知症・・・・・・・・・・・・・・・・・142
コントラスト分解能・・・・・・・・・・・・・・172
コンピュータ断層撮影法・・・・・・・・・・・171

【さ行】

細小動脈・・・・・・・・・・・・・・・・・・・146
最遅発性統合失調症様精神病・・・・・・・・・165
細動脈・・・・・・・・・・・・・・・・・・・・143
細動脈硬化・・・・・・・・・・・・・・・25,143,144
細動脈硬化病変・・・・・・・・・・・・・・・・25
細胞萎縮・・・・・・・・・・・・・・・・・・・・18

細胞質内封入体	115
作業記憶の障害	111
作話	124
撮像プロトコル	178
サブスタンス P	113
酸化ストレス	127
シオリ，エミール	7
視覚認知障害	159
磁化率強調像	172,176
磁気共鳴画像	171
嗜銀顆粒	79,91,92,93,159
嗜銀顆粒性認知症	68,94,95
嗜銀顆粒蓄積	37
嗜銀顆粒病	79,91,92,93,95,166,171,176
嗜銀球	53
視空間機能障害	84
視空間認知障害	111
軸索	23
軸索消失	25
死後脳組織からのアプローチ	12
自殺	95
自殺率	111
示唆的特徴	46
支持的臨床的特徴	46
四肢麻痺	128
視床	35,36,74,77,101,114,134,136
視床下核	74,75,77,78,80,114
視床下部	35,42,101,113,124
視床型	133
視床前核	124
視床背内側核	124
視床病変	138
視床変性症	133
ジストニア	74,84,110
姿勢不安定	84,85
持続挺出障害	110
下オリーブ核	24,69,74,75,78,133,138
失外套状態	21,103,111
疾患修飾薬	47
疾患脆弱性	37
失見当	124
失行	21,74,81,84
実行機能障害	84
失調	122
失調症状	128
嫉妬妄想	165
失認	21
失文法性の発話	84
シナプス型 PrP 沈着	135,137

シナプス減少	33
シナプス終末	23
支配領域の筋萎縮	66
自発性低下	94
指標的バイオマーカー	46
自閉症様の行動障害	111
脂肪硝子変性	143
下田光造	9
社会的認知の障害	66
ジャクソン，ジョン・ヒューリングス	12
ジャクソンてんかん	12
周期性同期性放電	131,132,138
粥状硬化	143,144
樹状突起	18,23
出血性認知症	142
術後せん妄	48,159
上位運動ニューロン	65
小血管	143
小血管病変性認知症	142
小細胞	21
小静脈	143
常染色体顕性（優性）遺伝	145
常染色体潜性（劣性）遺伝	146
常染色体優性（顕性）遺伝	109
上前頭回	55
上側頭回	54
常同行動	56,65
衝動性	112
衝動性の亢進	111
小動脈	143
小動脈硬化病変	25
小脳歯状核	74,75,78,101,103,177
小脳失調	80,81
小脳皮質病変	136
小脳変性	128
上方視制限	74
情報処理	37
食欲の異常亢進	111
初老期発症の AD	33
自律神経障害	122
視力障害	122
シルビウス裂周囲領域	17
人格の変化	84
神経画像	171
神経画像診断	171,175,177
神経原線維変化	7,16,32,33,34,43,74,91,97,98,100,167,168
神経原線維変化型老年期認知症	68,96,97,165,167
神経原線維変化型老年期認知症（SD-NFT）の神経病理学的診断基準および臨床診断ガイドライン	98

神経原線維変化形成	37
神経原線維変化脆弱性	37
神経原線維変化ブラークステージ	47,158
神経細胞核内封入体	67
神経細胞死	22,33,35,37
神経細胞質内封入体	67
神経細胞性中間径フィラメント封入体病	66,68
神経細胞脱落	18,19,22,32,33,34
神経細胞内封入体	61
神経細胞の萎縮	22
神経細胞の核内封入体	115
神経細胞の単純萎縮	17,18
神経細胞の病的萎縮	19
神経食現象	136
神経線維網の粗鬆化	136,137,139
神経突起	23
神経発達障害仮説	11
神経変性疾患	16
神経変性突起	61
心血管疾患を伴うアルツハイマー病	142
心原性脳塞栓症	141
進行性核上性麻痺	52,68,73,76,77,80,81,83,91,166,171
進行性核上性麻痺症候群	84
進行性失語	53
進行性のすくみ足	80,81
進行性非流暢性失語	51,65,68,76,80,81
進行麻痺	6
心縦隔比	174
腎性全身性線維症	177
振戦	110,122
振戦せん妄	119
心臓交感神経の障害	173
身体表現性障害	160
浸透圧性脱髄症候群	128
新皮質	35,44,158
深部白質	25,26
随意運動	66
遂行機能障害	65,66,111,159
髄鞘化	37
髄鞘淡明化	144,148
錐体外路症状	44,122
錐体神経細胞	43
錐体路徴候	66,75,78,122
錐体路変性	136,138
垂直性眼球運動障害	73
垂直性の衝動性眼球運動の速度減少	84
睡眠ポリグラフ検査	46
スケイン様封入体	67
スティグマ	12

スフェロイド	67
性格変化	111
性行為異常	111
静止型ミクログリア	24
脆弱性	37
正常圧水頭症	166
星状膠細胞増生	41
生殖細胞形成	110
精神症状	44,83,109,111,112
精神症状発症型	157,160
精神神経疾患の解明	12
精神発達遅滞	111
精神病症状	160
精神病性障害	95,99
生前予測	85
青斑核	36,42,44,58,74,101,114,158,160
生理的萎縮	19,27
生理的記憶障害	21,27
生理的脳萎縮	17,33
脊髄中間質外側核	43
石灰化	100,102,103
石灰化を伴うびまん性神経原線維変化病	91,100,102
石灰沈着	101
石灰沈着を伴う瀰漫性皮質性神経原線維変化病	100
摂食障害	111
線維性アストロサイト	23,24
線維性グリオーシス	23,24,25,101,124,137
線維連絡サーキット	18
潜在性肝性脳症	121
線条体	21,35,36,43,75,112,113,114,116,131,132,138,146,174
線条体の萎縮	21,112,113
潜性(劣性)遺伝	147
戦争神経症	5
前大脳動脈	143
先端樹状突起	57
前頭前野	44,158
前頭側頭型認知症	17,19,51,65,66,81,102,166
前頭側頭葉変性症	51,53,65,68
前頭側頭葉変性症の病理所見	56
前頭側頭葉変性症の臨床病型	52
前頭優位型	53
前頭葉型	120,126
前頭葉機能障害型	126
前頭葉穹窿面	75
前頭葉の萎縮	17
前頭葉背側面の萎縮	55
前頭葉変性症型	51
全脳型	134,136,138
全般型	120,126

全般性脳機能障害型·····126
せん妄·····120,124,159
せん妄発症型·····157,159
造影 T_1 強調像·····173
想起障害·····27
双極性障害·····95
早発性 AD·····33
早発性痴呆·····5,6
相貌認知障害·····58
側坐核·····58,99,113,167,168
側頭極·····60
側頭・前頭混合型·····53
側頭優位型·····53
側頭葉てんかん·····166
側頭葉の萎縮·····55
側脳室下角·····20
側脳室前角の拡大·····113
組織の海綿状態·····23
組織の粗鬆化·····23
組織変性·····21
粗鬆化·····23

【た行】

大うつ病·····160
大細胞·····21
滞続言語·····102
ダイナミック造影 MRI·····175
大脳穹窿面·····92,97
大脳新皮質·····138
大脳新皮質病変·····139
大脳新皮質病変のステージング·····137
大脳等皮質·····21,33
大脳白質·····134,144,147,148
大脳白質高信号·····24
大脳白質病変·····136,138,142,178
大脳皮質·····17
大脳皮質基底核症候群·····75,81,84
大脳皮質基底核変性症
·····16,52,67,68,73,74,76,77,81,83,91,166,171
大脳皮質-基底核ループ·····113,114
大脳皮質病変·····138
大脳辺縁系·····43
第 4 染色体·····110
第 4 染色体短腕·····109
第 4 の中核的特徴·····46
タウ·····34,52,91
タウアイソフォーム·····96
タウ遺伝子 H1 ハプロタイプ·····97
タウ遺伝子変異·····52

タウイムノブロット·····75,78,79
タウオパチー·····73,78,91,166
タウタンパク質·····34
タウ蓄積·····99
タウ沈着·····173
タウ病変·····57
タウ病理·····166,167
タウ陽性アストロサイト病変·····77
タウ陽性神経細胞性病変·····77
タウ陽性病変·····77
多感覚連合野·····37
多断面再構成·····171
脱髄·····25,101
脱抑制·····58,65,83,84
立津政順·····10
他人の手現象·····84
他人の手徴候·····81
多発梗塞性認知症·····141,142
多発性硬化症·····166
多発性脳梗塞·····120,142
多発性ラクナ梗塞·····141,142
多発病巣·····16
単一遺伝子疾患·····109
単一感覚連合野·····37
単一精神病·····4
単一病巣·····15
単光子放出コンピュータ断層撮影法·····173
単純萎縮·····22
淡蒼球·····74,75,77,78,101,112,175,177
淡蒼球外節·····113,114
淡蒼球内節·····113,114
タンパク蓄積症·····65
チアミン·····123
チアミン欠乏·····126,129
チアミン欠乏脳症·····123
蓄積タンパク質·····68
チック·····110
チトクローム系·····123
遅発性精神病性障害·····166,167
遅発性統合失調症·····165
遅発性パラフレニー·····165
注意欠損·····111
注意障害·····111,159
中核症状·····46
中・下側頭回·····60
中心回·····54
中心色質融解·····122
中心色質融解細胞·····123
中心前溝·····54

索　引　187

中大脳動脈‥‥‥‥‥‥‥‥‥‥‥‥‥143
中脳‥‥‥‥‥‥‥‥‥‥‥‥‥‥44,158
中脳黒質緻密部ドパミン神経‥‥‥‥161
超感覚統合皮質‥‥‥‥‥‥‥‥‥‥37
直細管‥‥‥‥‥‥‥‥‥‥‥‥‥‥34
椎骨動脈解離‥‥‥‥‥‥‥‥‥‥172
ツェルレッティ，ウーゴ‥‥‥‥‥‥7
低活動性せん妄‥‥‥‥‥‥‥‥‥124
低灌流性認知症‥‥‥‥‥‥‥‥‥142
定型老人斑‥‥‥‥‥‥‥‥‥‥34,35
定量的磁化率マッピング‥‥‥174,175
電気けいれん療法‥‥‥‥‥‥‥‥‥7
転倒‥‥‥‥‥‥‥‥‥‥‥‥‥‥‥84
動眼神経核‥‥‥‥‥‥‥‥‥67,74,75
統合失調症‥‥‥‥‥‥‥‥5,6,9,10
瞳孔障害‥‥‥‥‥‥‥‥‥‥‥‥122
糖代謝の変化‥‥‥‥‥‥‥‥‥‥173
動的変化‥‥‥‥‥‥‥‥‥‥‥‥175
動的変化の評価‥‥‥‥‥‥‥‥‥175
島皮質‥‥‥‥‥‥‥‥‥‥‥‥4,56
等皮質‥‥‥‥‥‥‥‥‥‥‥‥‥20
頭部 MRI 拡散強調像‥‥‥‥‥‥131
頭部外傷‥‥‥‥‥‥‥‥‥‥‥‥166
動脈硬化性血管病変性認知症‥‥‥144
動脈硬化性認知症‥‥‥‥‥‥‥‥141
特異的結合比‥‥‥‥‥‥‥‥‥‥174
禿頭‥‥‥‥‥‥‥‥‥‥‥‥‥‥147
ドーパミン D₁ 受容体‥‥‥‥‥‥114
ドーパミン D₂ 受容体‥‥‥‥‥‥114
ドパミントランスポーターイメージ‥‥162
トランスレーショナル・リサーチ‥‥13
トリプレットリピート病‥‥‥‥‥109
努力性の発話‥‥‥‥‥‥‥‥‥‥84
トレチャコフ，コンスタンチン‥‥42

【な行】

内嗅皮質‥‥‥‥‥‥‥‥‥‥44,158
内頸動脈‥‥‥‥‥‥‥‥‥‥‥‥143
内臓自律神経系‥‥‥‥‥‥‥‥‥43
内弾性板‥‥‥‥‥‥‥‥‥‥147,148
ナイフの刃様‥‥‥‥‥‥‥‥‥‥56
内包後脚の変性‥‥‥‥‥‥‥‥‥69
南西ドイツ精神医学会‥‥‥‥‥6,31
ニコチンアミドアデニンジヌクレオチド‥‥123
ニコチン酸欠乏脳症‥‥‥‥‥‥‥122
二次運動野‥‥‥‥‥‥‥‥‥‥‥37
二次性アルコール性認知症‥‥‥‥119
ニッスル小体‥‥‥‥‥‥‥6,31,67,74
ニッスル染色法‥‥‥‥‥‥‥6,9,31

ニッスル，フランツ‥‥‥‥‥6,8,31,32
日本精神神経学会‥‥‥‥‥‥‥‥10
乳酸‥‥‥‥‥‥‥‥‥‥‥‥‥‥124
乳頭視床束‥‥‥‥‥‥‥‥‥‥‥124
乳頭体‥‥‥‥‥‥‥‥‥‥‥124,125
乳頭体病変‥‥‥‥‥‥‥‥‥‥‥125
ニューロピル‥‥‥‥‥‥‥‥17,21,23
ニューロピル・スレッド‥‥‥‥‥34
ニューロピルの海綿状態‥‥‥‥22,23
ニューロピルの粗鬆化‥‥‥‥‥22,23
ニューロフィラメント‥‥‥‥‥67,92
尿失禁‥‥‥‥‥‥‥‥‥‥‥‥‥84
認知機能障害‥‥‥‥44,85,109,111,112
認知機能低下‥‥‥‥‥‥‥‥‥‥161
認知機能の変動‥‥‥‥‥‥‥‥‥46
認知障害‥‥‥‥‥‥‥‥‥‥‥‥126
認知症発症に重要な機能をもつ単一領域の梗塞‥‥142
ネクローシス‥‥‥‥‥‥‥‥‥‥22
脳アミロイド・アンギオパチー‥‥36
脳アミロイド血管症‥‥‥‥147,150,151
脳アミロイド血管症（CAA）関連脳出血‥‥149
脳萎縮‥‥‥‥‥‥‥‥‥‥‥‥17,32
脳幹型‥‥‥‥‥‥‥‥46,47,157,158
脳幹型レビー小体‥‥‥‥‥‥42,45
脳血管障害‥‥‥‥‥‥‥‥‥‥‥141
脳研究‥‥‥‥‥‥‥‥‥‥‥‥‥13
脳梗塞‥‥‥‥‥‥‥‥‥‥‥23,141
脳室周囲高信号‥‥‥‥‥‥‥‥‥25
脳出血‥‥‥‥‥‥‥‥‥‥‥‥‥141
脳腫瘍‥‥‥‥‥‥‥‥‥‥‥‥‥166
脳小血管病‥‥‥‥‥‥‥‥‥‥‥141
脳神経画像‥‥‥‥‥‥‥‥‥‥‥11
脳水腫状態‥‥‥‥‥‥‥‥‥‥‥25
脳卒中‥‥‥‥‥‥‥‥‥‥‥‥‥147
脳底動脈‥‥‥‥‥‥‥‥‥‥143,144
脳内アミロイド沈着‥‥‥‥‥‥‥161
脳肉芽腫性血管炎‥‥‥‥‥‥‥‥150
脳の見方‥‥‥‥‥‥‥‥‥‥‥‥15
脳病理解剖‥‥‥‥‥‥‥‥‥‥‥15
嚢胞形成‥‥‥‥‥‥‥‥‥‥‥‥125
嚢胞性壊死‥‥‥‥‥‥‥‥‥‥‥128

【は行】

背景病理‥‥‥53,61,81,94,119,142,152,166
パーキンソニズム‥‥‥‥46,75,81,110
パーキンソン症状‥‥41,44,46,52,161
パーキンソン病‥‥‥‥‥41,83,94,157
パーキンソン病認知症‥‥‥‥‥41,157
パーキンソン病ブラークステージ‥‥43,44,158

白質脳症	25	ピック病の MRI 画像	54
白質のグリオーシス	55	ピック病の前頭葉病変	55
白質の高信号域	55	ピック病の側頭葉病変	57
白質の小梗塞	145	ピック病の大脳割面	55
白質病変	24	ピック病の大脳皮質組織像	56
白質変性	55,60	ピック病の脳外観	54
長谷川式簡易知能評価スケール	57	肥胖性アストロサイト	23,24,137
ハチドリ徴候	81	肥胖性アストロサイトの増生	136,139
発語失行	80,81,84	非プラーク型 dCJD	131
発語のコントロール障害	110	びまん・新皮質型	41,46,47,157,158
発声のコントロール障害	110	びまん性の髄鞘淡明化	144
発動性低下	102	びまん性白質脳症	146
発話の障害	74	びまん性白質病変	141
馬蹄形	58	びまん性レビー小体病	41
バビンスキー徴候	74	びまん性老人斑	34,35,42,46
パペッツ回路	124	表現促進現象	110
パラフィン包埋	135	表層失読	58
バリン	132,133	病的萎縮	19
半球間離断症候	128	病的記憶障害	21,27
反社会的行動	112	病的脳萎縮	17
ハンチントン，ジョージ	109	病的反射	123
ハンチントン病	21,109,110,113,116,166	病的変化	171,176
ハンチントン病の尾状核	114	病理診断	175,177
ハンチントン舞踏病	110	病理診断-臨床症候群	82
反応性グリオーシス	34	平野小体	36
晩発性 AD	33	ビンスワンガー型認知症	25,26
反復言語	103	ビンスワンガー型白質病変	145
ヒアリン変性	25	ビンスワンガー型白質変性	142
非運動症状	43	ビンスワンガー型病変	25,26
被害妄想	167	ビンスワンガー症候群	144
被殻	75,77,78,79,101,112,128,145	ビンスワンガー病	25,144
皮質下血管性認知症	144	ファブリー病	142
皮質下出血後変化	178	不安	46
皮質下性認知症	111	フィブリノイド壊死	143
皮質型	133	風船様腫大神経細胞	56,57
皮質型レビー小体	42,45,161	封入体を伴うミトコンドリア	122
皮質性感覚障害	74,84	フォン・グッデン，ベルナールト	5,6
皮質の巣症状	96	副腎髄質	43
尾状核	21,75,77,78,79,112,113,142	腹側視交叉上交連	5
微小管結合タンパク質	34	浮腫性傷害	128
微小出血	144,145,150,151,178	不随意運動	110,122
非対称性の筋強剛	74	舞踏運動	110
ビタミン B$_1$	124	不等皮質	35
ビタミン B$_1$ 欠乏脳症	123	舞踏病	109
ピック型	51	舞踏病運動	21
ピック球	16,32,33,51,56,57,58	舞踏病様	113
ピック嗜銀球	51	ブニナ小体	67
ピック小体	51	プラーク型 dCJD	131,136,137
ピック病	16,32,51,53,56,68,92	プリオンタンパク遺伝子	132

プリオン病·····23,166
ブレインバンク·····13
プレセニリン-1 遺伝子変異·····12,32
フロイト，ジークムント·····8
ブロードマンの脳地図·····17
プロテイノパチー·····65,66
分子精神医学·····11
平滑筋由来細胞·····147
ベッツ巨細胞·····67
ベッツ細胞·····78
ヘモジデリン沈着·····150,151,178
ペラグラ精神病·····122
ペラグラ脳症·····120,122
辺縁型·····46,47,157,158
辺縁系·····35
辺縁系領域·····166,167
変形性脊椎症·····147
片頭痛·····145
変性神経突起·····35,67
変性神経突起内·····34
扁桃核·····43,45,46,76,79,92,93,96,101
扁桃体·····36,37,101,167,176
扁桃体優位型·····46,47,157,158
弁別覚障害·····74
膀胱がん·····173
縫線核·····44,101,158
ボクセル単位·····174
歩行失調·····123
ポジトロン断層撮影法·····173
ボストン診断基準·····149
ポリグルタミン病·····109

【ま行】

マイネルト基底核·····42,74,101
マクロ所見·····15
マクロファージ·····22,137,138,143
末梢交感神経節·····43
慢性硬膜下血腫·····120
慢性低灌流障害·····144
三浦謹之助·····8
ミエリン·····26,126
ミオクローヌス·····74,81,84,110,131,132,138,139
ミクログリア·····24,35,124
ミクロトーム·····5,6
ミトコンドリア·····35,123
無為·····83,84
無気力·····65,99
無数の空胞·····135,136
無動·····84,85

無動性無言·····138,139
無名質·····42
迷走神経背側核·····36,42,44,158
メチオニン·····132,133
メラニン含有神経細胞·····42
毛細血管·····143
妄想·····84,99,103,111,165,167
モノクローナル抗体 3F4·····136

【や行】

ヤコブ，アルフォンス・マリア·····7
湯浅-三山型·····51
ユビキチン陽性封入体·····51
陽性封入体·····115
抑うつ·····160
吉益脩夫·····110

【ら行】

ライル，ヨハン・クリスチャン·····4
ラクナ梗塞·····26,141,144
離脱せん妄·····120
リピート配列·····110
両側慢性硬膜下血腫·····54,57
リン酸化タウ·····34
リン酸化 TDP-43·····101
リン酸化ニューロフィラメント·····78
臨床神経病理学·····3
臨床像スペクトラム·····80
レビー小体·····7,41,42,160
レビー小体型認知症·····10,18,41,65,94,157,158,166,171
レビー小体型認知症（DLB）の病理診断基準·····47,158
レビー小体関連疾患·····166
レビー小体関連病理·····37
レビー小体病·····41,44,80,95,157,161
レビー小体病の臨床亜型·····45
レビー小体病理·····94
レビー神経突起·····42,43
レビー病理·····43,45,46,47,157,160,161
レビー病理の脳内進展様式·····44,158
レビー，フレデリック・ヘンリー·····7,42
レム睡眠行動障害·····41,159,162
連合線維·····24
連合野·····21
漏出性出血·····125
老人斑·····16,34,36,142,150,159,161
老人斑密度·····36
老年期精神障害·····95,99,165,166,167
老年期精神病·····165
老年期発症の AD·····33

【A-L】

αB crystallin······92
α-synuclein······43
ABRA (amyloid-β-related angiitis)······151
ACA (anterior cerebral artery)······143
AD (Alzheimer's disease)
　······11,21,31,33,45,52,65,91,99,142,159,166,171
AD 脆弱性······34,37
AD 脆弱脳部位······37,
AD 病理······41
aFTLD-U (atypical FTLD-U)······66
AGD (argyrophilic grain disease)
　······68,79,91,92,93,95,166,171
AGD 病理······93
allocortex······35
ALS (amyotrophic lateral sclerosis)······53,65,67
ALS-frontotemporal spectrum disorder······66
ALS-FTSD (ALS-frontotemporal spectrum disorder)······66
Alzheimer A······5,31
Alzheimer's disease······11,21,31,45,65,91,142,159,166,171
Alzheimer's disease with cardiovascular disease······142
Alzheimer-type dementia······15
amnestic MCI······159
amygdala-predominant······157
amyloid β······34
amyloid β-protein······97
amyloid-β-related angiitis······151
amyotrophic lateral sclerosis······53,65
anterior cerebral artery······143
AOS (apraxia of speech)······80,81,82
APOE 遺伝子······97
apoptosis······33
apraxia of speech······80,81
argyrophilic grain disease······79,91,166,171
arterioles······143
arteriolosclerosis······143
astrocytic plaque······16,76,78,79
ATD (Alzheimer-type dementia)······15
atherosclerosis······143
atypical FTLD-U······66
Auguste D······5
Aβ (amyloid β)······34,161,168
Aβ (amyloid β-protein)······97
Aβ40······35
Aβ42······35
Aβ 型 CAA······147,148,149
Aβ 関連血管炎······150,151
Aβ 陽性構造物······35

BA (basilar artery)······143
Babinski 徴候······74
ballooned neuron······56,57,75,78,92
basilar artery······143
basophilic inclusion body disease······67
behavioral variant frontotemporal dementia······80,81
behavioral variant FTD······51,65
Betz 巨細胞······67
Betz 細胞······76,78
BIBD (basophilic inclusion body disease)······67,68
Binswanger 病······144
BLBD (brainstem-predominant Lewy body disease)
　······157,158,159
BN (ballooned neuron)······56,57
BPSD (behavioral and psychological symptoms of dementia)······35
Braak stage······97,98,167,168
Braak ステージ······43
Braak ステージング······36
Braak らによる NFT の stage 分類······96
brain disease······3
brainstem-predominant Lewy body disease······157
Brodmann······17
Bunina 小体······67
bvFTD (behavioral variant frontotemporal dementia)
　······51,52,65,67,68,80,81,82
C9orf72 (chromosome 9 open reading frame 72)···52,68
C9orf72 遺伝子変異······56,68
CAA (cerebral amyloid angiopathy)···36,147,149,150,151
CADASIL (cerebral autosomal dominant arteriopathy with subcortical infarcts and leukoencephalopathy)
　······142,145,146
CAG······109
CAG リピート数······110,112
cap······25
capillaries······143
CARASIL (cerebral autosomal recessive arteriopathy with subcortical infarcts and leukoencephalopathy)
　······142,145,146,147,148
CB (coiled body)······92,97
CBD (corticobasal degeneration)
　······52,67,68,73,76,77,78,79,80,81,83,91,166,171
CBD 病理······79,85,93
CBD 臨床診断基準······84,85
CBS (corticobasal syndrome)······75,81,82,83
CDR (Clinical Dementia Rating)······92
central chromatolysis······122
central pontine myelinolysis······128
CERAD (Consotium to Establish a Registry for

Alzheimer's Disease)・・・・・・・・・・・・・・・・36,159

CERAD 基準・・・・・・・・・・・・・・・・・・・・・・・・・36,159

cerebral amyloid angiopathy・・・・・・・・・・・・・・・36,147

cerebral autosomal dominant arteriopathy with
　subcortical infarcts and leukoencephalopathy
　・・・・・・・・・・・・・・・・・・・・・・・・・・・・・・・142,145

cerebral autosomal recessive arteriopathy with
　subcortical infarcts and leukoencephalopathy
　・・・・・・・・・・・・・・・・・・・・・・・・・・・・・・・142,145

cerebral small vessel disease・・・・・・・・・・・・・・・141

Cerletti U・・・・・・・・・・・・・・・・・・・・・・・・・・・・・7

CHMP2B 遺伝子変異・・・・・・・・・・・・・・・・・・・・68

chromosome 9 open reading frame 72・・・・・・・・・・68

CJD（Creuztfeldt-Jakob disease）・・・・・・・・・・131,132

Clarke 柱・・・・・・・・・・・・・・・・・・・・・・・・・・・67

Clinical Dementia Rating・・・・・・・・・・・・・・・・・・92

coiled body・・・・・・・・・・・・・・・・・・・・75,78,92,97

common form・・・・・・・・・・・・・・・・・・・41,159,160

computed tomography・・・・・・・・・・・・・・・・・・・171

Consortium to Establish a Registry for Alzheimer's
　Disease・・・・・・・・・・・・・・・・・・・・・・・・・36,159

cortical vascular dementia・・・・・・・・・・・・・・・・・142

corticobasal degeneration・・・・・・・・・52,67,73,91,166,171

corticobasal syndrome・・・・・・・・・・・・・・・・・・・・75

CPM（central pontine myelinolysis）・・・・・・・・・・・128

Creuztfeldt HG・・・・・・・・・・・・・・・・・・・・・・・・7

Creuztfeldt-Jakob disease・・・・・・・・・・・・・・・・・131

CT（computed tomography）・・・・・・・・・・・・・・・171

DaT scan・・・・・・・・・・・・・・・・・・・・・・・・・・・48

dCJD（dura mater graft-associated CJD）・・・・・・・・・131

DCNTDC（diffuse cortical neurofibrillary tangle disease
　with calcification）・・・・・・・・・・・・・・・・・・・100

dementia lacking distinctive histology・・・・・・・・・・・68

dementia praecox・・・・・・・・・・・・・・・・・・・・・・・5

dementia with Lewy bodies・・・・・・・・18,41,65,157,166,171

dense body・・・・・・・・・・・・・・・・・・・・・・・・・・35

Deter A・・・・・・・・・・・・・・・・・・・・・・・・・・・・33

diffuse cortical neurofibrillary tangle disease with
　calcification・・・・・・・・・・・・・・・・・・・・・・・100

diffuse Lewy body disease・・・・・・・・・・・・・・・・・41

diffuse neocortical Lewy body disease・・・・・・・・・・・157

diffuse neurofibrillary tangles with calcification・・・・・・100

diffuse plaque・・・・・・・・・・・・・・・・・・・・・・・・34

diffusion weighted image・・・・・・・・・・・・・・・・・131

DLB（dementia with Lewy bodies）
　・・・・・・・・・・・・・・・18,41,45,65,157,158,166,171

DLBD（diffuse Lewy body disease）・・・・・・・・・・・・41

DLBD（diffuse neocortical Lewy body disease）
　・・・・・・・・・・・・・・・・・・・・・・・・・・157,158,159

DLB-delirium onset・・・・・・・・・・・・・・・・・・157,159

DLB-MCI・・・・・・・・・・・・・・・・・・・・・・・・・159

DLB-MCI onset・・・・・・・・・・・・・・・・・・・157,159

DLB-psychiatric onset・・・・・・・・・・・・・・・・157,160

DLB らしさ・・・・・・・・・・・・・・・・・・・・・・・・・46

DLB 臨床症候群・・・・・・・・・・・・・・・・・・・・・・46

DLB 臨床・病理診断基準・・・・・・・・・・・・・・・・・46

DLDH（dementia lacking distinctive histology）・・・・・・・68

DNA・・・・・・・・・・・・・・・・・・・・・・・・・・・・・12

DNs（dystrophic neurites）・・・・・・・・・・・・・・・・・67

DNTC（diffuse neurofibrillary tangles with
　calcification）・・・・・・・・・・・・・・・・・・91,100,102

dura mater graft-associated CJD・・・・・・・・・・・・・131

dystrophic neurites・・・・・・・・・・・・・・・・・・・・・67

easy Z-score Imaging System・・・・・・・・・・・・・・・174

Einheitspsychose・・・・・・・・・・・・・・・・・・・・・・4

enkephalin・・・・・・・・・・・・・・・・・・・・・・・・・113

EPM（extrapontine myelinolysis）・・・・・・・・・・・・・128

extrapontine myelinolysis・・・・・・・・・・・・・・・・・128

eZIS（easy Z-score Imaging System）・・・・・・・・・・・174

Fahr type・・・・・・・・・・・・・・・・・・・・・・・・・101

Fahr 型石灰化・・・・・・・・・・・・・・・・・・・・・・・100

Fahr 病・・・・・・・・・・・・・・・・・・・・・・・100,103

FBS（frontal behavioral spatial syndrome）・・・・・・・・・84

fibrinoid necrosis・・・・・・・・・・・・・・・・・・・・・143

fine vacuole・・・・・・・・・・・・・・・・・・・・・・・・136

FLAIR 像・・・・・・・・・・・・・・・・・・・・・・・・・172

FLD（frontal lobe degeneration）・・・・・・・・・・・・・・51

fMRI（functional MRI）・・・・・・・・・・・・・・・・・・173

Freud S・・・・・・・・・・・・・・・・・・・・・・・・・・・8

frontal behavioral spatial syndrome・・・・・・・・・・・・84

frontal lobe degeneration・・・・・・・・・・・・・・・・・・51

frontotemporal dementia・・・・・・・・・・・17,51,65,102

frontotemporal dementia and parkinsonism linked to
　chromosome 17・・・・・・・・・・・・・・・・・・・52,68

frontotemporal lobar degeneration・・・・・・・・・・・51,65

FTD（frontotemporal dementia）・・・・・・・・17,51,65,102

FTD-MND・・・・・・・・・・・・・・・・・・・・52,65,67

FTD-MND 型・・・・・・・・・・・・・・・・・・・・・・・51

FTDP-17（frontotemporal dementia and parkinsonism
　linked to chromosome 17）・・・・・・・・・・・・52,68

FTLD（frontotemporal lobar degeneration）・・・51,52,65,68

FTLD with ubiquitin positive inclusions・・・・・・・・・・66

FTLD-FUS・・・・・・・・・・・・・・・・・・・・・・67,68

FTLD-MND・・・・・・・・・・・・・・・・・・・・・68,69

FTLD-MND 疾患群・・・・・・・・・・・・・・・・・・・67

FTLD-ni（FTLD-no inclusions）・・・・・・・・・・・・・・68

FTLD-no inclusions・・・・・・・・・・・・・・・・・・・・68

FTLD-tau・・・・・・・・・・・・・・・・・・・・・52,67,68

FTLD-TDP······52,53,67,68,69
FTLD-U······53,68
FTLD-ubiquitin proteasome system······68
FTLD-UPS (FTLD-ubiquitin proteasome system)······68
functional column······27
functional MRI······173
FUS (fused in sarcoma)······66
fused in sarcoma······66
GABA 作動性ニューロン······113
GABA 受容体······119
GANS (granulomatous angiitis of the central nervous system)······150
Gaupp R······8
GCIs (glial cytoplasmic inclusions)······67
Gegenhalten······74
generalized variant of Pick's disease······67
GGT (globular glial tauopathy)······68
glial cytoplasmic inclusions······67
globular glial tauopathy······68
GOM (granular osmiophilic materials)······146
gradient echo 法······172,175
grain······92
granular/fuzzy astrocyte······79
granular osmiophilic materials······146
granulomatous angiitis of the central nervous system
······150
grid effect······128
Griesinger W······4
GRN (granulin)······68
GRN 遺伝子変異······68
HD (Huntington disease)······109
HDS······57
HDS-R······58
heart to mediastinum ratio······174
hemorrhagic dementia······142
hereditary vascular dementia······142
high-likelihood······46,158
high resolution vessel wall imaging······172
high temperature required serine peptidase A1······147
H/M 比 (heart to mediastinum ratio)······174
HTRA1 (high temperature required serine peptidase A1)
······147
HTRA1 遺伝子······147
HTT 遺伝子······109,110,112
HTT タンパクの核内封入体······113
huntingtin······109
Huntington disease······109
Huntington G······109
Huntington's chorea······110

hydrolytic autoclaving method······135
hypertrophic astrocyte······23,136
hypoperfusion dementia······142
IC (internal carotid artery)······143
iLBD (incidental Lewy body disease)······44
incidental Lewy body disease······44
inflated neuron······137,139
information processing circuit······27
intermediate-likelihood······46,158
internal carotid artery······143
island of Reil······4
isocortical stage······35,99
Jackson JH······12
Jakob AM······7
Khachaturian 基準······36
Klüver-Bucy 症候群······103
knife-edged shape······103
knife-edge 様······54,56
Kraepelin E······5,31
language variant FTD······51
large confluent vacuole······137
late-onset schizophrenia······165
late-onset schizophrenia and delusional disorders
······95,166
LBD (Lewy body disease)······41,80,95,157,161,166
leptomeningeal artery······143
Lewey (Lewy) FH······7,42
Lewy body······42
Lewy body disease······41,80,95,157,166
Lewy neurite······43
likelihood の概念······46
limbic NFT dementia······96
limbic stage······35,99
limbic/transitional Lewy body disease······157
limbic type······95
lining······25
lipohyalinosis······143
LMN (lower motor neuron)······66
LOSD (late-onset schizophrenia and delusional disorders)······95,166
lower motor neuron······66
low-likelihood······46,158
lvFTD (language variant FTD)······51

【M-Z】

macrophage······143
magnetic resonance imaging······171
MAPT (microtubule associated protein tau)······68
MAPT 遺伝子変異······68

Marchiafava-Bignami disease··128
Marchiafava-Bignami 病································120,128
MBD（Marchiafava-Bignami disease）··················128
MCA（middle cerebral artery）···························143
MCI（mild cognitive impairment）··········94,157,167
MDS（Movement Disorder Society）··················43,75
MDS-PSP 臨床診断基準························75,80,85
mental illness···3,12
MIBG 心筋シンチグラフィー·····························46
microbleeds··177
microtubule associated protein tau····················68
middle cerebral artery······································143
mild cognitive impairment··················94,157,167
Mini-Mental State Examination·························58
minimum intensity projection 法······················177
MM 型··133
MM1 型···························132,133,134,135,137
MM1 型孤発性クロイツフェルト・ヤコブ病（CJD）
···136,137,138
MM2 型··133
MM2-視床型···133,138
MM2-皮質型·······································132,135,137
MMSE（Mini-Mental State Examination）···········58
MND（motor neuron disease）··················51,65,68
MND inclusion dementia··································51
MNDID（MND inclusion dementia）·················51
motor neuron disease·····································51,65
Movement Disorder Society···························43,75
MPR（multiplanar reconstruction）··················171
MR angiography···172
MR parkinsonism index····································174
MR spectroscopy··173
MRA（MR angiography）······························172,176
MRI（magnetic resonance imaging）·················171
MRI 拡散強調像··132
MRPI（MR parkinsonism index）·····················174
MRS（MR spectroscopy）··································173
multi-infarct dementia·······································142
multiplanar reconstruction·······························171
MV 型··133
MV1 型··132,133
MV2 型··133
myointimal cell···147
NAD（nicotinamide adenine dinucleotide）·········123
National Institute of Neurological Disorders and Stroke
　病理診断基準···75
National Institute on Aging（NIA）-Reagan Institute
　Consensus Conference·····································36
National Institute on Aging-Alzheimer's Association···36

NAV（nonfluent/agrammatic variant of primary
　progressive aphasia）···84
NCIs（neuronal cytoplasmic inclusions）··········67,69
necrosis···22
neuritic plaque··36
neurofibrillary tangle················16,32,74,91,167
neurofilament··67,92
neuromelanin imaging······································172
neuronal cytoplasmic inclusions·······················67
neuronal intermediate filament inclusion disease····66
neuronal intranuclear inclusions·······················67
neuronophagia···136
neuropil···17,23,136
neuropil thread··96
nfaPPA（nonfluent/agrammatic variant primary
　progressive aphasia）···80
NFT（neurofibrillary tangle）
　·····16,32,34,74,75,77,78,91,96,97,98,100,101,102,167,168
NFT Braak··158
NFT-predominant dementia·······························96
NFT-predominant form of senile dementia·············96
NFT 形成··37
NIA-AA（National Institute on Aging-Alzheimer's
　Association）··36
NIA-AA 基準···36
NIA-Reagan（National Institute on Aging-Reagan
　Institute Consensus Conference）····················36
NIA-Reagan 基準··36
nicotinamide adenine dinucleotide····················123
NIFID（neuronal intermediate filament inclusion
　disease）··66,68
nigrosome imaging··172
NIIs（neuronal intranuclear inclusions）··············67
NINDS（National Institute of Neurological Disorders
　and Stroke）···75
NINDS 病理診断基準··75
Nissl F··6,31
Nissl 小体···67,74
NMDA（N-methyl-D-aspartate）························127
NMDA 受容体···127
N-methyl-D-aspartate··127
Non-Alzheimer non-Pick dementia with Fahr's syndrome
　···100
nonamnestic MCI···159
nonfluent/agrammatic variant of primary progressive
　aphasia··84
nonfluent/agrammatic variant primary progressive
　aphasia··80
NOTCH3 遺伝子···145

N-メチル-D-アスパラギン酸受容体·····127
olfactory bulb only·····157
Olszewski J·····73
Onuf 核·····67
PA (progressive non-fluent aphasia)·····51,52
PAD (primary alcoholic dementia)·····119,124,126,129
paired helical filament·····98,99
palilalia·····103
panencephalopathic-type·····136,138
Papez 回路·····124
parkinsonism·····81
Parkinson's disease·····41,157
Parkinson's disease dementia·····41,157
PART (primary age-related tauopathy)·····97,98,99,168
Pathologie und Therapie der psychischen Krankheiten
·····4
PCA (posterior cerebral artery)·····143
PD (Parkinson's disease)·····41,45,157
PD Braak ステージ·····158
PD Hoehn-Yahr の重症度分類·····47
PDD (Parkinson's disease dementia)·····41,45,157
PD ブラークステージ·····43,44
periodic synchronous discharge·····131
perivacuolar-type·····137
periventricular hyperintensity·····25,103
periventricular lucency·····103
PET (positron emission tomography)·····173
PGF (progressive gait freezing)·····81
PHF (paired helical filament)·····98,99
Pick's disease·····51
PLS (primary lateral sclerosis)·····66,68,80,81,82
PNFA (progressive non-fluent aphasia)
·····51,65,68,76,80,81,82
polysomnography·····46
positron emission tomography·····173
possible CBS (possible corticobasal syndrome)·····84
possible corticobasal syndrome·····84
posterior cerebral artery·····143
PPA (primary progressive aphasia)·····53
pregrain·····91
pretangle·····75,78,91,92
primary age-related tauopathy·····97,98,168
primary alcoholic dementia·····119
primary lateral sclerosis·····66,81
primary progressive aphasia·····53
prion protein·····131
probable CBS (probable corticobasal syndrome)·····84
probable corticobasal syndrome·····84
prodromal DLB·····157,158,161

progressive gait freezing·····81
progressive non-fluent aphasia·····51,65,80,81
progressive supranuclear palsy·····52,73,91,166,171
progressive supranuclear palsy syndrome·····84
proteinopathy·····65
PrP (prion protein)·····131,135,138
PrP 遺伝子·····133
PrP 型·····133
PrP 沈着·····135
PSD (periodic synchronous discharge)·····131,132,138,139
PSEN1·····12,32
PSG (polysomnography)·····46
PSP (progressive supranuclear palsy)
·····52,68,73,75,76,77,79,80,81,83,91,166,171
PSPS (progressive supranuclear palsy syndrome)·····84
PSP 病理·····79,85,93
PSP 臨床診断基準·····85
Psychiatry·····3
pTDP-43 病変·····69
pure form·····41,160
PVH (periventricular hyperintensity)·····25
QSM (quantitative susceptibility mapping)·····175
quantitative susceptibility mapping·····175
rarefaction·····23
RBD (REM sleep behavior disorder)·····41,46,48,159,162
Rebeiz JJ·····74
Reil JC·····4
REM sleep behavior disorder·····41,159
REM sleep without atonia·····46
Richardson JC·····73
Richardson 症候群·····74,76,79,80,81,82,83
rim·····25
RNA·····12
RS (Richardson syndrome)·····81
RWA (REM sleep without atonia)·····46
Saito らのステージ分類·····93
SBR (specific binding ratio)·····174
SD (semantic dementia)·····51,52,58,65,68
SDAT (senile dementia of the Alzheimer-type)·····21,33
SD-NFT (senile dementia of the neurofibrillary tangle
type)·····68,96,97,99
semantic dementia·····51,65
senile dementia of the Alzheimer-type·····21,33
senile dementia of the neurofibrillary tangle type·····96
senile dementia with tangles·····96
senile plaque·····16
senile psychosis·····165
serine protease activity·····147
single photon emission computed tomography·····173

Sioli E ····················7
skein-like inclusions ···················67
small arteries ···················143
small veins ···················143
small vessel ···················143
small vessel dementia ···················142
SNAP (suspected non-Alzheimer pathophysiology) ····168
SP (senile plaque) ···················16
specific binding ratio ···················174
SPECT (single photon emission computed tomography)
····················173
spheroid ···················67,69
spongiform change ···················136
spongy state ···················23
SSE (subacute spongiform encephalopathy) ·····136,138
status spongiosus ···················136
Steele JC ···················73
stigma ···················12
strategic infarct dementia ···················142
subacute spongiform encephalopathy ···················136
subcortical vascular dementia ···················142
suspected non-Alzheimer pathophysiology ···········168
symmetric CBD ···················81
synaptic-type ···················137
T₁ 強調像 ···················172
T₂ 強調像 ···················172
T₂* 強調像 ···················172
tangle-only dementia ···················94,96
tangle-predominant dementia ···········91,96,165,168
tangle-predominant senile dementia ···················96
TAR DNA-binding protein of 43kDa ···············65,79
TAR DNA-binding protein of 43kDa 病理 ···········94
TARDBP 遺伝子 ···················66
TCA サイクル ···················122
TDP (transactivation responsive region (TAR)-DNA-
binding protein of 43kDa) ···················52
TDP-43 (TAR DNA-binding protein of 43kDa) ···65,66,79
TDP-43 (transactive response DNA-binding protein of
43kDa) ···················37
TDP-43 (transactivation responsive region (TAR)-DNA-
binding protein of 43kDa) ···················51
TDP-43 蓄積 ···················37
TDP-43 病理 ···················94
TDP-43 プロテイノパチー ···················66
TDP-43 陽性病変 ···················79
TGF-β (transforming growth factor-β) ···················147
Thal Aβ phase ···················98
Thal らの基準 ···················36
thread ···················75,78

three-dimensional stereotactic surface projection ····174
three-dimensional T₁ 強調像 ···················172
time of flight 法 ···················176
time resolved MRA ···················176,177
TLBD (limbic/transitional Lewy body disease)
····················157,158,160,161
TPD (tangle-predominant dementia) ··· 91,96,165,167,168
transactivation responsive region (TAR)-DNA-binding
protein of 43kDa ···················51
transactive response DNA-binding protein of 43kDa ···37
transentorhinal stage ···················35
transforming growth factor-β family ···················147
Tretiakoff K ···················42
tufted astrocyte ···················75,76,77,79
TUNEL 陽性神経細胞 ···················34
typical plaque ···················34
U-fiber ···················144,145,146,147
UMN (upper motor neuron) ···················66
Unified Parkinson's Disease Rating Scale ···················161
UPDRS (Unified Parkinson's Disease Rating Scale) ···161
upper motor neuron ···················66
U-線維 ···················26
V180I 遺伝性 CJD ···················131,136,137
VaD (vascular dementia) ···················141
valosin-containig protein ···················68
various-sized and non-confluent vacuole ···················137
vascular dementia ···················141
VCP (valosin-containig protein) ···················68
VCP 遺伝子変異 ···················68
very-late-onset schizophrenia-like psychosis ···················165
Vicq d'Azyr 束 ···················124
volume rendering 像 ···················172
von Gudden B ···················5
Voxel-based Specific Regional analysis system for
Alzheimer's Disease ···················174
VSRAD (Voxel-based Specific Regional analysis system
for Alzheimer's Disease) ···················174
VSRAD advance ···················174
VV 型 ···················133
VV1 型 ···················133
VV2 型 ···················133
WAIS-Ⅲ (Wechsler Adult Intelligence Scale-Third
Edition) ···················112
Wechsler Adult Intelligence Scale-Third Edition ······112
Wernicke-Korsakoff encephalopathy ···················123
Westphal variant ···················110,113
white matter hyperintensities ···················24
Wirchow-Robin 腔 ···················26
WMH (white matter hyperintensities) ···················24

working classification·····························97

【数字】

^{123}I-FPCIT······································174
^{123}I-MIBG·······································174
14-3-3 タンパク·································132
1 型 PrP····································133,137
2 型 PrP····································133,137
3D（three-dimensional） T_1 強調像·················172
3D-SSP（three-dimensional stereotactic surface

projection）·································174
3DT_1 強調像·······························174,175
3DT_2* 強調像································178
3 次元画像再構成································172
3 リピートタウ································34,52
4D-CT angiography·························176
4R タウオパチー·····························93,95
4 リピートタウ···············34,52,73,75,78,79,91
6 塩基繰り返し配列·····························52
6 層構造···17

認知症専門医のための臨床神経病理学

2019 年 5 月 30 日　第 1 版第 1 刷
2021 年 5 月 10 日　第 1 版第 2 刷

定　　価　　本体 2,800 円＋税
監　　修　　公益社団法人 日本老年精神医学会
編集責任　　入谷修司
発 行 者　　吉岡千明
発 行 所　　株式会社 ワールドプランニング
　　　　　　〒 162-0825　東京都新宿区神楽坂 4-1-1 オザワビル
　　　　　　Tel：03-5206-7431（代）　Fax：03-5206-7757
　　　　　　E-mail：world@med.email.ne.jp
　　　　　　http://www.worldpl.com
印 刷 所　　株式会社 外為印刷

Ⓒ2019, World Planning Co., LTD.
ISBN978-4-86351-150-7